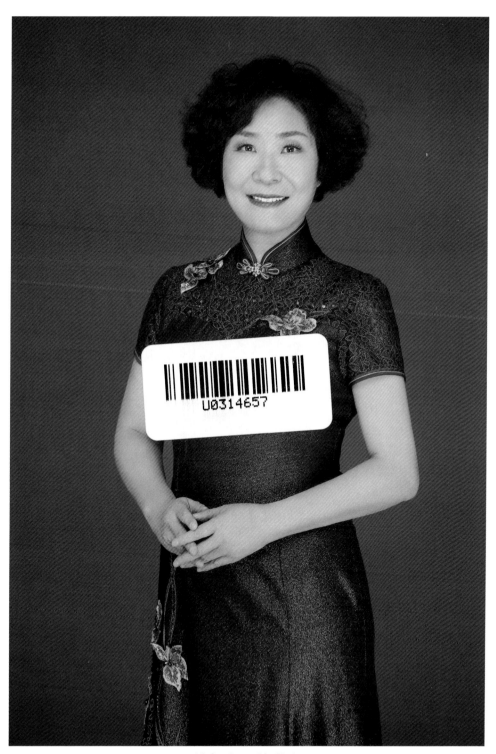

铁杆中医韩学杰

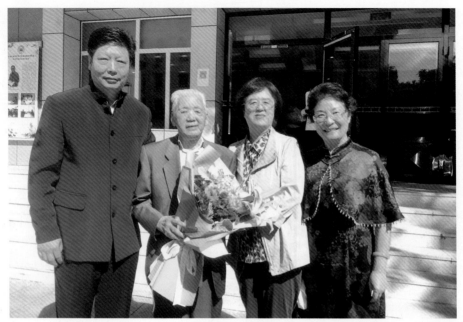

和国医大师路志正（左二）、中国中医科学院中医基础理论研究所原所长
潘桂娟（右二）、中医基础理论研究所所长杨金生（左一）合影

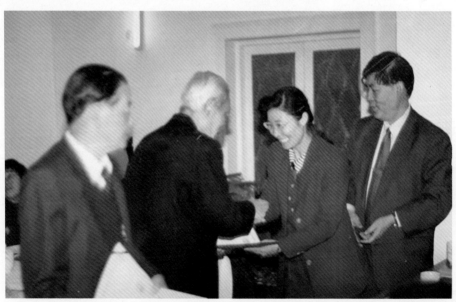

和国医大师焦树德（左二）、路志正（左一）、晁恩祥（右一）合影

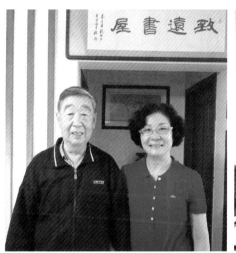

和王永炎院士合影

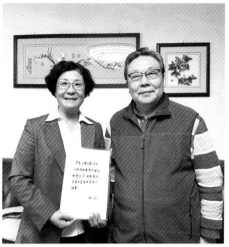

和国家标准化管理委员会原主任
纪正昆合影

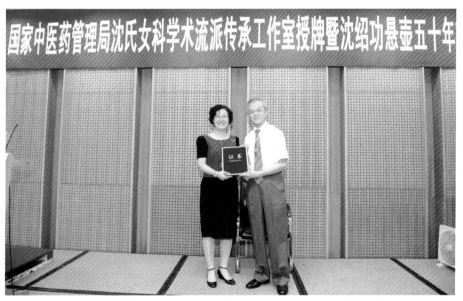

和恩师沈绍功教授合影

以出世精神做入世事业

出世之世一则泛指个人生存的时空即现世今世另则特指个体因其欲念所诱發的世俗功利

出世之出首義是超脫即摆脱世俗功利对生命个体的终极性束敷与镍錮另则即割舍也挣脱受制于欲念的个体存在。

入世或經世為群體即群體本位為民眾服务。

看请自己的路坚持走下去。

願与韓学杰博士共勉

王永炎 甲午 冬月

王永炎院士题词

中医"三维七要"法则以标准化权衡个体化，化繁就简，细微精准，实为中医临证思辨的诀要。

纪正昆

纪正昆主任题词

勉励棒学杰医学博士惠存

学有所成 传承沈氏妇科

杰出中悃 再创辉煌业绩

中国中医科学院

沈绍功

丙申晚春

恩师沈绍功教授题词

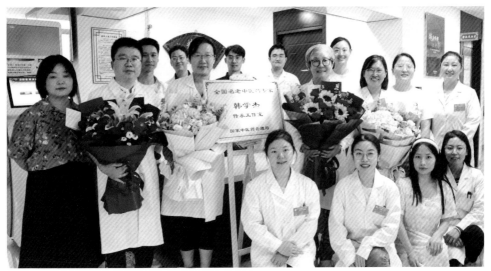

全国名老中医药专家韩学杰传承工作室团队（部分）合影

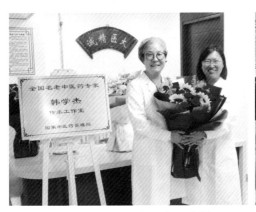

和学术继承人王丽颖研究员合影

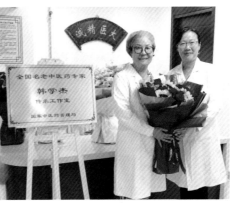

和学术继承人支英杰研究员合影

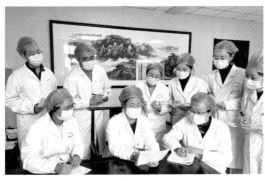

门诊带教实况一

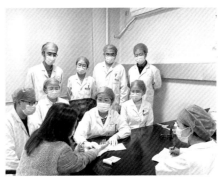

门诊带教实况二

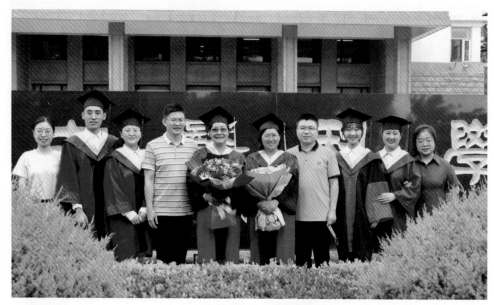

和课题组成员（部分）合影

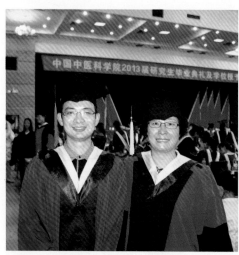

和刘兴方硕士毕业合影

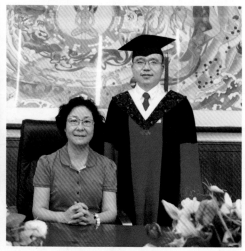

和刘大胜博士毕业合影

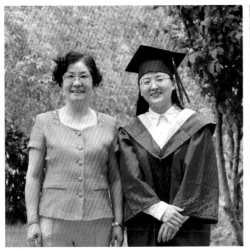

和王凤硕士毕业合影

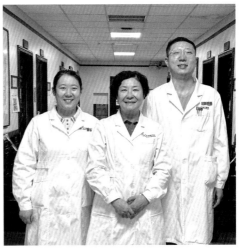

和师承弟子张晗（右）、韩睿（左）合影

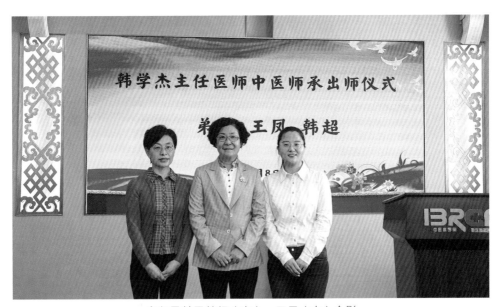

和师承弟子韩超（左）、王凤（右）合影

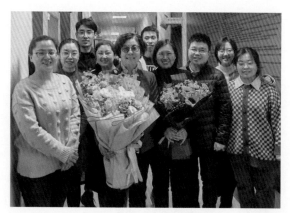

和课题组成员（部分）合影

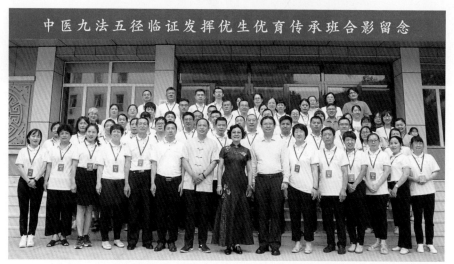

中医九法五径临证发挥优生优育传承班合影

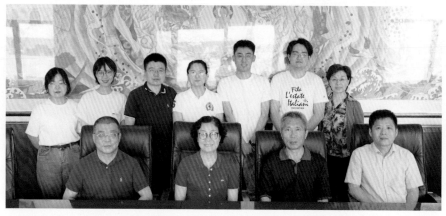

《中医"三维七要"诊断法则临证妙用》成书研讨会合影

中医三维七要诊断法则临证妙用

韩学杰疑难病例分析

韩学杰 ◎ 著

韩　超　　王　凤
支英杰　　刘大胜
韩　睿　　任　聪
李玉坤　　赵志伟

王丽颖
张　晗
尹　彤
王嘉恒

◎ 整理

中医古籍出版社

Publishing House of Ancient Chinese Medical Books

图书在版编目（CIP）数据

中医"三维七要"诊断法则临证妙用：韩学杰疑难
病例分析 / 韩学杰著. –– 北京：中医古籍出版社，
2023.2
ISBN 978–7–5152–2605–7

Ⅰ.①中… Ⅱ.①韩… Ⅲ.①疑难病—中医临床—医
案—汇编—中国—现代 Ⅳ.①R249.1

中国版本图书馆CIP数据核字（2022）第232257号

中医"三维七要"诊断法则临证妙用
——韩学杰疑难病例分析

韩学杰 著

策划编辑	李　淳
责任编辑	李　炎
封面设计	蔡　慧
出版发行	中医古籍出版社
社　　址	北京市东城区东直门内南小街16号（100700）
电　　话	010-64089446（总编室）010-64002949（发行部）
网　　址	www.zhongyiguji.com.cn
印　　刷	河北文曲印刷有限公司
开　　本	710mm×1000mm　1/16
印　　张	16　彩插16面
字　　数	252千字
版　　次	2023年2月第1版　2023年2月第1次印刷
书　　号	ISBN 978-7-5152-2605-7
定　　价	58.00元

王
己
序

中医药学具有科学与人文双重属性，寓有深邃的哲理，象数易气神为主体本体，气阴阳五行学说为关系本体。道与术和，其原创象思维，象数易气神指导临床辨证论治具有原创优势。易学之理和合仁德，整体观念、阴阳、动静、刚柔、坚脆、邪正、白黑、顺逆、胜负既对立又关联，亦此亦彼、同步消长的辨证统一的系统符号是中国人的大成智慧，是具有生命科学特色的国之瑰宝。人类进入大科学数字化文明的新纪元，航天、深海探测、暗知识、黑洞观察非线性数据拓展研发不断深入，科技文明前瞻性、高起点兼容开放，吸纳古今中外一切学术成就，融汇国学原理，期待诠释阴阳时空易化、观象议病辨证之道。

欣闻当值的中医学家、临床家韩学杰博士勤耕不辍，继《沈氏女科临证发挥——中医九法五径法则临证妙用》出版后，宗先贤之精华，悟中医诊断辨证之道术，立足于沈氏女科 650 余年传承积淀，结合自身临床诊断与标准化研究经验，创新求变，把临床诊断法则总结为"三维七要"，付梓成书。"三维"是对中国古代哲学三才思想、《黄帝内经》三因治宜的继承与发展，从时间、空间、频率三个维度对中医辨证进行了定性明晰，反映了象、素、候、证的中医辨证思维，是证候内实外虚、动态时空、多维界面的临床呈现；"七要"是衷中参西，蕴含标准规范思维的临证信息采集方法，执简驭繁，提供路径。《中医"三维七要"诊断法则临证妙用——韩学杰疑难病例分析》一书立足于临床，丰富了中医诊断的模式与内涵，既传承了中医阴阳五行、天人相应的整体思维，又符合时代对中医诊断提出的新的命题，寓原创以新意。中医学者后继有人，守正创新，吾心甚慰。

　　绍功沈先生吾之挚友。中医世家幼承庭训于国医国药唯国是，奋力学科建设与产业复兴。我们一辈在师长重教中，身处非主流医学待进化的薄明晨曦困境，迎来了阳光雨露的春天，虽有苦涩惆怅，尚属幸运的一代。自二十世纪八十年代初我与沈学长于中华医学会内科学分会、急诊医学分会奋力学科学位规范制订与推广，恪守华夏传统文明之原创思维原创优势，以家国情怀独立之精神自由之思想，我主人随临床诊疗能中不西、先中后西培育后学，沈学长总以疗效为命脉惠民于天，求索创新之举，破策问难之论，甘为人梯之德，悟道引航之功，当是吾辈中医中药学科建设的先驱者。

　　中医药学的原创优势在于临床，应恪守中医药学的原创思维与华夏文明的国学原理，传承中华科技文明的大成智慧，开放包容，吸纳古今中外一切科技文明成就，讲求实效而力求我主人随，充实、完善、更新中医学辨证论治体系，直面现代难治病共识疗效的提高，为人类健康服务而嘉惠医林。书稿即将付梓邀我作序，实为对我的勉励。垂暮之年，不敢懈怠，乐观厥成。

中央文史研究馆馆员、中国工程院院士

王永炎

董序

适逢习近平总书记指出"坚持中西医并重"之际，我受邀为韩学杰主任医师的新著作序。纵观新中国成立后中医药发展，其整体观、系统论、精准化辨证论治的特色和优势越来越明显，越来越被学术界、产业界以及国际社会所认同和重视。中医诊断便是放眼人体大环境和全时空，观察疾病与人体活动、时间和环境的关系，从多时间、多空间、动态全面地考量疾病细微的发展变化，更加精准地勾画人体及疾病的状态，彰显了以人为本的个体化治疗追求。

传承创新发展中医药，坚持中西医并重是时代赋予中医药人的使命。韩学杰主任医师积其三十余载之临证、教学经验，首次提出并力撰《中医"三维七要"诊断法则临证妙用——韩学杰疑难病例分析》一书，书中提及的中医"三维七要"诊断法则立足于疗效，升华于理论，临床可操作性强，可复制性高，且对接其一年前已经出版发行的《沈氏女科临证发挥——中医九法五径法则临证妙用》一书，实现了从辨证到施治的契合。此书倾注了其对中医诊断的心得，其提炼的诊断要素衷中参西，贴近临床实际，是一本值得借鉴和学习的案头书。

韩学杰主任医师师从全国名老中医药专家沈绍功先生，是原人事部、原卫生部、国家中医药管理局认定的沈先生学术经验继承人，也是沈先生的爱徒、高徒。韩学杰主任医师跟师学习二十余载，凭其踏实之品格，敏捷之思维，创新之精神，深得沈先生的真传和喜爱。三十余年来，她钻研经典，躬身临床，对学问之道孜孜以求，兼之胆识过人，才情出众，方有今日"三维七要"之立论。虽沈先生已经仙逝，但韩学杰主任医师仍能念其师恩，冠以"沈氏女科临证发挥"之名，更让我感慨其饮水思源的品德和守正创新的技艺。

　　读其新著，我认为韩学杰主任医师提出的“三维七要”诊断法则虽新颖，却并非标新立异。其从中医学象数思维中来，以时间、空间和频率三个维度为纲，以现代四诊的生理生活、病因、病理等七种要素为目。既守正传承了中医核心思维，又符合时代对中医诊断提出的新的命题与要求，可谓解决了中医诊断理论学习运用之难，为后学者提供了一个便捷有效之道。今作此序，既要向广大中医药研究者推荐此书，更要推荐他们学习其学术追求与钻研精神，共同弘扬中医药文化、推动中医药事业的发展。

中国工程院院士
董家鸿

前言

随着中医药现代化研究的不断深入，中医四诊从传统的症状和舌脉信息收集开始向融合现代技术的症状、体征以及检验检查结果的综合信息收集发展，这极大地丰富了中医诊断的形式与内容，也使得中医诊断信息更加复杂化和多层次化，不利于疾病动态节点的判断和证候关键要素的归纳。因此，厘清中医诊断理论框架的层次、逻辑关系，明确不同类别信息对病证诊断的指导意义，是当前亟需解决的问题之一。

本人从事临床工作三十余载，幸得恩师沈绍功先生与王永炎院士、路志正国医大师等一众名师的指点与督导，方有今日的见解与成就。为进一步传承和发展沈氏女科学术思想，本人携众弟子以中西医诊断学理论为依据，以精准化和系统化辨证为导向，总结凝炼了中医"三维七要"诊断法则，旨在为有志于中医药学的同仁提供临证参考。

书稿编撰之初，犹记恩师沈绍功先生所言"中医首先要做到精于内科，精在辨证论治，辨证要准，论治要活"和"将烦琐的诊病思路简单化、实用化"的教诲。临证三十余载，本人一直将"化繁就简、细微精准、切中机要"十二字作为临床诊断疾病的基本原则。本书即以此原则为核心，从诊断原则、诊断方法、辨证要素和临床验案等多个方面展开系统论述，真正将中西医诊断理论汇通，使临床资料多元化、辨证要素结构化、诊断思路简单化。

全书以"三维七要"诊断法则为纲，"三维"是诊断总纲，包括时间、空间和频率三个维度；"七要"是诊断要素，包括生理生活、病因、病理、部位、功能、情志和特殊要素七个方面。全书分为上、下两篇，上篇重在总结临证诊断、辨证与处方思路，下篇为临床真实验案，所载验案均为本人临床效验诊籍的凝练，主要强调两个方面：其一，抓住共性，横向分析不同维度和方面的要素是如何对疾病和证候进行诊断的，譬如心血管系统疾病的常见要素与分析；其二，突出特性，强调特殊疾病和证候诊断需要考虑的要素，如急危重症患者应着重考虑饮食、二便及生命关键指标。

本书集本人三十余载临证经验与众弟子学习成果之大成，承蒙先生张印生主任医师，连智华主任医师，李海玉、贾海骅研究员和弟子王丽颖、刘大胜和雷舒扬博士，任聪、尹彤和李玉坤博士生，王凤、韩睿和李峰硕士，赵志伟和王嘉恒硕士生的共同努力，耗时三载，行将付梓。本书在编写过程中，参考和吸取了全国高等中医药院校规则教材《中医诊断学》的精华内容，在此一并表示衷心的感谢！

特别感谢中国工程院院士、中国中医科学院名誉院长、中央文史研究馆馆员王永炎先生，中国工程院院士、清华大学临床医学院院长、北京清华长庚医院院长、清华大学精准医学研究院院长董家鸿教授拨冗辞序，国家标准化管理委员会原主任、中国标准化协会原理事长纪正坤亲笔题词，让我倍感荣幸、深受鼓励！

本书对有志于中医药学的同仁具有一定的借鉴价值，然内容多为本人一家之言，有疏漏和偏颇之处在所难免，还请各位同道、读者批评指正，我等将继续努力，为发展和壮大我国传统中医药事业不懈奋斗！

韩学杰

壬寅年正秋于北京

目录

上篇　诊断及临证法则

下篇　临证妙用与验案

著者传略

1966 年，我出生在于右任的故乡陕西三原县。母亲是一名平凡的家庭妇女，父亲是一名党员干部，为人谦和，处事公正。父亲因为身体的原因，经常寻医问药，生平最大的愿望是希望家里能出一名医生。遵循父亲的愿望，我走上了医学之路，却不曾想父亲在我大四那年猝然离世，让我心痛不已，更让我深感生命之重，于是下定决心成为一名好医生，用毕生的努力守护家人的健康。

心痛和决心激励着我在中医道路上坚定地走下去。三十多年来，我从一个名不见经传的中医学子，到如今有幸成为知名中医药专家、第七批全国名老中医药专家学术经验继承工作指导老师，这段经历艰难却不失精彩。回首五十七年人生路，立志岐黄，治病救人，从事这份平凡而伟大的事业。展望未来，中医，仍是我心之归处！

一、春风引路入咸阳，夯实理论悟岐黄

1984 年，我迈入陕西中医学院的大门，开启了自己的中医之路。怀揣着对中医药文化的无比热爱，我很快地全身心投入到中医药的理论和实践学习中。大学阶段，家庭的变故非但未曾动摇我学习的决心，反而坚定了我学习的信念。时至今日，每每想起那段艰难苦涩的岁月，我都非常感激学术氛围浓厚的母校、指点迷津的师长和同甘共苦的家人。读书期间，因为对国家、对党和中医药事业的无比热爱，充满热情的学习态度，我成为年级第一批党员，还担任了班级党支部书记和班长，同时也因爱好体育而多次获得各类体育比赛奖项。除此之外，我也一直在提升自己的综合素质。由于各方面的优异表现，1989 年本科毕

业后，我被分配到中国中医科学院广安门医院工作。

二、初入医门多迷茫，柳暗花明遇恩师

在广安门医院急诊科、医务处和高干外宾病房的工作经历，虽然提高了我诊治急危重症和处理综合业务工作的能力，增强了我的英语听说读写能力，却也增加了我的许多困惑。那时科室临床使用的基本都是西医西药，中医中药用的相对较少，这使我对中医产生了迷茫。

有一次，我感冒咳嗽反复不愈，甚至到了"喘息不得卧"的地步，夜间辗转反侧难以入睡，求助了诸多大夫仍不见效，无奈只得求助薛伯寿国医大师，仅服薛老5剂中药，病即痊愈。这让我深刻地意识到，中医的有效性毋庸置疑，有差别的是临床医生的水平。于是，我开始认真思考自己的未来当何去何从，怎样才能更好地提高中医疗效，如何才能成为一名真正的好中医。

或许是上天眷顾，缘分使然，让我在寻觅中遇见了沈师。初见沈师，我便被他文雅清瘦的学者形象和严谨果断的学术作风深深吸引。在不断的学术交流中，我认定他就是我心目中的领路人，于是便壮着胆子找到沈师，想报考他的研究生，跟随他深入地学习中医。幸运的是，沈师欣然答应，我也取得了优异的成绩，正式成为了沈师的学生。张锡纯曾说"人生有大愿力，而后有大建树"，再回想未遇沈师的学医路，是寻找目标的过程，在坚定人生方向后，心境、眼界、经验都会随之变化，真正属于我的"中医人生"也自此启程。

三、不绝如缕传衣钵，沈氏女科结硕果

跟师路——铭恩重任一肩挑。1996 年，我正式跟随沈师学习，并在学习的过程中对沈氏女科有了深入的理解，其理论通俗易懂，理法方药自成体系，六百年经验一以贯之，执简驭繁，思路清晰，疗效确切。这让我更加痴迷沈氏女科，于是决定继续报考沈师的博士并传承好他的学术经验。经过六年硕博、四年师带徒的学习，我的临床水平有了质的飞跃。可以说，沈师带我走进了中医的学术殿堂，沈氏女科又如幽室之烛照亮了我的前路。

沈氏女科自明初传承至今，一直恪守"传男不传女、传里不传外"的家规。能得到沈师的垂爱已十分幸运，然沈师对我的认可程度不止于此，他认为我悟性很高，尊师重道，加之我对沈氏女科的无比热爱，沈师决定打破家规，收我做第一个外姓和女性传人。后来在选学术继承人时，沈老亲自点名让我传承好他的学术思想，这是老师对我的期许和厚望。岁月不居，这些经历让我每每回想起来，内心仍温暖如流。沈师的学识、品行和对我的认可都让我深刻意识到自己肩上的责任和使命，坚定了我传承、创新沈氏女科的决心。

沈师生前每个月组织一次学术研讨会，各地弟子云集一室，沈师耳提面命进行专题授课，点评临床病例，讨论学术著作，均保留有珍贵的影像资料。会上大家各抒己见，穷究其意，众人时有辩论，常有新解。会后师徒共聚一堂，欢声笑语，那一幕幕场景现在回想起来仍令我心生感动，也成为我此生最珍贵的精神绿洲。

在四年师带徒的时间里，每周四上午沈师在中国中医科学院针灸医院出诊，我在中国中医科学院中医门诊部出诊，我跟沈师开玩笑说要和他打擂台，沈师赞许地说："不想当将军的士兵不是好士兵。"临证中，我每每遇到难题或处方有不妥之处，沈师都会及时加以讲解点拨。就这样，在不断的学习和临证中，我的临床能力不断提升，有幸被中国中医科学院门诊部破格提升为特聘专家。2008年，在沈师的谆谆教诲与个人的不懈努力下，我被中华中医药学会评为"第二届全国百名杰出青年中医"，成为沈氏女科有效传承的典型例证。

感师恩——解读建室谱新章。2004年，沈师毕生之绝唱《沈绍功中医方略论》付梓，王永炎院士评价"其临床所获鲜活的经验最为宝贵，据此可升华为理论"，国医大师路志正认为此书"对中医学术的发展，对中医疗效的提升，对中医教学内容的充值，均会发挥较大的促进之力"。然种种原因，本书后未再版令我们深感遗憾。为弥补这份遗憾，也为沈氏女科原汁原味的学术特色能继续传承下去，三年前，在沈师众弟子和学生们的一致建议下，我和先生张印生主任医师带领部分沈氏女科嫡传弟子对其进行解读，旨在详解和细化沈师的学术思想和临床经验，增补沈师在临床中用而未述的内容。在解读过程中，先生张印生以身作则，他对学术一丝不苟的态度和呕心沥血的付出，成为我们团队"每周一次研讨，再悟沈氏女科"的不竭动力。如今，在团队夜以继日的共同努力下,《沈绍功中医方略论解读之临证篇》和《沈绍功中医方略论解读之方药篇》均已成书待出版,相信在不久的将来,我们会为热衷于沈氏女科的弟子、中医师以及中医爱好者带来一部更加实用的临床工具书。

另外,为更好地挖掘沈氏女科的学术精华,我们不断总结沈师以及沈氏女科的临证经验,尽已所能传承经验并大胆创新。2012 年,申报国家中医药管理局学术流派项目,使沈氏女科成为全国首批 64 家中医学术流派之一。2015 年,申报北京市中医管理局项目,获批成立"沈绍功名家研究室"。2022 年,"沈氏女科学术流派传承与创新"项目获得中国中医科学院科技进步二等奖,这也为我们二十余年的努力画上了一个圆满的句号。这个句号既是短时的认可,更是长期的目标,二十余年的点滴努力现已汇成江河,如今的沈氏女科,正以兼收并蓄、蓬勃发展的朝气,和时代一起步入美好的春天。

勇接力——师徒相继薪火传。沈师常说:"当老师的,要让下一代超过自己才行,要蛇袋换牛皮袋,而不能'草袋换麻袋,一代不如一代'。"秉承沈师的遗志,我的团队也在慢慢壮大,目前已有学术继承人 2 人,博士及博士生 7 人,硕士及硕士生 15 人,创新骨干人才 4 人,师带徒 4 人,"九法五径"传承培训班学员逾千人。今后,我会继续将自己的知识教给学生,助他们尽快成才,造福一方。

在教学相长中,我的弟子和学生们渐已成材。学术继承人王丽颖和支英杰,现均为中国中医科学院研究员、博士生导师,已独立招生收徒,在科研和临床中均颇有建树。刘兴方硕士现居瑞士,在欧洲行医,担任瑞士高等中医药学院再教育部主任。刘大胜博士现就职于中国中医科学院中医临床基础医学研究所,曾两次受单位委派赴西藏、新疆参加边防巡诊,临床疗效显著,口碑颇佳。同时,许多"九法五径"传承培训班弟子也掌握了沈氏女科的临证要领,成为一方明医,造福一方百姓。

四、吾侪所学关天意,牢记使命再出发

2017 年 1 月 26 日,沈师在自己热爱的临床事业中溘然长逝,这让我深感惋惜与不舍。接踵而来的,还有更年期这个人生沼泽地。为解决身体的不适,

我开始对营养学、芳香疗法等进行学习和探索，这让我对围绝经期综合征、顽固性皮肤病等疑难病症的治疗又有了更深切的体会。

同时，我再一次思考了自己的责任与使命，坚持在每日门诊和日常工作的闲暇时间研读《易经》，让我对生命有了更多的感悟，也找到了新的人生目标。中医于我而言，不仅仅是一份职业，更是一份沉甸甸的使命与担当，我希望能够继承恩师遗志，弘扬沈氏学术，为人民健康保驾护航。在这身心双创的五年时光里，我始终坚持自我反省、自我革新、自我提高，将学术体系规范化，职业道路具体化，进一步聚焦自己的使命担当，做出了一些凝练和总结。

专临床——守正创新重疗效。提及女科，大家总会将其等同于妇科，其实不然。沈氏女科在历代传承人的发展下，如今已成为涉及临床多病种，以内科为主，兼顾外、妇、儿诸科的全科学术流派。2006 年，中华中医药学会心病分会二级学会成立，沈师担任第一届主任委员，我担任副主任委员兼秘书长，组织开展了大量中医心病的研究工作。同时我还曾兼任中华中医药学会内科分会副秘书长等职，参与了中医内科其他病种的研究工作。我们的工作既是沈氏女科在心病等多病种用之有效的得力见证，也是沈氏女科从不故步自封，不存门户之见，融合创新发展的重要理念。

十余年来，我带领团队潜心整理沈师的学术思想，把沈氏女科的学术经验应用于高血压、月经病、不孕不育等病种，将经验理论化、实践系统化。如在心病诊疗方面，我秉承沈师"痰瘀互结、毒损心络"的高血压、冠心病主要病因病机，主张临床以"痰瘀同治、解毒通络"为主要治法，将沈氏女科温胆汤进一步发挥阐释；在妇科病诊疗方面，宗月经病分期调治思想，归纳出"经前调气、经期调血、经后调肾"的临床实践原则；在不孕不育诊疗方面，提出"男女同调"的思想，女性孕前诊疗在"健脾不如补肾，补肾不如调肾"的基础上进一步发展，以"调补脾肾、固护二本"为主要思路，男性育前诊疗则以"实证痰瘀同治、尤重化痰，虚证脾肾同调"为根本治法。

重标准——拟定指南成方圆。2006 年至今，我一直从事中医药规范标准研究领域的工作，包括中医药国内标准共性技术研究、中医临床诊疗指南的评价研究和中医国际标准的制定与战略研究。2006 年，中国中医科学院中医临床基础医学研究所中医药规范标准研究中心成立，我被任命为执行主任，兼任国家中医药管理局中医药标准化工作办公室副主任。王永炎院士当时曾深情地讲到，我们是全国第一批做中医标准化的人，是中医标准化的奠基人、铺路者，当竭尽所能不辱使命。

十余年来，团队成员一直坚守初心，以推动中医药标准化为目标，利用标准作为中医临床疗效优势和特色有效载体的作用，围绕中医临床实践指南（GCP）开发全生命周期，探索最优循证证据与专家经验结合形成中医 GCP 的技术方法，构建中医 GCP 适用性和应用性评价指标体系，推进中医临床特色的总结提炼、推广应用与不断更新，制定并统审相关国际标准、国际组织标准和团体标准等。2020 年，我获得中国标准化协会"科学技术奖"个人奖，但我深知，这项奖励离不开我们团队每一个人的努力和付出。征途漫漫，中医学术门派繁多，治疗思路多样，标准化工作推进十分困难，为了实现中医药标准化的最终目标，需要更多人前仆后继，做出更大的努力。

广科普——万家灯火总关心。当前，中医药服务人民健康已上升为国家战略，这是中医药之幸，更是国人之幸。老百姓对健康养生理念的追寻越来越强烈，对中医药科普工作者的要求也越来越高。然而，现在的健康宣讲鱼龙混杂，令老百姓莫衷一是。为此，国家卫健委、国家中医药管理局组织成立了国家健康科普专家库，我有幸成为了第一批中医药科普专家成员。近年来，我通过电视宣讲与自媒体平台，积极宣传中医文化和养生保健知识，推广中医健康养生理念和方法。

实际上，2012 年我便开始了中医药科普宣讲工作。中医药科普并非易事，如何将晦涩艰难的专业术语转化为老百姓喜闻乐见的话语，是我和团队一直在努力的方向。带着这些问题和一份坚守，2019 年，我开通了抖音短视频账号，开始进行线上中医药文化宣传和健康知识科普。这是一份需要付出大量精力并且长期坚持的工作，但坚守的意义也和付出的多少成正比：有的人通过科普知识进行保健治疗，取得了不错疗效；有的人通过望诊诊断出父亲的早期肺癌，从而防微杜渐；有的人用益气养心散挽救了母亲垂危的生命等……科普宣传帮助了一大批人树立起中医的信念，激励了他们学习中医的兴趣，更好地服务于百姓健康。

十余年的坚守，我在中医药行业的科普工作也得到了认可。本人获得中华中医药学会 2020 年度科研科普人物，我和团队也于 2022 年跻身全国 51 家名医名家科普工作室之一。然而，这些都只是暂时的成就，中医药科普工作任重而道远，我和团队仍然有很长的路要走。在未来的工作中，我们仍会坚守"信、诚、善"的三字原则："信"就是要保证科普内容的真实性和准确性，让老百姓接受切实可用的中医药健康知识；"诚"就是要保持对科普工作的热情，坚持定期、定时、定向地向大众进行健康知识的输送，绝不半途而废；"善"就是要保护人民群众的根本利益，永远站在民众的角度去思考问题，急民众之所需，想民众之所想，让中医仁术造福亿万百姓。

五、陈言未必真如理，开卷尚留一笑缘

沈氏女科是一门易学难精的学术流派，常被门人说"入门容易创新难"。我跟师十年，临床才有所悟，开始去思考求新求变的问题。沈师早年提出"单元式组合"辨证法，提倡抓主症辨证候，我便开始思考在处方用药时运用"单元式组合"的思路的可行性，验之于临床发现是可行可靠可用的。于是以标准化、结构化、系统化为指导思想，提出了单元式组合辨证论治法则，综合"手、舌、面"的"颜色、形态、部位"，结合临床 1 ~ 2 个主症，确立中医证素单元，临证组合，确定证候分类，根据证素单元及病情轻重组方用药，在一定程度上提高了诊治疾病的准确性及灵活性。

沈师常谬赞我是"脑子活"，其实我更愿意相信天道酬勤，灵活的战略战术是建立在举一反三、重视总结的基础之上的。不过在初期，我的活学活用可没少挨老师的"骂"。在温胆汤运用纯熟之后，我稍做调整，组了一首新方"元参汤"，以解决临床上一类虚实夹杂的问题。沈师看到处方后批评了我好多次，认为不能随意改动，但见到临床效果确实不错，也就默许了。现在门诊每天都要开出十几张元参汤的处方，也得益于我在继承的基础上敢越雷池，大胆创新。

除此之外，我还希望自己能够立于高处，跳脱门派，有自己的学术见解。为了解决临证组方思路不清的问题，我提出了中医"九法五径"临证法则。其中"九法"包括用药无毒、保护脾胃、重视反佐、注意引经、中病即止、注重疏通、扶正祛邪、丸药缓图和给邪出路，"五径"即给邪以出路的五条途径，分

别为祛痰浊、微发汗、通大便、利小便、调血分。这是我临床三十余年经验的一次系统总结，成书后侥幸得到了国医大师、院士等诸多学术界前辈的肯定和支持。

同时，为了解决中医辨证难的问题，我又提出了中医"三维七要"诊断法则。"三维"即时间维度、空间维度和频率维度，"七要"即生理生活要素、病因要素、病理要素、部位要素、功能要素、情志要素和特殊要素。该诊断法则重在诠释四诊信息的收集、分析与辨证，强调证候的时空观，强调临床要精准辨证，动态辨证。同时对接"九法五径"临证法则，实现了从辨证到施治的契合。

我也找到了自己的两个人生使命：一是治病救人，服务百姓；二是宣传中医，服务基层医生，普惠百姓。运用自己的所学治病救人是第一步，将自己的所学教授给学生，教学相长则是更进一步。临床带教时，考察学生的基础知识，实现从临床真实情景到书本知识的衔接必不可少。将学生安排到临床诊疗全过程中，让他们熟悉不同环节的要点，发现自己的问题所在是临床带教的重中之重。通过这种带教模式，我们临床诊疗的效率大大提高，在服务好病人的同时，也进一步锤炼了学生的本事。除此之外，培养一批有扎实技能的基层医生更是普惠百姓的有力措施之一。为此，我们开展了"九法五径"系列培训班，帮助基层医生提高临床水平，掌握基础病、常见病的诊疗思维。同时，我也在努力寻找治病救人与宣讲科普的共性，以形成从临床诊疗到带教讲课的闭环。

孔子以"十有五而志于学，三十而立，四十而不惑，五十而知天命，六十而耳顺"论述一个人的成长过程。抚今追昔，慨叹这一过程与自己二十学中医、三十遇恩师、四十有所得、五十担使命的人生经历何其相似。如今，五十知天命之年已过，我仍然在完成使命的道路上不断前行。谨以此书作为三十余载中医路的一份答卷，无须豪言壮语，唯愿这朴素无华文字能如涓涓细流温润人心，若这些粗陋之见能够为喜爱中医，志在中医，心向百姓的学长、同侪和后学们提供些许的参考，便不枉费我求实笃学的拳拳之心。

韩学杰

壬寅年冬月于北京甫济堂

沈氏女科特色及传承谱系

沈氏女科全称"上海大场枸橘篱沈氏女科"，始于明初，传承至今，有二十一世之久，已逾650年，其十九世传人沈绍功1963年于上海中医学院六年制医疗系毕业后，经国家统一分配到中国中医科学院工作，从此沈氏女科迁居京城，翻开新的篇章。同时，沈氏女科的传承发展也得到了政府有关部门的大力支持。2012年，沈氏女科学术流派被国家中医药管理局列为第一批全国中医学术流派传承工作室建设项目，2016年通过国家中医药管理局验收。2014年，"崇厚堂沈氏女科疗法"被列为北京市非物质文化遗产名录项目。

一、学术特征

（一）源远流长

沈氏女科一脉相承，延绵不断，自明太祖朱元璋洪武年间（约1368年）始，至今已传承655年，历二十一世。第十九世传人沈绍功为第三批全国中医药专家学术经验继承工作指导老师，第二十世传人韩学杰为第七批全国中医药专家学术经验继承工作指导老师，沈氏女科进入官方名册。

（二）系统全科

沈氏女科在长达655年的传承中，不断总结提高，兼收并蓄，逐步形成了系统性的学术理论，在临床实践中，尤其重视理论对实践的指导作用，如针对妇科病诊疗时"理、法、方、药"的运用就是其理论系统性的具体体现。

沈氏女科不仅诊治妇科病一端,而是经不断完善与发挥,行医范围日益广泛,以妇科、内科为主,涉及外科、儿科、肿瘤、肛肠、皮科、骨科、五官各科,凡处方用药者均予诊治,逐渐拓展成了全科中医。

(三)崇尚医德

沈氏祖辈们注重医德,效仿先哲,治愈一人,不收财礼,只在庄内植杏树一株,以示济世。堂前悬挂金字楹联,上联书"橘井甘泉分来申浦",下联写"杏林春雨出自山庄"。当年"春雨山庄"杏树成林,气宇非凡,遂获"上海大场枸橘篱沈氏女科"之美称。沈氏女科第十七世传人沈心九,凡遇贫苦患者,非但分文不取,兼施药末以解其苦。德艺双馨,有口皆碑,为沈氏女科树立了典范,并立下家训:"为医者要重视病情而轻视钱财""医家须有割股之心,视患者为亲人,视医技为根本""医无止境,精益求精。"

(四)疗效显著

沈氏女科历经二十一世的传承发扬,不但在妇科调经、止带、不孕,男科不育和内科疑难杂症方面取得卓越成绩,而且在中医全科上累积了丰富的临证经验及独到的心得体会,临床疗效显著。同时保存了祖传效方近50首,屡用屡效。患者纷至沓来,遍布大江南北。

(五)与时俱进

沈氏女科在传承中不断吸收古今中医药发展成果来丰富自己,与时俱进。十八世后,诊疗不只局限于女性患者,内妇各科、男女患者均纳入了诊治范围。十九世传人沈绍功,在坚持中医辨证论治基础上积极吸收西医研究成果,强调"中西医配合",同时发扬沈氏女科学术思想,出版专著《沈绍功中医方略论》,提出了"辨证序列方药诊治冠心病"和"冠心病宜从痰论治",虚者"补气祛痰",实者"痰瘀同治",治法依证而立,随证而变,创建了"病证相配单元组合式分类辨证诊断法"。

(六)广泛传播

十九世传人沈绍功1982年担任第五届全国西医学习中医班教研组长,共举办 3 届中医急诊研修班、10 届高级中医讲习班、6 届全国老中医经验传承班、3 届沈氏女科学术经验专题讲习班。十九世传人沈绍功及二十世传人韩学杰、沈宁共举办基层医师培训班 50 余期，积极推广、普及沈氏女科的学术经验，倾囊相授，学员数万人，嫡传弟子 100 余名。经过 30 年的教学积累，沈氏女科为祖国各地培养了数以万计的中医临床人才。

二、重要价值

（一）历史价值

沈氏女科最早可追溯到明代初期，延续至今已有 655 年的历史，是我国中医学术流派的重要组成部分，为中医妇科乃至中医药的延续发展发挥了重要作用。沈氏女科的传承，也见证了我国中医药事业的发展。

（二）文化价值

沈氏女科是中医药文化的重要载体，其医德文化和养生文化底蕴尤为丰厚。历代沈氏医家均尊崇"医德为先"的教诲，追求"医德双馨"，深受患者信赖。在养生方面提出"养生先养神"，强调"谨和五味""起居有常"，通过妙用"药食同源"，意疗与艺疗相结合，以及养生功法来达到抗衰益寿和"治未病"的目的。

（三）临床价值

沈氏女科崇尚疗效，一切从临床出发，通过 655 年的行医实践，积累了丰富的临证经验，掌握了可信的取效"绝技"，具有鲜明的流派特点，值得总结、完善、推广和发扬，以利启迪同仁，造福民众。

（四）社会价值

沈氏后代，代代为医，救死扶伤，并以博大的胸怀广收传人，将沈氏女科家传之学和不传之秘编撰成册，出版传播，使得沈氏女科的辐射范围逐年扩大，受益人群逐年递增，不仅为中医药的传承做出了贡献，也为更多的患者减轻了痛苦，产生了巨大的社会效益。目前，已在北京、深圳、包头、沈阳、石家庄、鹤岗等 12 市设立了 22 家沈绍功学术思想基层推广示范网点，覆盖全国东西南北中各地域，使沈氏女科扎根基层，并开花结果，夯实了传承的社会基础，为中医药传承发展，为缓解老百姓长途跋涉进京、解决"看病难、看病贵"的问题起到了积极的推动作用，得到当地老百姓的热烈欢迎，并受到当地卫生主管部门的广泛关注和大力支持。

三、传承脉络

（一）沈氏世医传承脉络

一世沈庶，崇尚"不为良相便为良医"的信条，于明太祖朱元璋洪武年间（约 1368 年），在浙江东阳悬壶业医，善治女科诸疾，且通晓内科，著有《女科抉微》《内科证治》等医籍，成为上海沈氏女科的开山鼻祖。嗣后，上海沈氏女科世代相传，延绵不断。

十四世孙字辈，于清光绪年间（1875 年）率沈氏族支迁居申浦（上海市前身），在北郊大场镇置地筑宅，名曰"春雨山庄"，周边植以枸橘爬藤为篱墙。以疗效出众，引患者络绎不绝，迩遐闻名。并建宗族祠堂，诸子排辈列序"孙曾元来宗功永保，仁义忠信天爵咸尊"，定名"崇厚堂"，祖业辉辉，沈氏女科进入鼎盛时期。

1931 年淞沪抗战爆发，大场遭日本侵略者狂轰滥炸，"春雨山庄"毁于战火，珍贵医业，传世医籍，皆遭佚失。沈氏女科第十七世传人沈复来，号心九先生（来字辈），偕妻子金氏及子女痛别故里，迁居上海城区，在现今的静安区成都北路置宅定居，悬壶业医，决心重振祖业，并组织创立"神州医学会"。心九先生勤奋刻苦，天赋敏捷，老而弥笃，又善广交医友，重情厚谊，与沪上名医秦伯未、唐亮臣等交往笃深，时常相聚，频赴上海近郊南翔古漪园切磋医道，吟诗作词，医文并茂。仅仅数年，沈氏女科竟在心九先生一辈重振雄风，求医者纷至沓来。心九先生行医 50 余载，给后辈留下不可磨灭的印象。后因积劳成疾，于 1950 年谢世。他一生忙于诊务，未及著书立说，但面授口述，留下众多十分珍贵又独具特色的沈氏女科临证"诀窍"。

十八世沈宗麒，号祥之。先生系长子，遵循家规"传子不传婿"，由持志大学法律系毕业后，不当律师而侍奉父亲悬壶济世。由于文学底蕴丰厚又勤奋好学，刻苦钻研，很快领悟了沈氏女科的临证真谛。从师三年即能独立应诊，而且疗效卓著，深得患者好评，在患者中有"小沈医师医道不小"的美誉。他作为沈氏女科宗字辈十八世传人，一生兢兢业业，唯以患者为上，医技精湛，医德高尚。新中国成立前为反对国民党反动当局取缔中医的错误政策，联络同仁，积极抵制，是非分明，态度坚决。新中国成立后为响应政府发扬祖国医学伟大宝库，中西医结合的号召，踊跃参加西医进修班，以"中西医结合，洋为中用"为原则，不断积极完善并深化中医学术，以去伪存真、去粗取精的科学态度，升华中医理论水平和提高中医临床疗效，曾创办第八联合诊所。行医 60 余载，在调经、止带、不孕、不育和妇女内科疑难杂症上均累积了丰富的临证经验及独到的心得体会，继承完善了沈氏女科效方近 50 首。一生恪守沈氏女科家训，实为我辈之楷模。

十九世沈绍功（1939—2017），主任医师，博士生导师，原国家人事部、原卫生部、国家中医药管理局指定的全国老中医药专家学术经验继承工作指导老师，享受国务院政府特殊津贴专家，中国中医科学院中医临床基础医学研究所科技学术委员，中华中医药学会心病分会第一届主任委员、第二届名誉主任委员，兼任中华中医药学会急诊分会副主任委员、内科分会常委，世界中医药学会联合会内科分会常委，原国家食品药品监督管理局药品评价中心专家，国家基本药物评审专家，《中国中医急症》杂志副主编，科技部 973 中医基础理论第二届专家组成员。历任中国中医科学院广安门医院急诊科主任、肿瘤病房负责人，国家中医药管理局全国胸痹（冠心病）协作组组长，中国中医科学院中医基础理论研究所副所长、中医临床基础医学研究所特聘专家，国家发改委药品价格评价委员，中华医学会医疗事故鉴定专家。先后到美国、德国、泰国、新加坡等国家及我国香港地区讲学、会诊，受到广泛赞誉。绍功先生精于临证，勤于笔耕，撰写专著近 20 部、论文近百篇。他立志继承祖业，传承医道，重视发扬创新。专著《沈绍功中医方略论》在沈氏女科珍贵效方的基础上，融入自己近半个世纪的业医经验，从医理、临证、方药3个主题阐述中医之道，总结临证之得，发挥医疗之新，洋洋70余万字，1994年由科学出版社付梓出版，深受读者欢迎，为上海沈氏女科首次留下文字记载，并荣获中华中医药学会优秀著作奖。2012年，绍功先生结合临床体悟，凝练沈氏家传心得，吸收、传承古今中医药发展成果，编撰出版《上海沈氏女科全科临证方略》，全面整理和系统总结了沈氏女科的学术成就和临床经验，并进行了完善和发挥，增加了中医外科、儿科、五官科、皮肤科等方面的内容，保持了沈氏女科的完整性和实践性。绍功先生行医50余年，在学术上追求创新，事业上追求精品，成果上追求效益，学风上追求实干，处事上追求真诚。他的格言是"一切为了临床，疗效是硬道理"，座右铭为"全身心地投入，一切为了患者的康复，一切为了民众的保健"，被国医大师路志正教授赞为"深得患者信赖的临床医学家"，被中国工程院院士王永炎教授誉为"中医临床家"。

绍功先生抛弃门户偏见，打破"传男不传女、传内不传外"的家规，通过家族传承、硕博培养和师带徒相结合等形式大力培养传承人才，打造沈氏女科流派人才群体，形成了"老中青"三代"传、帮、带"的合理人才梯队，不断扩大流派辐射影响，使有655年历史的沈氏女科在大江南北皆有了传薪火种，为更多的百姓提供健康服务。2002年，十九世传人沈绍功被原人事部、原卫生部、国家中医药管理局指定为第三批全国老中医药专家学术经验继承工作指导老师，沈宁、韩学杰被指定为学术经验继承人，沈氏女科世代由民间传承，首次被政府承认，列入官方名册，首传异姓传人，全国收徒30位（沈宁、韩学杰、杨金生、张印生、罗增刚、高峰、李成卫、连智华、丁京生、贾海骅、李海玉、王蕾、张治国、王雪茜、杜文明、王学谦、孙占山、谷瑞华、谷继顺、杨雁群、贾自允、王再贤、崔叶敏、汪贵和、王敬忠、辛春艳、宋永江、郝民礼、王玮、陈飞），并扩展沈绍功学术思想基层推广示范网点遍及包头、沈阳、北京、石家庄、鹤岗、霸州、长春、山东等12市。

二十世沈宁（1970—），号永宁，绍功先生之子，1995年毕业于北京中医药大学，执业医师、执业药师、中华中医药学会妇科分会委员、全国老中医药专家沈绍功学术经验继承人，国家中医药管理局公布的第一批全国中医学术流派传承工作室建设项目"沈氏女科流派传承工作室"负责人之一。著有《沈氏女科六百年养生秘诀》，讲述了沈氏女科的养生精华，弘扬完善、创新提升了沈氏女科养生保健家学。主编有《战胜糖尿病》，其他任副主编及编委的著作 20 余部，在核心期刊发表学术论文 3 篇。擅长中医妇科、中医内科。收徒 2 人：白伟超、范竹平。

二十世韩学杰（1966— ），女，医学博士，主任医师，博士生导师。十九世沈绍功学术经验继承人，国家中医药管理局第七批全国老中医药专家学术经验继承工作指导老师，国家中医药管理局沈氏女科学术流派负责人，北京市薪火传承"3+3"项目沈绍功名家研究室负责人，国家中医药管理局沈绍功名老中医药专家传承工作室负责人，国家卫健委、国家中医药管理局科普专家库首批成员，中华中医药学会名医名家科普工作室负责人。国家中医药管理局中医药标准化工作办公室副主任，中国中医科学院中医临床基础医学研究所中医药规范标准研究中心执行主任，兼任 WTO/TBT 国外通报评议专家，中华中医药学会内科分会副秘书长，中华中医药学会心血管病分会名誉副主任委员，中国标准化协会中医药分会副秘书长，中国互联网协会互联网医疗健康工作委员会第二届委员会副主任委员，北京市中医妇幼保健全覆盖项目首席专家。2008 年被中华中医药学会评为"全国百名杰出青年中医"。主持及参加省部级及以上科研课题 96 项，累计发表学术论文 257 篇，出版著作 96 部，负责起草标准 3 部，获国家发明专利 6 项，获北京市科学技术奖等相关奖励 42 项，在主流媒体及公众平台做中医药科普讲座 95 期。

韩学杰自 1996 年跟随沈绍功学习，历经学院教育与学术流派师承教育，从事中医临床工作 30 余年，在沈氏女科"八应""八忌""八德"门训的影响下，坚定沈绍功先生"一枝独秀不是春，万紫千红春满园"的学术传承思想，在沈氏女科及沈绍功学术经验的传承及科普方面做了大量工作。

（1）凝练沈氏女科及沈绍功教授学术精华。收集、整理沈绍功教授临证医案，根据中医学术特征，按照理、法、方、药四个层次进行学术特色归类，凝练沈绍功教授临证学术精华，通过查阅大量中医典籍，探索沈氏女科理论和实践的科学依据，并升华沈氏一脉的学术思想，结合药理研究和高血压研究成果，分析单元式组合辨治科学内涵，初步建立病证单元式组合辨证论治体系。根据沈师"单元式组合辨证论治"临证特点，建立结构化数据库，对各种信息进行频数统计，聚类、因子分析和相关性分析，结合人工甄别分析，得到较为准确的临证经验，初步阐明病证单元式组合辨证论治法的理论依据，丰富中医学辨证论治体系。

（2）提出高血压及冠心病核心病机为"痰瘀互结、毒损心络"的学术观点。在传承沈绍功教授学术思想的基础上，韩学杰较早提出"痰瘀互结、毒损心络"是中医心病的核心病机，治疗应以祛痰为主，活血为辅，痰瘀同治。以心病为主，研究相关疾病诊断标准和治疗规范，经过查阅古代文献，总结和探索历代医家对心病从痰瘀论治的理论渊源和学术思想，并将其运用于临床，验证其可靠性。编写了《中医心病的诊断疗效标准与用药规范》《中医心病治法大全》和《心血管疾病中成药辨证用药指南》，发表相关论文 50 余篇使中医心病的诊断和治疗规范化，以便行业之间的沟通和交流。同时开展中医心病的诊治规律及用药规范的临证观察，主持 973 课题"高血压痰瘀互结证中医病因研究""1、2 级高血压中医诊疗方案规范性研究"，制定了高血压中医诊疗方案。

（3）发扬沈氏女科优生优育诊疗优势。秉承沈师"男女同调"的思想，对女性孕前诊疗在"健脾不如补肾，补肾不如调肾"的思想上进一步发展，以调补脾肾为主要思路，男性育前诊疗则以"实证痰瘀同治、尤重祛痰，虚证脾肾同调"的思想为主，对弱精症、少精症、精子畸形率高等男性不育症患者疗效显著；女性孕期调理以"补肾健脾和胃"为主要思想，遵守"胎前宜清"的法则，以"和"为主；女性孕后调理以"疏肝、补肾、健脾"为主，尤其注重"产后抑郁、产后关节痛、产后虚劳"等疾病的防治。

（4）完善沈氏女科诊疗思维路径。实施综合医院中西医结合诊疗与基层医院中医特色诊治，坚持临床与科研互参，奠定了中医急危重症及内科思维模式指导下的内、妇、儿等全科中医诊疗思路。临证坚持中医原创思维，以证统病，衷中参西，遵循"急则治标、缓则治本"的原则，急症时，中西医配合，以治病为主，抢救患者生命为宗旨；慢病时，中医为主，以治人为要，缓解临床病症，提高生活质量为目标。同时，以安全、有效解决临床问题为根本遵循，创造性地提出中医"三维七要"诊断法则和"九法五径"临证法则，对沈氏女科学术特色进行了规范，该法则得到业界国医大师、院士等前辈的肯定和支持，培训了万余名基层医生。

（5）开展沈氏女科学术科普宣传工作。围绕积极推广、注重实践的宣传思路，以"听得懂，学得会，用得好"九字为科普原则，在中医妇科疾病、脾胃疾病、肿瘤等疑难杂病诊治方面，重点开展了中医望诊（包括手诊、舌诊、面诊）、中医食疗、养生保健的科普工作。自2019年开始，开通抖音平台账号，坚持在抖音平台推送科普消息并开展每周线上直播，积极宣传中医药文化，科普中医药健康知识，社会反响良好，目前抖音粉丝量达195.5余万人（截至2023年1月），并于2022年获批"中华中医药学会首批名医名家科普工作室"。

（二）韩学杰学术传承培养

韩学杰通过学术经验继承人培养、硕博培养、师带徒等形式，共培养传承人才20余人，通过中医药骨干人才培养和社会培训的形式，传播沈氏女科学术思想，累计培训中医药人才万余名。

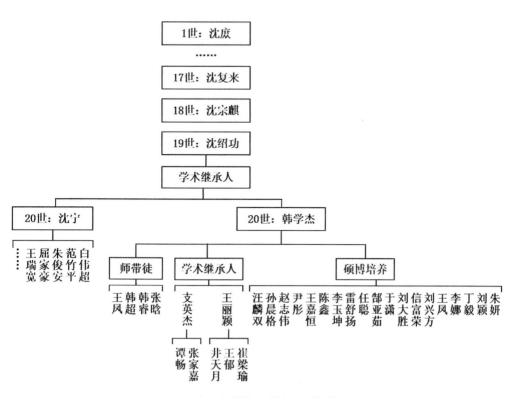

图1 沈氏女科传承脉络图（韩学杰）

1. 学术经验继承人

2022 年 5 月，经国家中医药管理局认定，王丽颖、支英杰被认定为第七批全国名老中医药专家学术经验继承工作继承人。

王丽颖（1982—），女，韩学杰学术经验继承人，沈氏女科第二十一代弟子，中国中医科学院研究员，博士生导师。自 2007 年始，跟随韩学杰学习，参编流派著作 5 部。中国中医科学院中医临床基础医学研究所中医药规范标准研究中心标准制定方法与共性技术研究室副主任，兼任中华中医药学会民间特色诊疗技术研究分会副秘书长、中国药膳研究会理事兼标准化工作办公室副主任、中国互联网协会互联网医疗健康工作委员会副秘书长。主要从事中医药诊疗标准化研究工作。主持国家自然科学基金、国家重点研发计划等科研项目 18 项。发表学术论文 140 余篇，担任主编及副主编著作 7 部（其中 1 部获国家科学技术学术著作出版基金资助），发布标准 2 项，获软件著作权 2 项。荣获中华中医药杂志百篇优秀论文、中国中医科学院科技奖、中国民族医药协会科技奖、中国中医科学院抗击新冠肺炎疫情先进个人等科技奖励 4 项。培养博士 1 人：崔梁瑜，硕士 2 人：王郁、井天月。

支英杰（1979—），女，韩学杰学术经验继承人，中国中医科学院研究员，博士生导师。中国中医科学院中医临床基础医学研究所科教处副处长，兼任中国民族医药学会经典名方筛选和大品种培育副会长、中国民族医药学会常务副秘书长。主要从事中医临床疗效评价、妇科病及老年病方向和中医临床实践指南等中医药循证医学研究领域的工作。曾主持 / 参与国家自然科学基金、国家科技支撑计划、国家 863 计划、国家重大新药创制及省部级多项科研项目。发表学术论文 80 余篇，参编著作 4 部，发布标准 1 项，荣获国家科技进步二等奖 1 项及中华中医药学会奖、中国中西医结合学会科技奖、中华医学科技奖等科技奖励 7 项。培养硕士 2 人：张家嘉、谭畅。

2. 硕博培养

通过沈氏女科学术思想理论传承与临床带教相结合的形式，培养博士 7 人：刘大胜、郜亚茹、雷舒扬、任聪、尹彤、李玉坤、汪麟双；硕士 15 人：朱妍、刘颖、丁毅、李娜、刘兴方、信富荣、刘大胜、于潇、任聪、王凤、李玉坤、陈鑫、王嘉恒、赵志伟、孙晨格。其中，代表性硕博传承人有：

刘兴方（1987—），男，沈氏女科第二十一代弟子，执业医师，ISO/TC249WG3 成员。现任瑞士明道中医集团医疗副总监，瑞士高等中医药学院再教育部主任，瑞士中医药行业联合会秘书长。主编著作 1 部，副主编 4 部，撰写论文 46 篇。2015 年获中国中西医结合学会科学技术奖三等奖。

刘大胜（1989—），男，医学博士，主治医师，沈氏女科第二十一代弟子，中国中医科学院中医临床基础医学研究所助理研究员。国家中医药管理局沈氏女科学术流派传承工作室、全国名老中医药专家沈绍功名医传承工作室、北京市薪火传承 "3+3" 项目沈绍功名家研究室核心成员。兼任中国民间中医医药研究开发协会沈氏女科分会副秘书长，青年中医发展联盟副秘书长。2018 年中国中医科学院博士研究生赴英访学团团长。发表学术论文 42 篇，编写学术著作10 部（其中 8 部任副主编）。获中国民族医药协会科学技术奖二等奖 1 项，中国中医科学院科学技术奖二等奖 1 项。

王凤（1989—），女，沈氏女科第二十一代弟子，中医硕士。国家中医药管理局沈氏女科学术流派传承工作室、全国名老中医药专家沈绍功名医传承工作室、北京市薪火传承 "3+3" 项目沈绍功名家研究室核心成员。担任副主编著作2 部，参编著作 9 部，发表论文 10 余篇。2021 年获中国民族医药协会科学技术奖二等奖 1 项。

3. 师徒传授

韩学杰通过师带徒的模式，共收徒 4 人：张晗、韩睿、韩超、王凤，其中代表性师徒传承人有：

张晗（1990—），男，沈氏女科第二十一代弟子，中医硕士。现为中国中医科学院广安门医院老年病科主治医师，中国医学科学院阜外医院优秀进修医师，担任副主编著作 1 部，参编著作 5 部，发表学术论文 8 篇。

韩睿（1993—），女，沈氏女科第二十一代弟子，中医硕士。现为中国中医科学院广安门医院西单门诊部主治医师，参编著作 5 部，发表学术论文 2 篇。

4. 社会人才培训

积极响应国家政策，培养高素质中医人才。截至 2022 年 10 月，韩学杰通过国家中医药管理局创新骨干人才培训项目带教 4 人：钟巍、马丽然、叶宝叶、陈聪颖。

积极开展培训，提高中医师临床水平。定期召开学术流派研讨会及流派特色技术推广学习班，形成良好的学习及传承机制，先后在全国范围内开展国家级中医药继续教育项目10余次，举办3届中医急诊研修班，10届高级中医讲习班，6届全国老中医经验传承班，3届沈氏女科学术经验专题讲习班，举办基层医师培训班30期，积极推广普及沈氏女科的学术经验，倾囊相授，受益学员万余人。为更好地传承沈氏女科特色及优势病种，自2019年开始，开展中医"九法五径"心血管病、妇科病、不孕不育、消化系统、呼吸系统和皮肤病传承班6期，累计培养沈氏女科基层中医人才600余人，进一步扩大了沈氏女科流派的辐射影响，为更多的百姓提供健康服务。

当前，中医药发展迎来了天时地利人和的大好时机。在党的二十大报告中，习近平总书记指出要"促进中医药传承创新发展"。沈氏女科已走过655年的传承之路，是中医药领域传承脉络清楚、传承特色突出的学术流派之一。在新时期、新征程中，沈氏女科将进一步坚持"传承精华、守正创新"的发展思路，不断在学术传承和科普宣传方面埋头苦干、守正创新，踔厉奋发、勇毅前行，持续为中医药传承创新发展和服务健康中国战略做出贡献。

上 篇

诊断及临证法则

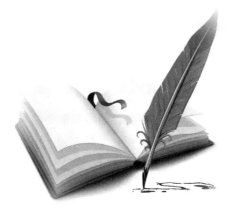

第一节　沈氏女科临证诊治思路

一、中医临证特色

（一）整体观

整体观是关于事物和现象的完整性、统一性和关联性的认识。中医学把人体内脏和体表各部的组织、器官看成是一个有机的整体，同时认为四时气候、地土方宜、周围环境等因素对人体的生理病理有不同程度的影响，既强调人体内部的统一性，又重视机体与外界环境的协调性。这就是中医整体观念的主要内容。

中医和西医的区别是什么？简言之即"中医看病的人，西医看人的病"。比如感冒，西医主要以抗菌消炎为主，而中医则要根据患者的年龄（老年、中年、少年、婴幼儿），性别（男、女），不同生理阶段（如女性的经期、非经期），对不同人群的不同阶段给予不同的治疗方法。再如急性咽喉炎与慢性咽炎的治疗也不同，急性咽喉炎发作时，正邪俱盛，邪正相搏，咽喉肿痛等症状明显；而慢性咽炎，尤其是老年人，因病情日久，邪盛正衰，正气亏虚，需要用补气药以扶正祛邪，这都是中医的整体观念。

（二）恒动观

运动是物质的存在形式及其固有属性。世界上的各种现象都是物质运动的表现形式。运动是绝对的、永恒的；静止则是相对的、暂时的和局部的。中医的诊断和治疗原则也是随着变化进行调整的，不是静止不变的，而是恒动的、变化的。

感冒发生在不同季节（春、夏、暑、秋、冬），不同人群（普通人、孕产妇、小儿），其治疗方案是不同的。故治疗感冒要随时根据患者在不同时期的不同症状，给予不同的治疗方案，因此治疗感冒的处方服用时间不宜太久，小儿一般1～2剂、成人2～3剂即可。若感冒伴扁桃体炎、支气管炎、肺炎，引起高烧不退，一般给予3～5剂处方即可退热，这均是中医恒动观在诊疗过程中的体现。因此，中医诊疗要法随证变，不断实时更新处方思路，才能收效显著。

（三）开放观

中医从业者要不断学习各个学科的知识，努力做到广而博，要有接受各种新鲜事物的能力，尤其是要学习现代科学技术及西医学知识，对各种化验检查要看得懂，明白其内涵，才能扩大四诊的视野和范围，提高诊断疾病的水平。

如现代医学提出"亚健康"的概念，但何为"亚健康"？亚健康即是已经出现了阴阳失衡，而应用现代检查手段却无法查出明显的病变，但应用中医的望、闻、问、切四诊可以发现一些症状。治疗亚健康就是运用中医"治未病"的思想，做到未病先防、既病防变、瘥后防复。中医治未病时，使用的药物一定要中和，才能防止药物的偏性给身体带来不良反应，而起到适得其反的效果。

（四）综合观

综合观指运用综合手段治疗疾病，根据病情的轻重缓急选择治疗方案。在治疗危急重症时，要选用中西医结合的方法，例如静脉滴注，口服汤药、西药，也可选用针灸疗法缩短病程，提高临床疗效；在恢复期以汤药为主，配合少量西药；在稳定期，汤药可减量或者服用中成药。如有的患者服汤药呕吐，可采用少量多次服用的方法，也可运用针灸、按摩、足浴等综合方法。

二、临证指导思想

中医临证是一个复杂的思维过程，它需要在全面收集四诊信息的基础上，参照西医的相关知识，运用逻辑思维及其他相关知识进行决策与判断，以下就是临证中可运用的指导思想。

（一）中西医要配合

中西医有各自的诊疗体系和特色，但面对的是一个共同体，在一定条件下可以互相转化。例如疾病的中西医名称虽然不完全相同，但有时可以互相转化。如中医的病名胸痹，患者不易理解，若诊断为冠心病心绞痛，就易为患者理解和接受；再如患者有尿频、尿急、尿痛的症状，西医根据化验结果诊断为泌尿系感染，若中医诊断为淋证，有些患者认为淋证属于传染性疾病，易引起焦虑和恐惧，造成不必要的精神负担。因此，若有歧义时，最好选用病名明了、定义明确的疾病名称。在治疗时，选用既快速又有效的方法，中西医应该互相配合。

（二）传统和现代要链接

一般人认为中医是传统的，西医是现代的，西医对疾病的把握是可以量化的，中医则是整体的、模糊的、不易衡量的。例如中医通过诊脉，可以指出哪个脏腑出现了问题，分清寒热虚实，定性的问题可以确定，但定量的问题却没法精准，如血红蛋白的含量是多少，血压的高低，骨髓象如何，所以要和现代检测技术和西医的相关知识结合起来。

（三）线性和非线性相结合

线性关系就是有一定的直接联系，通过假设条件可以推论出结果。如腹痛的患者首先应进行检查，区分胃穿孔、阑尾炎、坏死性胰腺炎等，排除了器质性病变，肌肉注射 654-2 可以止痛，而不是一开始就使用止痛药，容易掩盖病情，贻误病机。中医治疗胃痛，要先分清寒热虚实，然后才可处方用药。

（四）实体本体论和关系本体论并重

中医认为脾胃是消化吸收系统，脾主运化水谷，升清降浊，主统血。胃主受纳，主通降。西医讲胃为消化器官，脾是最大的淋巴器官。患者食后打嗝，腹部胀满，排气不畅，属于胃气不降、气机不畅，通腑降气就可减轻症状。若打嗝与饮食无关，就是因生气而得，需疏肝理气方可获效。因此结构和功能都很重要，诊病时不要仅停留在器官是否受损，还要观察其功能是否失调。

（五）混沌无序与清晰有序要区分

混沌描述了一种复杂的、不可预测的和无序的状态。例如中医的诊断有可能模糊不清，但治疗的时候可以根据患者的情况全面调理，常会收到出其不意的效果。西医诊断清楚，方案明确，清晰有序，但是药物有很大的毒副作用，对肝肾及其他系统会造成损害。因此用药时应中病而止，或者选用毒副作用较小的药物，也要慎用中药中的有毒及有害药物，避免对机体造成不必要的损害。

三、证候要素确定

中医证候是指疾病发生和演变过程中某阶段以及患者个体当时所处特定内、外环境本质的反映，它以相应的症、舌、脉、形、色、神表现出来，能够不同程度地揭示病因、病位、病性、邪正盛衰、病势等病机内容，为辨证论治提供依据。中医的"证"是指疾病演变过程中各种病理因素如体质、自然环境、社会心理等和多种矛盾综合作用于机体的整体反映，是诊察和思辨所得。在疾病过程中，证候是具有内在联系的一组症状和体征。

（一）病、证、征与症的关系

"证"是中医学特有的概念，包括证名和证候。证名是对病变所处一定阶段的病因、病性、病位等所做的概括；证候是该病的特定临床表现。"症"是指患者主观能感觉到的单个症状，"征"是指被客观发现的体征，"病"代表具体疾病全过程的特点和规律。

医生对疾病的把握要做到心中有数，什么样的疾病可以中医治疗，什么样的疾病需要中西医配合，哪些可能危及生命，需要前去急诊或者住院治疗，而对晚期肿瘤患者更要关心他们，给他们生存的希望。

（二）方、病、证的关系

中医证候是指疾病发生和演变过程中某阶段以及患者个体当时所处特定内、外环境本质的反映，疾病是由若干个证候组成的。根据某一特定环境下疾病的证候表现，再按照君臣佐使原则，把相应的药物组合在一起而成为治疗该病的处方。虽然有固定的方子，但也应该根据当时的证候和症状随症加减。如杞菊地黄丸治疗肝肾阴虚、知柏地黄丸则滋阴降火，在临证时应根据患者的证候和症状分别选用。

（三）病机规律

疾病的发生是由于邪气炽盛、正气虚弱所致。时久迁延难愈，证候就易出现虚实夹杂，寒热并见，在特殊情况下还可转化，有时顺传，有时逆传，治疗也会比较棘手。此时的治疗原则就是祛邪不伤正，扶正不留邪，有时还要攻补兼施。

（四）靶位的提取

所谓靶位就是治疗的靶点和目标，也就是中医处方的治疗方位。一张中医处方，针对主症进行治疗，同时又要治疗各兼症，做到主症清晰，兼症明确，有效提取治疗靶点。

如治疗高血压，大多数中医认为它的主要证候为肝阳上亢，阴虚火旺。但临证时除了看到肝阳上亢、阴虚火旺外，也常见到阴阳失调、肾阴不足、痰湿阻络、中气不足等证型。所以靶位的提取很关键，若靶位提取不准确，治疗思路就会有偏误。临证时常遇到有些患者一开始服中药效果很好，时间久了效果不佳，造成这种结果的原因可能是患者耐药，也可能是患者的靶点发生了变化。因此，应提倡效不更法，即在前方基础上调换药物，如高血压患者疾病初期易头晕头痛，经治疗后头部症状减轻，但出现了心慌、遗尿等症状，这时除了治疗原有的靶点，还要兼顾变化的靶点，药方也应跟着变化，才能提高疗效。

四、证候简化

证候简化后要对应到症状，分析出最基本的证候，且证候之间要有协同作用。

（一）分析最基本的证候

如一位患者既有瘀血又有血虚，可用四物汤养血活血，但患者又肝阳上亢，出现失眠、便秘、月经不调等症状。如果一个处方要面面俱到，方子就会很大，所以需要进行处方的简化。如四物汤可用丹参一味来代替，"一味丹参饮，功同四物汤"，因此组方用药一定要经典，用药切忌过杂，最好选用具有多功能的药物。如当归既可养血活血又可润肠通便，桃仁既可活血化瘀又可润肠通便，一个药有两三个功效，处方就会比较经典，患者吃了也会比较舒服。所以思维角度要提高，病证要拆分，气机要升降，辨证论治要灵活。

（二）证候要素相互结合

中医在辨证时，要病证结合。如患者既有高血压，又有糖尿病、冠心病，病种很多，但只要有共同的证，就可以异病同治，不用受病名困扰，所以临床上找对证候最重要。如治疗痰瘀互结证的高血压用温胆汤，血压高可加钩藤、莱菔子，若患者同时患糖尿病可再加五倍子，失眠加夜交藤、合欢皮、炒酸枣仁，这样就可以提高疗效。临床上一定要掌握中药的药理、药性、归经及其相需、相使、相杀、相畏等关系，才能更好地辨证处方。

（三）生化指标与证候相关联

在治疗疾病时要结合一些生化指标，比如高血压患者的血脂增高，高血压也很难控制。若患者无典型的临床症状，如高脂血症、脂肪肝患者，西医的生化指标已经异常，而轻中度的脂肪肝临床治疗效果很好，重度的脂肪肝疗效欠佳。脂肪肝在中医属于痰浊范畴，属无形之痰，通过祛痰化瘀之法即可收效。肝炎小三阳，一般临床也无典型症状。治疗时，可先根据患者胃纳情况，若胃纳欠佳，当先调脾胃；若胃纳可，当调肾保肝；无症状但化验异常的患者，可根据中医证候辨证论治。

五、中医辨证技巧

临证时，患者的病情往往比较复杂，中医证候更具有内实外虚、动态时空、多维界面、相互兼夹等特征，要把它分解为最小的证候要素。王永炎院士提出"以象为素、以素为候、以候为证、病证结合、方证相应"理念，亦揭示临证时应找出疾病的最小证候单元。在临证时除了脏腑辨证外，还要重视三焦辨证、六经辨证及卫气营血辨证，根据疾病特点选用不同的辨证技巧。

（一）脏腑辨证

脏腑辨证适用于内伤杂病的辨证。它主要根据脏腑的生理功能和病理特点，辨别脏腑病位及脏腑阴阳、气血、虚实、寒热等变化，为治疗提供依据。脏腑辨证的主要内容包括脏病辨证、腑病辨证及脏腑兼病辨证等。脏腑辨证是临床各科辨证的基础，为辨证体系中的重要组成部分。中医学的辨证方法虽然多种多样，各有特点，但最后大都落实在脏腑的病变上，即证候的定位是辨证内容组成的基本要素之一。例如，八纲辨证是辨证的纲领，但八纲辨证只是分析、归纳各种证候的类别、部位、性质、正邪盛衰等关系的纲领，如果要进一步分析疾病的具体病理变化，仍需用脏腑辨证的方法解决。

（二）三焦辨证

三焦辨证是对温病及传染性疾病过程中的各种临床表现进行综合分析和概括，主要是根据温病发生、发展的一般规律及症状变化的特点，以上焦、中焦、下焦为纲，区分病程阶段、识别病情传变、明确病变部位、归纳证候分类、分析病机特点、确立治疗原则并推测预后转归的辨证方法。三焦辨证的创立，使温病辨证在前人基础上又有了进一步的发展。三焦辨证反映了邪气侵犯人体后发展变化的三个不同阶段，据病邪种类，大致可分上焦温热、上焦湿热、中焦温热、中焦湿热、下焦温热、下焦湿热等证候。

（三）六经辨证

六经辨证是对外感疾病演变过程中的各种证候群进行综合分析，归纳其病变部位，寒热趋向，邪正盛衰，而区分为太阳、阳明、少阳、太阴、厥阴、少阴六经。六经病证，是经络、脏腑病理变化的反映。其中三阳病证以六腑的病变为基础，三阴病证以五脏的病变为基础，所以六经病证基本上概括了脏腑和十二经的病变。几千年来，它有效地指导着中医学的辨证施治。六经辨证，不仅适用于外感病的诊治，对肿瘤和内伤杂病的论治，也同样具有指导意义。

（四）卫气营血辨证

卫气营血辨证是外感温热病常用的一种辨证方法，由六经辨证发展而来，它代表病证深浅的四个不同层次或阶段，用以说明某些温热病发展过程中的病情轻重、病变部位、各阶段病理变化和疾病的变化规律。也就是中医常说的"卫之后方言气，营之后方言血"的道理。温病的发展，一般是按卫、气、营、血四个阶段传变的。病在卫分或气分为病浅，病在营分或血分则为病深。卫气营血辨证反映了外感温热病不同阶段的不同证类，以及邪正斗争的形势，揭示了外感温热病由表入里、由浅入深的一般规律，从而为治疗提供依据。另外，病情危重时也可能会直接入里，危及生命，因此临证时应根据不同的病情，区分轻重缓急。

六、临证处方原则

中医处方讲究用药如用兵，配伍君臣佐使，同时讲究圆机活法，个性化治疗，但是它的基础是规范化和标准化，需要遵循一定的原则和路径。沈氏女科的治疗方法是执简驭繁，单刀直入，根据虚实寒热选择用药，保证处方的安全性、有效性、实用性和经济性。

（一）用药无毒

处方时，勿选用有毒及副作用大的药物，以免损伤脏器，或导致其他病症的发生。应选用一些药食同源或毒副作用小的药物，以保证治疗的有效性和安全性。

（二）固护脾胃

脾胃为后天之本，气血生化之源。脾胃强盛，可振奋五脏之气，祛邪外出。另外，汤药或中成药均要经过口服，经脾胃消化吸收，输布至全身。若胃肠受损，运化功能失司，药物无法到达病所，或服药后刺激胃肠，使其负担加重，影响疗效。

（三）重视反佐

处方以平和为期，除寒凝证或火热证患者，一般勿用大寒大热之品。身体本处于恒温状态，过于寒凉及燥热之物进入机体后，易引起身体的强烈反应。如热药用后，易见牙痛眼热、口干舌燥、尿黄便干；寒药用后，易见纳差腹泻、胃脘疼痛等，但有些患者因惧怕不良反应而停服药物，反而影响临床疗效。

（四）注意引经

在处方中，需要有引经药，方可直达五脏及病所。根据病变的部位及深浅可选择不同的药物。如病在皮毛或肺者，选用轻清之品透窍宣肺，如桔梗、蝉蜕、荆芥、桑白皮等；病在脾胃及肌肉者，选用健脾消食、芳香化湿之品，如木香、砂仁、白豆蔻、藿香、佩兰等；病在肝胆者，选用疏肝理气、清利湿热之品，如柴胡、白芍、夏枯草、白菊花等；病在肾系者，选调肾阴阳之品，阳虚者选生杜仲、桑寄生、川续断、菟丝子、蛇床子等温润之品，阴虚者选知母、黄柏、生地、黄精等滋阴润燥之物。

（五）中病即止

"中病即止"的"病"多指实证，因为实证的邪气虽盛，正气亦旺，一经治疗，邪气只要有退衰之势，正气就能乘胜进击，祛邪之残余于体外。若处方时祛邪药量大，久服常易伤正。故中病即止需掌握三个原则：①投药时规避攻伐太过之品，如法半夏、苍术之燥性，附片、肉桂之热性，龙胆草、白头翁之寒性、虫类药之毒性；②取效即止，不宜久用长服；③以和胃收功善后，如餐后服保和丸 3g。

（六）注重疏通

《素问·举痛论》云："寒气入经而稽迟……客于脉中则气不通，故卒然而痛。"故中医讲"通则不痛"，疏通即是给邪气以出路。而中医所言疏通之法，所含甚广，如高士宗在《医学真传·心腹痛》篇所言："夫通则不痛，理也，但通之之法，各有不同……无非通之之法也。若必以下泄为通，则妄矣。"

综上可知，疏通方能祛邪，临床常用之法有四：①透窍，闭窍之邪必须透之，可用川芎、石菖蒲；②理气，专通气滞之邪，可用柴胡、郁金；③活血，专疏阻血之邪，可用泽兰、王不留行；④温通，专散寒凝之邪，可用桂枝、川椒。

（七）扶正祛邪

应用扶正祛邪治则，当一切从临床实际出发。如正虚为主，邪气不盛，当扶正为主兼以祛邪；如邪气亢盛，正气不虚，宜祛邪为主兼以扶正；如邪气留恋，正气受损，应先祛邪后扶正，或攻补兼施。临证时可参考李中梓在《医宗必读》所言"初者，病邪初起，正气尚强，邪气尚浅，则任受攻；中者，受病渐久，邪气较深，正气较弱，任受且攻且补；末者，病魔经久，邪气侵凌，正气消残，则任受补"，结合邪正盛衰以定扶正祛邪之法。

（八）丸药缓图

"丸药缓图"是免于病情复发的重要措施。组方原则为既要突出健脾和胃，胃气为本，又要注意滋肾柔肝，如此中土健运，肾阴充足，肝木不亢，难见复发。在这两个原则下再视具体病证酌加几味对病对证之药，共研细末，装入胶囊，早晚各服 1.5g，连服两三个月，常可免于复发。

（九）给邪出路

中医治病讲究因势利导，给邪气以出路。中医学治病八法中，祛邪或从汗出，或从二便出，或从痰液而出，从而达到治病目的。除此之外，以清温祛痰之法祛邪及以凉血之法使邪气从营血而出，亦是以因势利导之法给邪气以出路，并据此提出给邪出路的"五径",即五个途径:发汗、祛痰、排大便、利小便、从血分而解。发汗法用于外感疾病,因邪在肺卫,病情轻浅,运用汗法,使邪从肌表而出,切勿用寒凉重剂及动血之品,以免引邪入内;祛痰法用于肺系疾病,痰为病因亦为诱发因素,也会与其他因素胶结而发病,祛除痰浊,截断病源,利于咳嗽、哮喘等疾病的恢复;排大便法,肺与大肠疾病可通过通腑泄浊,排除体内毒邪;利小便法,祛除体内的邪热,心与小肠相表里,心系及小肠、膀胱疾病,经泻热,可使病情好转;病入血分,易伤津动血,故用凉血清热、活血化瘀之法,使邪从血分而解。另外,再根据五脏的相生相克关系调节五脏功能。

综上,中医临证是一个复杂、综合的思维和判断过程,涉及多种学科知识的交叉和融合,医生在观察时应尽量全面收集信息和资料,进行决策与判断,患者要积极配合医生,提供可靠的症状和发病因素及心理状态,为其处方提供科学依据,以确保治疗的有效性及患者利益的最大化。

第二节 "三维七要"诊断法则

650余年来，沈氏女科在创新发展的过程中兼收并蓄，不断吸纳现代研究提出的新理论、新认识，笔者在沈氏女科临证诊疗思路的指导下，结合自身临床诊断与标准化研究经验，把临床诊断法则总结为三个维度、七个要素，简称为"三维七要"。

一、三维法则的内涵

三维思想是从三个维度对中医诊断的整体原则进行了定性明晰，是对中国传统哲学三才思想、《黄帝内经》三因治宜的继承与发展，其具体包括时间维度、空间维度、频率维度。人体是一个内外联系、自我调节和自我适应的有机整体，同时受到自然环境、社会环境的影响，为生物性与社会性的耦合。当人体患病时，部分病变可以影响整体气血津液运行与脏腑经络功能，甚至会引起患者社会关系的改变；同理自然环境与社会生活的不协调也会引发人体局部的功能失常。三维思想从天地人一体化的高度出发，旨在厘清疾病诊断中的动态时空关系。

（一）时间维度

1. 时令气候的节律性

《黄帝内经》"藏气法时"理论当为从时间维度认识人体生命与疾病之滥觞。时令气候当包括季节、节气、年月日等内容。以季节论，人体患病种类与严重程度与季节息息相关。如《素问·金匮真言论》从内伤角度指出部分症状："春善病鼽衄，仲夏善病胸胁，长夏善病洞泄寒中，秋善病风疟，冬善病痹厥。"《素问·气交变大论》从外感角度指出部分症状："岁金太过，燥气流行，肝木受邪。民病两胁下少腹痛，目赤痛眦疡，耳无所闻。"笔者在诊疗中发现，外感六淫多在季节交迭太过或不及时相机入侵致病。如夏季多病暑湿，即使为内伤杂病亦常见胸脘痞闷、小便黄赤等症，故临床在常规辨治基础上加入藿香、竹叶等清解暑湿之品，体现了季节用药之特色。以月令论，《本草纲目》中云："女子……其血上应太阴，下应海潮，月有盈亏，潮有朝夕，月事一月一行，与之相符。"指出女子月经与月亮盈亏圆缺有一定关系。笔者在临床治疗月经病时亦谨守沈氏女科"经前调气，经中调血，经后调肾"原则，从月令规律出发制定治疗大法。

2. 生命过程的连续性

《素问·上古天真论》记载："女子七岁，肾气盛，齿更发长……七七，任脉虚，太冲脉衰少，天癸竭，地道不通，故形坏而无子也。"人体的生命过程符合生长壮老已的规律，在不同的生命阶段呈现出不同的特点，疾病病机亦有明显差异。小儿为稚阴稚阳之体，但脏腑未充，致病易寒易热，易虚易实，治疗多以健脾消导为主，以保和丸为主方，兼用药膳食疗、小儿推拿等方法；青壮年血气充沛，病发多实，治疗以攻邪为主，据证选用祛痰、清热、理气、活血诸法，邪去正安；更年期患者精血衰而肾气半，又易夹杂湿热痰瘀等病理产物，治疗则是先开二口，后调阴阳，中病之后丸药缓图以收功。此外，同一疾病因年龄组不同，在病因病机、证类治法上也会存在不同，如不同年龄组脑卒中高危人群，中医症状分布具有一定差异性和规律性，亦当与人体生命过程中不同年龄生理、心理的差异有关。

3. 疾病发展的动态性

《韩非子·喻老》中有《扁鹊见蔡桓公》一文，笔者根据文中疾病由腠理，到肌肤，到肠胃，再到骨髓的传变过程，将疾病的动态发展概括为健康态、疾病早期态、疾病态、危重症态四个阶段。笔者提出恒动观的诊治思想，认为中医的诊断和治疗原则是不断调整的，是恒动的、变化的，如《三因极一病证方论》中"鼓胀，怒伤肝，肝克脾，脾气不正，必胀于胃"，从五脏相关角度揭示了疾病发展的动态性。证为疾病某一阶段的病理本质概括，为疾病发展演变过程中的某一横截面，但过度强调分证治疗往往容易忽视对于疾病纵向发展过程的把握，也丧失了提前截断病情发展的主动性。且证有轻重缓急、主次兼夹之分，若不重视疾病发展的动态性易导致见一隅而失全貌。

（二）空间维度

1. 地域环境的差异性

根据文献记载，我国早在商代便发现了地域与疾病发生关系的规律。《素问·异法方宜论》中说"黄帝问曰：医之治病也，一病而治各不同，皆愈何也？岐伯对曰：地势使然也"，同时概括了五方地域的易患病种与治疗策略。孙思邈《备急千金要方》论："凡用药皆随土地所宜，江南岭表，其地暑湿，其人肌肤薄脆，腠理开疏，用药轻省；关中河北，土地刚燥，其人皮肤坚硬，腠理闭塞，用药重复。"何梦瑶在《医碥·中湿》中亦述"岭南地卑土薄……地卑则潮湿特盛，晨夕昏雾，春夏淫雨，人多中湿"。但随着物质生活条件的改善，人们的生活习惯已与古代不同，热地用热药、寒地用寒药的情况经常出现，故地域环境的差异性不能仅考虑气候与地域因素，如北方冬季本多伤寒病，但由于室内温暖，多食温燥，温热燥邪反多盛行；南方夏季本多温病，但由于汗出贪凉，洞泄内生，用药反多辛温扶阳之品。

2. 病变部位的综合性

历代医家对病位的诊断与治疗论述颇丰，如《临证指南医案》曰"肺气从右而降，肝气由左而升"，即从宏观的左右定位对疾病进行诊断；《素问·阴阳应象大论》中曰"其高者，因而越之；其下者，引而竭之；中满者，泻之于内"，是依据上中下病位的不同对疾病进行因势利导；《丹溪心法》曾述"欲知其内者，当以观乎外；诊于外者，斯以知其内；盖有诸内者，必形诸外"，反映了司外揣内亦为内外病位辨证关系的体现。部分病位辨证具有空间性，如脏腑辨证和经络辨证；部分病位辨证具有空间性与时间性，如六经辨证和卫气营血辨证。辨别病位为临床的关键，病位辨别准确用药方可直达病所。由于运用中医理论的不同，对病变部位的划分也有多种方法，因此综合诸法以统一认识病位可打破单一辨证的局限性。笔者在临床中强调靶位提取，即中医治疗的靶点和目标，以及处方的治疗方位。靶位提取思想将脏腑、经络、卫气营血等病位辨证综合于一体，可以弥补单一辨证的不足。如沈氏女科温胆汤的运用——三竹互换：脾胃病用竹茹，肺系病用天竺黄，肾系病用淡竹叶，体现了从脏腑论治的学术思想；注意引经：上肢痛加桑枝、姜黄，下肢痛加木瓜、伸筋草，体现了从经络论治的学术思想；注重透窍：孔窍位于半表半里之少阳病位，临床常用石菖蒲透少阳之湿，川芎透少阳之气，蝉蜕透少阳之热，体现了从六经论治的学术思想等。可见靶位提取思想不拘泥于一种辨证体系，而冶诸多辨证体系下的病位于一炉，从多维度、多层面去认识与诊断疾病，且与"九法五径"临证法则中"保护脾胃""注意引经""给邪出路"一脉相承，体现了由诊断到治疗的紧密衔接。

（三）频率维度

1. 医患能量共振的一体性

中医诊疗讲求医患气场相合、医缘等。从频率维度视之，或为医患能量共振的一体性，为医学人文精神的体现。古代中医文化积淀了深厚的人文基础，主张创造和谐人际关系。孙思邈《大医精诚》中"见彼苦恼，若己有之"，说明医者应感同身受疾病苦痛，以求与患者振动频率相呼应；反对"昂头戴面，而有自许之貌"，强调医患平等，医患一体，不可自恃清高。《素问·汤液醪醴论》云："病为本，工为标，标本不得，邪气不服。"患者为本，医者为标，二者必须相得。"得"即"相合"之意，亦说明医患应积极寻求能量同频共振。同频共振状态当为语言沟通与非语言感知等综合交互的结果，患者会受到医者微笑、信心等的影响，医者亦要能够及时捕捉到患者的语气、眼神等细微之处。总之，患者及病情处于主要地位，医生的一切治疗措施都要围绕患者这个"本"而定。

2. 脏腑振动频率的差异性

每种物质均会振动，且存在固有频率。固有频率的振动，也即能量的来源。人体脏腑具有物质属性，其气化功能的体现即振动所产生的能量。每个脏腑振动频率不同，《灵枢·邪客》云："天有五音，人有五脏；天有六律，人有六腑……此人与天地相应者也。"五音入五脏亦是借由不同频率声波与内里相应脏腑产生共振，以达到疗养目的。当脏腑出现疾病时，病理本质可分虚实，虚证当为气血津液精等基础物质亏损，实证当为痰湿瘀滞等病理产物堆积，无论何者均会影响脏腑固有频率的改变，出现频率升高或降低的情况，即脏腑功能亢进或衰退。表现比较明显者，如呼吸频率的改变，出现气短、气促等症状；心跳频率的改变，出现脉迟、脉数等指征；胃肠蠕动频率的改变，出现腹泻、便秘等疾病。故振动频率异常多体现病变本质，如脉迟者振动频率降低，病机多为虚寒；脉数者振动频率升高，病机多为实热等，对于临床有一定指导作用。

二、七要法则的提出

四诊合参为中医诊断的重要内容，望、闻、问、切各有其优势，分别从不同角度收集临床资料，方使诊断全面准确。正如《濒湖脉学》所说："上士欲会其全，非备四诊不可。"陈修园《医学实在易》十问歌涵盖了问诊基本内容："一问寒热二问汗，三问头身四问便，五问饮食六问胸，七聋八渴俱当辨，九问旧病十问因，再兼服药参机变，妇女尤必问经期，迟速闭崩皆可见，再添片语告儿科，天花麻疹全占验。"临床诊疗为一复杂过程，往往为多诊相参同时进行，如切诊时常伴望其鱼际、问其主诉等。

随着现代疾病谱的变化，对四诊的发展也提出了新的要求。仅就问诊而言，十问歌中内容的局限性日益突出，如当今社会情志因素致病十分明显，患者无自觉症状但西医检查指标出现异常等。随着循证医学和流行病学方法逐渐成为真实和准确的临床证据的来源，现代医家围绕中医诊断标准化亦做出诸多探索，如国医大师孙光荣从 10 种辨证元素认知与诊疗疾病。笔者基于十问歌中相关内容，总结出现代四诊的七种要素，具体包括生理生活要素、病因要素、病理要素、部位要素、功能要素、情志要素、特殊要素，简称为七要法则，以期执简驭繁，提供路径。

（一）生理生活要素

1. 以常衡变，注重调控健康态与疾病早期态

《素问·上古天真论》中描述了健康的生活方式："……食饮有节，起居有常，不妄作劳，故能形与神俱……"张景岳《类经·摄生》指出健康的生活方式当为形气神健全："故善养生者，必宝其精，精盈则气盛，气盛则神全，神全

则身健，身健则病少。"唯有把握住正常的、生理的状态，方能以常衡变，在出现疾病状态后做出判别。笔者根据《扁鹊见蔡桓公》中"君有疾在腠理""君之病在肌肤"提练出健康态与疾病早期态多无临床症状或异常指标，应"谨和五味"，妙用"药食同源"，以及养生功法来达到"治未病"的目的。

2. 把握主次，注重饮食、二便与睡眠规律

历代医家高度重视清淡饮食对人体健康的调摄作用。《饮馔服食笺》言："饮食，活人之本也。"朱丹溪《格致余论》云："天之所赋者，若谷、菽、菜、果，自然冲和之味，有食人补阴之功。"除饮食之外，笔者尚强调二便与睡眠亦为中医诊断症状收集的"第一梯队"。对这一主要矛盾的把握也体现了临床思维决策中的占优性原则，常应用于中医对复杂疾病和慢性病的诊断过程中。主要包括两个方面：

（1）在诸多生理生活要素中，特别强调饮食、二便与睡眠的正常。饮食、二便与脾胃功能息息相关，脾胃者后天之本，中焦化源足则百病不生。夜晚充足的睡眠为白天旺盛精力的保证，且在中医理论中，各时辰由各脏腑经络主管，起居有常可保证规律排毒，脏腑安和。

（2）人体患病后，首要任务为恢复饮食、二便与睡眠的规律。在临床诊疗中，能够在错综复杂的症状中凝练疾病本质，把握主要矛盾至关重要。笔者强调"先开二口，后调阴阳"原则，即首先解决食欲、二便与睡眠问题后，人体抗病能力恢复，药物吸收能力增强，方能起到事半功倍的效果。

（二）病因要素

1. 现病史与既往史为重要参量

中医病因学说是中医基础理论的重要组成部分，揭示了不同种类病因的性质和致病特点。正如《医学源流论》中所讲"凡人之所苦，谓之病；所以致此病者，谓之因"。十问歌中"九问旧病十问因"便可归于现病史与既往史的范畴。现病史具体包括起病情况、病变过程、诊治经过等内容；既往史具体包括平素的健康状况、既往的患病情况等内容。询问现病史与既往史，对于明确疾病的病因、病位、病性、病势具有重要意义。如既往体健者致病多实，素体虚弱者所患多虚；发病紧急者多为外感或实证，进展缓慢者多为内伤，反复发作

者则需考虑伏邪；细致询问患者诊疗经过，总结前医之经验教训，可为处方用药提供借鉴。

2. 重视六淫、气滞、血瘀、痰浊等病理因素致病

《金匮要略》云："千般疢难，不越三条；一者，经络受邪，入脏腑，为内所因也；二者，四肢九窍，血脉相传，壅塞不通，为外皮肤所中也；三者，房室、金刃、虫兽所伤。"自宋以后，后世多遵陈无择"内因、外因、不内外因"三因学说。笔者在历代病因学说基础之上凝练共性，提取精华，认为六淫、气滞、血瘀、痰浊等为致病之主要病因。六淫邪气多致外感毋庸置疑，气滞、血瘀、痰浊则为内伤杂病实证产生的主要因素。气滞、血瘀、痰浊既为致病之因，又为患病之果，临床诊疗中因发知受，因果同治。同时，气滞、血瘀、痰浊又经常作为人体患病体质的内在条件，从而对于不同性质的淫邪，具有不同的选择性、易感性与倾向性。故上述病理因素又可内外相引，相互搏结，相互转化，如痰瘀凝结，日久成毒，毒伏于络等，因此临床中毒邪、伏邪等致病因素亦不可忽视。

（三）病理要素

1. 抓住核心症状体征，明确病理本质，提高疗效

病理，即疾病发生、发展的病机和原理。在面对疾病时，善于抓住反映病理本质的症状体征至关重要。抓主证思想源于东汉张仲景"但见一证便是，不必悉具"，并提出柴胡证、桂枝证等方证药证思想。主证作为临证时重要的四诊信息，可帮助辨证，确定合适方剂。疑难杂症症状纷繁复杂，收集四诊信息要有侧重点，抓住主要矛盾，兼夹证、变证等自然迎刃而解。笔者坚持一切从临床疗效出发，总结出一系列核心症状体征。如心系疾病见心悸者，可在辨证论治的基础上合用止悸丸（刘寄奴、山茱萸）；脾胃病者腹痛发作时间、食欲为辨证关键，如欲食但食则腹痛者为胃病，不欲食但食量不减者为脾病，临床见胃痛者即可加蚕沙，用药较为独到；内分泌疾病者见颜面褐斑，皮肤失荣即可合入菟丝子、泽兰。综上，部分核心症状体征可反映疾病本质，需在把握病机后再处方用药；部分核心症状体征则与用药处方丝丝入扣，省略了推演病机中间环节，临床疗效可重复性强。

2.病证结合，中西配合

病为疾病发展全过程的概括，证为某一阶段病理本质的概括；病为全程治疗定性预判的重要依据，证为阶段定量精准治疗的重要依据。病证结合思想为中医恒动观的具体体现，打破了孤立的随证治之，改从证的动态变化入手，从更高维度去把握疾病的发展趋势，以便尽早截断病情。如王萍等认为，以中医理论为指导，病证结合以异中求同、同中求异是值得重视的。病有中西之分，西医病名较之中医病名更为规范，故对"病"的诊断应从中西配合的角度去考虑。除此之外，西医在定量诊断、检查检验、普及度等方面占有优势，两者应在宏观与微观上积极寻找结合点，以便更好地为临床服务。笔者在临床中重视中西医配合，并积累了大量宝贵经验，如在宏观上，对于冠心病心绞痛这一西医疾病，从中医证类角度可划分为初期痰瘀互结证、中期虚实夹杂证、后期阴阳两虚证，并采用综合防治手段；在微观上，西医异常指标也可以依靠中医中药进行治疗，如升血散中石韦配鸡血藤可特异性升高血红蛋白、血小板计数，降压四味加海藻可降低收缩压数值等。

（四）部位要素

1.大处着眼，辨明脏腑病位

藏象学说为中医理论的核心内容，是通过"以象测藏"来揣测内在脏腑的生理病理状态。脏腑辨证亦是基于此，重点是通过反映于外的病理征象来辨明疾病所在脏腑病位。脏腑辨证不单适用于内伤杂病，外感病证亦可通过其分析邪正关系、阴阳寒热等解决问题。脏腑辨证中证类的总结与概括为核心，在常规证类基础之上，每个医者还应根据实际情况，归纳出符合临床需求的证类。如心系疾病中"痰瘀互结、毒损心络"证，临床多见胸闷、咯痰、面目黯黑、肌肤甲错、舌边紫暗、苔腻、脉濡滑等症。病情发展至终末期，病变部位常由一脏扩展至多脏，且有虚实夹杂之候，形成"五脏虚衰、痰瘀化毒"证，多见神识昏蒙、精神萎靡、形体消瘦、五心烦热、反复发热、周身畏寒、大便秘结、舌质黯红、苔黄腻、舌下络脉增粗色黑等症。

2.小处着手，鱼际、舌、脉反映整体病变

中医学强调整体观念，机体的某一局部常蕴含整体信息，可从经脉循行、

气血供应、脏腑分野等角度进行分析。中医理论尤其是中医望诊中处处体现着生物全息的精髓与内核，如面诊全息观、脉诊全息观、舌诊全息观等，均可反映整体病变。脉诊现多为寸口诊法。由于中医流派理论不同，医者在诊脉时，所摄取的脉诊信息亦有不同，笔者强调临床中要明辨 7 种脉象及其临床意义：浮主表；沉主里；迟主内外寒；数主虚实热；弦主痛，肝胆气机不利；滑主食积、妊娠、痰湿、湿热；细主五脏六腑气血不足。舌诊较之脉诊则更为客观，为中医诊断的金指标，笔者主张在望舌质与望舌苔中首重审查是否为腻苔，并提出"苔腻温胆，不腻杞菊"的诊疗思路，苔腻者先祛痰庶可一锤定音。大鱼际望诊辨证也具有较高的实用价值，对于疾病的隐匿阶段具有提示意义，笔者首创手诊三焦纵向定位法，提出"部位定脏腑""形态分虚实""色泽辨寒热"等理论，丰富了大鱼际望诊的内容。在食指与中指指缝间向腕横纹做垂直线，靠近拇指方向的区域为上焦，对应心肺；无名指与小指指缝间向腕横纹做垂直线，靠近小指方向的区域为下焦，对应肾、膀胱、大小肠及生殖系统；两线中间的区域为中焦，对应脾、胃、肝、胆等消化器官。

（五）功能要素

1. 生殖功能失常需调控"肾—天癸—冲任—胞宫生殖轴"

不孕不育症的发病率在当今社会呈上升趋势，但部分患者并无病态症状体征，仅为西医检查结果异常，这给辨证论治造成了一定困难。罗元恺提出的"肾—天癸—冲任—胞宫生殖轴"理论（以下简称"生殖轴理论"），对调经、助孕、安胎等发挥了重要的指导作用。生殖轴理论建立在肝肾同源、一源三岐、天癸主生殖等生理基础之上，当若干因素造成肾之阴阳失衡，将进一步影响至冲任脉功能异常，天癸失司，胞宫蓄溢不当，则生殖功能无法正常发挥。正如《圣济总录》言："妇人所以无子者，冲任不足，肾气虚寒也……若冲任不足，肾气虚寒，不通系胞，故令无子。"临床确诊多借助西医检查，常见病种有子宫内膜异位症、多囊卵巢综合征、精索静脉曲张、精子活力低下等。笔者基于此理论，形成了从诊断到治疗较为成熟的思路，强调临床诊治应：

（1）首辨虚实：不可直接妄用补肾壮阳之法，临床实证致不孕不育者并不乏见。舌苔为辨别虚实之重要指征，苔腻者多为痰浊，舌有瘀斑者多夹血瘀，舌淡苔薄者方能考虑虚证无实。

（2）明审寒热：对于虚证应遵"补肾不如调肾"之训，调理肾之阴阳。阴虚者主抓五心烦热，阳虚者主抓肢末不温。

2. 体表之窍功能失常多责之于脏腑

体表之窍为内里脏腑沟通外界之门户，五官的功能亦为五脏健康状况的体现，其异常病变当责之于内，从本论治。如中医望诊学专著《望诊遵经》，即通过望眼睑、鼻、口、齿等五官辨别内里病证之八纲顺逆等。如眼病多见目赤、夜盲、青光眼等病证，病机多为肝肾精血亏虚、上盛下虚。咽喉病多见失音、咽痒、咽干、咽痛等病证，病机多为肝肾阴虚，相火上炎。耳病多见耳鸣、耳聋、中耳炎等病证，常见升降失常、肝胆火旺、湿热内蕴、肝肾阴虚。牙病多见牙痛、齿衄等病证，阳明经热或虚火上炎常为其里应。鼻病多见鼻塞、鼻痛、鼻渊等病证，病机多为肺脾燥热，痰湿内蕴，如《望诊遵经》云"鼻红燥者，脾热也"，《备急千金要方》云"肺前，病鼻则为之孔开焦枯"。

（六）情志要素

1. 肝气郁结为诸多疾病的始动因素

由《黄帝内经》所草创的"生物—心理—社会—生态—时间"医学模式，明确提出情志异常为主要内伤病因之一。情志要素更是当今社会不可忽视的致病因素之一，其一方面可直接引发郁证等神志类疾病，另一方面又是胃病等诸多疾病的起因。《王孟英医案》言"七情之病，必由肝起"，说明情志异常多因肝之功能失常，继而引发其他疾病，其中肝气郁结当为始动因素。正如《儒门事亲》所总结症状："怒气所至，为呕血，为飧泄，为煎厥，为薄厥，为阳厥，为胸满胁痛……"肝气郁结常见症状有胸胁、少腹胀满疼痛，走窜不定，情志抑郁，善太息，妇女可见乳房胀痛、月经不调、痛经、闭经，苔薄白，脉弦等。笔者常抓主症论治，认为见胸胁胀满即可诊断为肝气郁结证。同时，笔者在临床中又总结出望眼神诊法，两目灵活、目光炯炯者性格多偏外向，临床鲜见情志影响致病；目光专注或不敢正视医者，神气内藏者性格多偏内向，思虑较多，辨证论治时需考虑七情内伤；两目呆滞、目光乏神者多见于少神，说明内里脏腑精气已伤。望眼神当为医者临证时需谨记的一项诊法，即以医者之神会患者之神，以达到洞察人事之目的。

2. 疑难病症需考虑形气神三位一体综合辨证

中医对于疾病可从天地人、病证症、形气神等不同维度去认识。天地人为动态时空维度，反映了疾病诊治需考虑自然环境与社会环境等因素；病证症为病态经纬维度，反映了疾病纵向延展与横向延伸的动静辨证关系；形气神则为同态身心维度，反映了患者体身心分离、形神不俱的综合病理本质。常规疾病若未涉及器质性病变与精神情志改变，仅从气化角度调治即可，但对于疑难病症，气变、形变与神变当同时存在，此时应形气神同调，三位一体综合辨证。如韦梦铃等认为用形气神一体观剖析肿瘤的发生，对构建肿瘤的中医病因病机体系以及辨治肿瘤有重要意义。神变当首要考虑情志要素，包括情志不遂为疾病起因并贯穿疾病全过程，终末期出现失神、闭证等神志改变。气变当从虚实而论，实证者多为气滞、痰阻、血瘀等，虚证者多为中焦失健，或下焦阴阳精血亏损。形变者多为痰瘀互结，化毒入络，久则成巢，形质大伤，临床多见反复发作，虚实夹杂，大肉尽脱，治当解毒通络，消形实而益形损。

（七）特殊要素

1. 妇科特殊诊断要素

十问歌中"妇女尤必问经期，迟速闭崩皆可见"一句，说明女性患病时，应根据其特殊生理情况进行辨证。女科的范围广于妇科，凡女性所生之病均可归于女科，妇科则专指经带胎产异常。根据女子以肝为先天、乙癸同源、脾为气血生化之源等理论，肝脾肾三脏与妇科疾病联系最为密切。月经病当分阶段进行辨治，如杨秉秀运用"调周法"治疗月经病，笔者则强调"经前调气，经期调血，经后调肾"。经前胀、烦、肿、痛责之于气，多见乳胀胁满、烦怒不安之肝郁证，腹凉下坠、形寒肢冷之宫寒证；经期相关问题如先期后期不定期责之于血，临床问量以定向，问凉以定性，必伍以调肝；经后胞宫空虚，若出现腹痛、乏力等症多责之于肾，兼见低热、心烦等症者偏热，兼见腹凉、怕冷等症者偏寒。月经病当为妇科首重之病，月经异常则诸病丛生，正如《景岳全书·妇人规》云："夫经者常也，一有不调则失其常度而诸病见矣。"带下病颜色当为证眼，白带属脾虚偏湿，黄带属湿热偏火，赤带属热盛入血，黑带属阴虚内热，分色论治，效果显著。妊娠病当牢记脾肾不足、胃气上逆、少阳不利之病机，重在健脾固肾、和胃安胎、清利少阳。产后病宜重三审：古语云"先审少腹痛与不痛，以征恶露之有无；次审大便通与不通，以征津液之盛衰；再审乳汁行与不行，饮食之多少，以征胃气之充馁"。对于产后恶露，亦当明审痰瘀互结、气血虚弱、阴虚火旺等证类，以和为期。

2. 儿科特殊诊断要素

儿科又称为哑科，病种与病机较之成年人有其特殊之处。虞抟《医学正传·小儿科》认为，小儿"内无七情六欲之交战，外无大风大寒之相侵"，伤食为常见病因。结合小儿生理、病理特点，儿科多用五脏辨证，常见消化系统疾病与呼吸系统疾病。消化系统疾病多见积食与腹泻，当辨便论治。完谷不化者多为脾胃气虚，大便水泻者多为脾胃寒湿，大便泡沫者多为肝郁脾虚，大便脓血者多为肠胃湿热。呼吸系统疾病常见咳嗽咳痰与感冒发热。咳嗽咳痰重点在于辨痰之寒热不在黄白而在质地，质稀者属寒，质稠者属热。感冒发热当分清表里寒热，风热者恶寒轻而发热重，多见咽痛；风寒者恶寒重而发热轻，多见体痛；停食者舌苔多腻，热势较甚；脾虚者舌苔多薄，热势较轻。

由此可见，"人之所病病疾多，医之所病病道少"，中医医生临床水平的提高离不开经验的积累与理论的突破。古往今来，诸多医家致力于辨证规范理论框架的构建，为辨证规范研究提供了组织结构、层次和逻辑关系，丰富了中医诊断的形式与内容。中医"三维七要"诊断法则立足于疗效，升华于理论，临床可操作性强，可复制性高，且对接于"九法五径"临证法则，实现了从辨证到施治的契合。

临床运用中医"三维七要"诊断法则时，需注意以下两点：一是注意区分思维方法与技术手段。三维思想偏于临床思维与方法论层面，七要法则中"病证结合，中西配合"与"形气神三位一体综合辨证"等亦是医者常存临证思维，而"注重饮食、二便与睡眠规律""抓住核心症状体征""手诊三焦纵向定位法"则为临床技术手段。思维方法与技术手段相互补充，道术结合，前者为后者指明方向，后者为前者操作落实。二是"三维七要"诊断法则重在综合运用。中医临证为一复杂过程，不可将理论教条化，胶柱鼓瑟，而应重在内化于心，融会贯通，综合运用。以诊治围绝经期综合征为例，首先从时间维度、病程角度等宏观把握，此病为人体一必经生命过程，整体认知此病后进行病证结合；其次诊断首重抓主证，重点在于饮食、二便与睡眠的规律性，且要贯穿于整个诊断过程中，其中舌苔当为辨别病性的金标准。脉诊时可伴大鱼际三维望诊法定位，舌诊时可伴望眼神。核心病机确定之后，再结合现病史、既往史等进行兼证的鉴别诊断。在问诊过程中尚要注意医患沟通技巧，给患者以信心，形气神同调。中医"三维七要"诊断法则，既守正传承了中医核心思维，又创新提出了中医诊断方法，可供广大医者参考借鉴。

第三节　望　诊

中医四诊"望、闻、问、切"是中医临床诊断的主要方法，望诊又居"四诊"之首，在中医诊断中占据最重要的地位。《难经·六十一难》中云"望而知之谓之神……望而知之者，望见其五色，以知其病"，意思是强调熟练地掌握望诊在临床辨证上的重要性。清代名医林之翰在《四诊抉微·凡例》中亦言"四诊为岐黄之首务，而望尤为切紧"，由此可见望诊在中医临床中的重要性。本节通过梳理望诊在医学中的发展历程，总结望诊的优势与特色，并结合现代研究，提出"手部三维望诊法"和"眼部三维望诊法"两大临床望诊诊断方法。

一、望诊的源流与发展

（一）先秦时期奠基了望诊的理论基础

历代中医学家在与疾病做斗争的过程中，通过长期的观察和总结，逐步积累了中医药知识，形成了早期的望诊识病经验，促进了望诊理论阶段的形成。《周礼·天官》中载"以五气、五声、五色眡其死生，两之以九窍之变，参之以九藏之动"，正是通过观察人体气色和闻气味、声音，观察脏腑的形态变化来判断疾病的发生和发展。《五十二病方》中记载了涉及内科、外科、妇科、儿科等各方面的内容，《山海经》中也有如蛊、疫、疠、疥、肿、疽、心痛等常见疾病名称的记载。在当时的条件下，对这些疾病的观察及病名的确立和鉴别，都是依靠望诊实现的。春秋战国时期的《黄帝内经》和《难经》对望诊的意义、方法、内容等均做了全面、系统的阐释，是中医学望诊的理论基石。其中不仅强调整体望诊，还重视局部与分泌物的望诊，并且总结了诸如"形神合一""五色理论""五形之人"及"颜面对应五脏"等对神、色、形、态的望诊方法，又强调望诊与闻、问、切三诊合参，奠定了中医学望诊发展的坚实基础。

（二）汉唐时期望诊经验飞速发展

汉唐时期，随着东汉的张仲景和华佗、两晋的葛洪和王叔和、隋唐的巢元方和孙思邈等一批著名医学家的涌现，中医学的望诊理论也在这一时期得到了飞速发展，成为中医学发展的一个高峰。西汉淳于意著有我国第一部医案——《诊籍》，虽已佚失，但从《史记·扁鹊仓公列传》中有对疽、气疝、热病气、肾痹、肺伤等20多种病的记载，可见其对很多疾病精于望诊。外科鼻祖华佗对望诊也尤为重视。王叔和的《脉经》中有"扁鹊华佗察色要诀"的记载，孙思邈编集的《华佗神医秘传》中更有"论察声色形证决死法"的记载。东汉张仲景在其著作《伤寒杂病论》中亦多有运用望诊的记载，如《伤寒论·辨太阳病脉证并治上第五》中有太阳病"面色反有热色者，未欲解也"；《金匮要略·脏腑经络先后病脉证第一》中有"鼻头色青，腹中痛，苦冷者死。鼻头色微黑者，有水气；色黄者，胸上有寒；色白者，亡血也"等望鼻头色泽的记载。王叔和在《脉经·诊五脏六腑气绝症候》中曰"病人肾绝，四日死，何以知之？齿为暴枯，面为正黑，目中黄色，腰中欲折，白汗出如流水"。另外，他还在《脉诀》中设有"五脏之色""察色观病生时候歌""产难生死歌""小儿外证十五候歌"篇专门讨论望诊的思想和方法。葛洪在《肘后备急方》中也详细叙述了天花、伤寒、瘟疫、痢疾等流行病的流行情况及症状观察，其最早发现的舌下脉络诊法也对中医望诊的发展产生了深远的影响。唐代著名医药学家孙思邈对望诊也有独到的见解。他认为"为医者，虽善于脉候，而不知察于气色者，终为未尽要妙也"，所以在《千金翼方》中设立"色脉"卷，并以"诊气色法，冠其篇首"。以上诸多医家对望诊的不断研究和发展，促使望诊的经验逐渐积累和丰富起来。

（三）宋元时期望诊经验鼎盛发展

宋元期间，望诊理论有了长足的发展。"金元四大家"在其著作中对望诊均有涉及，并多有发挥。中国医学史第一部舌诊专著《敖氏伤寒金镜录》就是在这一时期问世的。小儿食指络脉诊法也在这一阶段得到了迅速发展。钱乙提出了儿科诊断要根据面部和目部的神色来诊察和区别五脏疾病的思想，并在《小儿药证直诀》中分"面上证"和"目内证"分别讨论，这也是最早把五色望诊的思想应用到目部的记录。在南宋另一部儿科著作《幼幼新书》中，刘昉更是对望诊重点阐述。在这一时期，一些医家在继承《黄帝内经》望诊理论和面部色诊理论的同时，还多有发挥。如朱丹溪在《丹溪心法·能合色脉可以万全》中指出"欲知其内者，当以观乎外；诊于外者，斯以知其内。盖有诸内者形诸外"，其脏腑疾病必然表现于外在体表的观点成为中医理论藏象学说的重要组成部分。

（四）明清时期望诊著作颇丰

明清时期，望诊受到医家的普遍关注，很多医学专著都设专门篇章讨论望诊，望诊较以前有了更快的发展。明·徐春甫的《古今医统大全》中设有"能合色脉可以万全论"和"望闻问切"篇，认为"五色微诊，可以目察，继之以能合色脉，可以万全"，主张"望而切之以相合""苟不以相参，而断其病邪之逆顺，不可得也"。张景岳的《景岳全书》"阴阳篇"有"以脉而言，则浮大滑数之类皆阳也，沉微细涩之类皆阴也"，提出根据脉象辨阴阳虚实等。林之翰在《四诊抉微》中十分强调望诊在临床诊断中的重要性，认为"四诊为岐黄之首务，而望诊尤为切要"，指出了望诊在临床诊断中的重要性。另外，汪宏在《望诊遵经》中阐述了望诊的要领、原则、方法，以及人体生理气色表象与病理状态的关系，论述了身体各部位的望诊内容及其对望诊的诊断意义，有较强的实用性。该书是对古人望诊经验的全面总结，丰富了望诊的内容，提高了望诊的准确性，是一部很有特色的中医望诊专著。

（五）现代望诊的全面兴起

民国时期，受"扬西抑中"思潮的影响，中医学中仅舌诊有所发展。其中以曹炳章的《彩图辨舌指南》与邵江斌的《三十六舌歌诀及图解》最为出名。

新中国成立之后，中医事业进入了高速发展的新阶段，中医望诊研究成果不断涌现。陈泽霖与陈梅芳编写了第一部较有影响的中西医结合研究舌诊的专著《舌诊研究》；顾亦棣等编著的《中医诊法图谱》是较早一部运用现代摄影技术来阐明望诊经验的图谱类专著；张树生等编著的《中华医学望诊大全》博采古今望诊精华，探讨百家望诊经验，从理论基础到各科实践，从整体望诊到分部望诊，进行了全面的总结和发掘；福建省中医研究所编、杨春波整理的《几种中医简易诊断法》收载了 19 种病、46 种民间常用的简易诊断方法，其中绝大部分属望诊内容。

随着现代医疗技术的进步，我们可以借助如 X 线、CT、核磁共振、B 超、正电子体层扫描术等影像学技术更加准确地对诊断定位、定性，医生可以更加准确地了解患者身体的组织结构及病理状态。同时，生化分析和实验室技术在微观诊断上有独特的优势，根据测出的指标值与人体应保持的正常平均值相比较，医生可以更精准地判断患者病因所在，据以调节生理指标，调理人体内环境，从而达到治愈疾病的目的。

因此，借助现代医学精微的检测仪器，充分将中医望诊经验与现代医学的生化分析与实验室技术相结合，丰富中医望诊的内容是未来很长一段时间我们要重点开展的工作，以期提高医生的望诊水平，使医生可以更加准确地了解患者身体的组织结构及病理状态。即在中医望诊整体化与人性化的基础上，兼顾现代医学诊断的客观化与准确化，相互配合，取长补短，才能达到早发现、早诊断和早治疗的临床目的。

二、望诊的优势和特色

人体的五官分别对应五脏。这种局部对应脏腑、对应周身的思想认为，人体脏器的疾患信息会有规律地映射到体表的相关部位。具体来说，人体各有关部位的敏感程度和表现形式不尽相同。因此，这种映射是分层次的，并且每个脏器的疾患信息可以有序地映射到不同区域，只要掌握了人体脏器疾患信息的映射规律和表现特点，就可以通过对一些典型映射区域如面部、耳、舌等的观察，判断出相应脏器的健康状况。在这种思想的指导下，古代医家通过长期的临床实践，形成了中医迥然有别于西医的独特疾病诊断体系。中医望诊思想正是中医学"见微知著"诊病思维模式的集中体现。医者通过对患者神、色、形、态等方面的观察和检查,对患者的病情得到初步的了解及判断,进一步推理患者内在脏腑可能产生的病变,并结合闻、问、切三诊,四诊合参,对患者的疾病给出有效的治疗方案。西医注重看病,中医着重看人。所谓看人,是指医者需要从患者的神色、形态、体质、居住地、生活习惯及家族史等方面考虑患者的疾病。笔者在临证时常注重观察患者的眼神:通过患者走入诊室的神色,了解其性格特点和心理状态。另外,还可观察患者面部颜色和形态,同时重视舌诊和手诊,来判断患者五脏的盛衰,从而对其疾病做出更加准确的诊治。因此,中医望诊在临床中更能把握患者的疾病特点,在治疗上更加人性化,也更有针对性。对于一些西医无法诊断出的情志精神类疾病能给出更好的治疗方案,对于西医学中的癌症及肿瘤等疑难杂症,中医望诊也可根据患者的神、色、形、态,给出较好的调理方案,以延长患者的生存时间,提高患者的生活质量。这些都是中医望诊在临床中的特点及优势所在,也是我们在今后的学习和工作中应进一步研究的方向。

三、手部三维望诊法

（一）手诊的理论源流与发展

手诊作为中医望诊的一部分,早在《黄帝内经》中就有记载。《灵枢·经脉》记载:"胃中寒,手鱼之络多青矣;胃中有热,鱼际络赤;其暴黑者,留久痹也。其有赤有黑有青者,寒热气也。其青短者,少气也。"《灵枢·论疾诊尺》说:"掌中热者,腹中热;掌中寒者,腹中寒。"说明脏腑病变可以反映于手;而手部三阴三阳经又连通手部与人体内外,如"手之三阴,从脏走手;手之三阳,从手走头"。唐代王超在《水镜图诀》中介绍过小儿指纹诊病方法。清代《小儿推拿广意》中更是详细记述了通过手掌诊断、治疗疾病的方法。《小儿推拿广意·辨色歌》指出"紫色红伤寒,青惊白色疳,黑纹因中恶,黄色困脾端"。《小儿推拿广意·阳掌十八穴疗病诀》指出"内劳宫属火,揉之发汗。小天心,揉之清肾水……指上三关,推之通血气发汗"。清代医家陈修园在《医学实在易·卷一·脏腑易知·手心主说》指出"心乃五脏六腑之大主，其包络为君主之外卫，相火代君主而行事也，所以亦有'主'名。何以系之以手，盖以手厥阴之脉出属心包，手三阳之脉散络心包，是手与心主合，故心包络称'手心主'，五脏加此一脏实六脏也"。

手与脏腑主要是通过经络和经筋的循行联系起来的。人的上肢集中了与体内所有器官均有关系的穴位，包括 12 条正经（左右各 6 条）的 86 个经穴和 224 个奇穴。例如手太阴肺经起于中焦，向下联络大肠，回绕过来沿着胃的上口，通过横隔，属于肺脏，最终一支沿着鱼际的边沿，出拇指内侧段（少商穴），一支走向食指内侧端（商阳穴），与手阳明大肠经相连。足少阴肾经肺部支脉入肺中，络心，注入胸中，与手厥阴心包经交接，联系了肾、膀胱、肝、肺、心、喉、舌。手厥阴心包经起于胸中，止于手指，出属心包，向下通过膈肌，从胸至腹依次联络上、中、下三焦。

（二）手诊的现代学研究

现代学者在中医理论的指导下，结合西医学理论和生物全息理论，将主要脏腑与手掌上的部位一一对应，在定性的基础上强化了定位，可以同时得出中、西医两个诊断结果，其正确性、实用性和普及性大大提高，使手诊学得到飞速发展。尤其是近二三十年来，有关手诊的著作日趋增多，如林朗晖编著的《手纹与健康》、王大有编纂的《掌纹诊病实用图谱》、漆浩主编的《中华神奇手诊手疗》、杨旭等编著的《形色手诊》、赵理明编著的《实用掌纹诊病技术》、王晨霞编著的《现代掌纹诊病》等。此外，山东大学张颖清教授发现在人的左手第二掌骨侧有对应身体各部位的穴位点，经过不断测试和验证，终于得出了人体各个节肢（包括其他较大相同部分）都有与第二掌骨侧相同的穴位分布规律，而且穴位排布的结果使每一节肢恰似整个人体的缩小的生物全息论。北京现代高氏手诊手疗研究中心高峻馥研究全息手诊二十余年，其研究成果——全息手诊法，将手上脏腑器官对应区划分定位为九分法，指导临床受益颇多。刘剑锋教授创建的气色形态手诊法，简单直观、无损伤、经济实用，其著作《观手知病——气色形态手诊法自修教程》中指出拇指平分线与拇指掌指横纹的交点处即是冠状动脉粥样硬化的手诊位置。现代手诊研究可谓进入"百花齐放、百家争鸣"的繁盛局面。

（三）手部三维望诊法的临证应用

1. 望形态

手部形态是体内气血盈亏的外在表现。观察手部形态，对一些疾病的早期诊断具有非常重要的意义。临床主要观察全手及各部分的形态。

（1）望全手形态

双手颤抖，不能握物写字，或与头摇并见，多属风证，常见于甲状腺功能亢进症、帕金森综合征、脑血管疾病和神经病变。手指挛急，不能伸直，腕部活动如常，俗称"鸡爪风"，多因血虚不能养筋，复受风寒收引所致。两手撒开，连及手臂不能动弹，意识不清，为中风脱证之一。两手握拳，手指不能伸展，意识不清，为中风闭证之一。若无意识昏迷，则为中风后遗症。若双手连及四肢拘急抽搐，称为"瘛疭"，常见于热病伤阴，多因妇女产后、小儿发热，耗伤阴血所致，小儿吐泻日久不愈也可见抽搐。若见手掌扁平，多为五脏尤其脾胃气虚，宗气不足（心肺气虚），常见于亚健康状态、疲劳综合征。

（2）望鱼际形态

大鱼际是指手拇指本节后肌肉丰满处。鱼际属手太阴肺经之部，络脉中的气血以脾胃为化源，胃气上至于手太阴，故诊鱼际的络脉可候胃气。若大鱼际扁平，多心肺气虚，患者可出现记忆力减退、心慌、气短、胸闷的临床表现：年轻人多见于心肌炎后遗症、心律失常，中老年人多见于心肌缺血、心绞痛、心律失常、传导阻滞、心肌梗死。大鱼际凹陷，多因心阳受损，可见于心脏搭桥术后，心脏支架、瓣膜置换术后及起搏器安装术后，患者多见严重的冠心病心绞痛、心肌梗死、心律失常、心力衰竭等。大鱼际隆起，多因痰瘀化热，可见于高血压、高脂血症、脂肪肝、脑出血后遗症的患者。大鱼际皱褶，多因心气亏虚，可见于心肌供血不足、冠心病心绞痛、心肌梗死的患者。

小鱼际为手掌内侧底部肌肉丰隆处。若见小鱼际隆起，多为下焦湿热，可见于高脂血症、脂肪肝、高血压的患者。若见小鱼际凹陷，多为肾气亏虚，可见于慢性肾炎、前列腺炎、宫颈炎、盆腔炎及恶性肿瘤术后的患者。

（3）望指甲形态

指甲形态除一般形状、动态外，还包括指甲的润枯坚软以及甲体、甲床上的条纹斑点等。《素问·痿论》"肝热者色苍而爪枯"中提到爪枯，《望诊遵经·爪甲望法提纲》认为"痹病骨痛爪枯，为足少阳血气皆少"。爪枯属凶候，有一种"鱼鳞甲"，甲枯如鱼之鳞，多因肾气衰竭，或脾失健运，气化不行，水液滞留，阴精不布所致。有一种"萎缩甲"，状如初生虫翅，多因心阴虚损，血行障碍所致，或为疠风大毒。指（趾）甲自行脱落，多提示患者患瘭疽、蛇头疔、脱疽、疠风等。指甲的软薄有生理与病态之分。生理的软或薄，不失其坚韧之性；病态的软或薄，则已失去其保护功能，多因气弱血亏，血行障碍，以致阴精不布，爪甲失养；或因患疠风、久痹所致。若指（趾）甲远端或侧缘日渐粗厚，甲体表面失去光泽，呈灰白色，表面高低不平，质粗增厚，变脆枯槁，呈粉状蛀蚀或缺损，甲板下生污黄色斑，多伴足部湿气过盛。若甲板与甲床逐渐分离，如剥笋状，称"竹笋甲"，多因失血过多、营血亏损，或素体肝血不足、肝经血燥，气血不济，阴阳失调所致。若甲板不坚，失去韧性，易于断裂，呈层状分离，多因血行障碍，或血虚风燥，不能荣润爪甲，以致质脆易裂，可见于外伤或甲癣。若甲板出现凹陷之横沟，多少不等，表面凹凸不平，多因邪热肺燥，气津不布，或肝气郁结，或气虚血瘀，爪甲失养所致。

（4）望手指形态

无名指与小指根部凸起发红，多见于肺部疾患；手背部肌肉隆起，多预示患者血脂、腰椎异常。小指关节变形、变粗、肿大，多见于风湿性或类风湿性关节炎。小指弯曲，多为泌尿系统功能减弱或出现疾患，如肾积水、先天性肾缺如或肾萎缩、隐匿性肾炎等。杵状指，多为呼吸系统出现疾患，可见于肺心病或多年哮喘。

2. 察颜色

望色泽，即观察患者手掌的颜色和光泽。健康人手掌呈淡红色或粉红色，色泽光润，掌肉富有弹性，若与此有差距，就预示着五脏可能出现了问题。

依据阴阳五行和藏象学说理论，五脏应五色分别为：青—肝，赤—心，黄—脾，白—肺，黑—肾。《素问·脉要精微论》指出"夫精明五色者，气之华也"，《四诊抉微》则说"夫气由脏发，色随气华"，《素问·三部九候论》认为

"五脏已败，其色必夭"，可见色泽是脏腑气血之外荣。因此，临床望手部颜色非常重要。

（1）红色

病位在心，多提示热证、急性病。临床多见心脑血管疾病及血脂出现异常，或患者体内出现热症，如发热、心肺热盛、体内积热等。若见大小鱼际红，多因痰热内盛，可见于高血压患者；若见大小鱼际红且伴指腹部发红，多因痰瘀互结，热毒内蕴，可见于中风病患者；若见大小鱼际有红点，连接成片，多因热毒内蕴并逐渐发展，可见于高脂血症及脂肪肝患者；若见大鱼际红、瘪、皱褶，多因心气亏虚，可见于心肌梗死或心脏搭桥术后患者；若见小鱼际发红，多因肝胆热盛、胃肠积热或阴虚火旺，可见于胆囊炎、胆结石、便秘等胃肠疾病及糖尿病患者。另外，掌色红者多为肝阳亢盛之体，手掌过红则预示其性格暴躁，主要因痰热上扰清窍，有中风及心梗的危险。

（2）黄色

病位在脾胃、肝胆。若手掌呈现明显的黄色，往往提示肝胆有疾患，特别是患有"黄疸"的患者更为明显。但也有少数由遗传原因造成：一般父母血型为 AB 型与 O 型的患者，其皮肤易呈现较黄的颜色，从体质来讲也易患肝胆及血液方面的疾病。若手掌中焦位置偏黄，多因脾胃虚弱；若手掌中焦位置色黄且伴有手心发冷，多因脾胃虚寒；若手掌中焦位置色黄伴有青色，多因寒邪凝滞中焦，多有怕冷、腹泻、腹痛之症，女性除见胃肠功能较弱外还伴有痛经；若手掌中焦位置发黄的同时小鱼际出现红点，多因脾胃虚弱，气血郁滞，可见于胆囊炎、胆结石患者；若见全掌发黄，多因肝胆湿热壅滞，预示患有消化系统如胃及十二指肠炎症或溃疡，或者胆囊梗阻（急性胰腺炎、胰腺癌、胆囊癌）等肝胆疾患，患者一般伴有胆红素升高。

（3）青色

病位在肝，多提示肝气郁结，如出现循环系统及呼吸系统功能疾患，常见身体疼痛、呼吸困难、缺氧、中毒、瘀血等症。若见大鱼际部位发青，多因瘀血内阻，经脉不通，可见于冠心病心绞痛、传导阻滞、心肌炎后遗症、心脏搭桥术后、瓣膜置换及起搏器安装术后的患者；若大鱼际处伴有小血管隐现，多因寒邪凝滞、经脉不通，可见于女性痛经、风湿性关节炎、痛风、腰腿关节痛的患者；"鱼青则胃中寒"，若见大便溏稀，鱼际处会有暗青色浮起；若见中焦色青，多因气血郁滞，可见于消化系统溃疡、出血的患者；若见下焦色青，多因肾阳虚衰，寒凝经脉，可见于泌尿系统或良性、恶性肿瘤，患者易出现如尿频、尿急、尿不尽的症状，女性患者易出现生殖系统疾病，如子宫肌瘤、卵巢囊肿等；若见小鱼际色青，多因寒凝肠胃，多见于腹泻、腹痛或泌尿系统疾病，如肾积水、肾囊肿等；若见指腹部发青，多因中下焦血脉循行不畅，可见腹胀、腹凉、腰以下冷痛、静脉曲张等病症；若见中指第一关节肥厚伴色青，多因痰瘀互结，经脉瘀阻，可见于高血压、颈动脉内膜增厚或斑块及脑动脉硬化的患者。

（4）黑色

病位在肾，多为青色的进一步发展。若见整个手掌（特别是拇指以外的其他手指）皮肤表面有一层黑色或灰黑色，多因患者正处于病变的急性期，每天体内产生的代谢废物排不出体外，积聚在体内，患者容易出现疲劳或精神不佳，预示人体的新陈代谢功能低下；若全手掌呈现黑色，多见于恶性肿瘤放化疗术后和疾病发展末期的患者，此时易出现肝肾功能衰竭甚至五脏衰竭。

（5）白色

病位在肺。若见手掌颜色苍白或萎黄且失去荣华色泽，大多是贫血的表现。若见手掌呈青白色，提示可能有瘀血。手掌白色多因气虚，可见疼痛（一般性疼痛）、炎症（炎症性疼痛）等。白色还预示内寒证，手掌白而无血色，多因气血不足、营养不良、血液疾病（白细胞、红细胞、血小板偏低或者血液系统的恶性肿瘤、再生障碍性贫血）、术后体虚、产后体虚。

3. 望手部络脉及赘生物

除形态及颜色外，观察手部络脉及相应部位的赘生物也可以辅助诊断，如青筋主要是血管瘀阻怒张后表现出的外在征象。具体如下。

（1）手部脉络

若见大鱼际根部脉络突起，多因寒邪客于经脉，可见于急性肠炎、严重腹泻或腰椎间盘突出的患者；若见手部皮下有青色血管出现，多预示体内瘀血过重，说明患者血液黏稠、毛细血管变细、血中含氧量降低、血脂异常、血中酸性较高等，影响了血液循环，导致末梢血流不畅，造成患者四肢发凉、头晕等症。若见鱼际络脉色赤，主热证，因热则气血淖泽，淖泽则发赤黄。若见鱼际络脉色青黑，主痛证，因气血寒则凝泣不畅，不通则痛。若见鱼际络脉青而短小是少气，主虚证。若见鱼际络脉青黑不消，主久痹不愈。若见大鱼际红、拇指根部中间脉络凸起，多因痰热内盛，瘀血阻于心脉，可见于冠心病心绞痛患者。若见虎口部位青筋，有可能是脑出血后遗症、先天性脑血管畸形。若见食指和拇指之间有青筋暴露，提示可能患有心脑血管疾病。若见手背部青筋暴露，多见于血管硬化或高血压、血脂异常，或有腰椎疾病的患者。

（2）赘生物

若手部出现斑点或结节等赘生物，提示身体相应部位发生病变。若青年人手背部及手掌心出现黄褐斑，多为肝肾功能下降。若为红斑，一般是疾病急性发作期，多见于各种炎症。若为黑斑，多见于慢性疾病（如慢性阻塞性肺疾病、慢性肾炎）的急性发作。若手部出现结节，提示五脏可能存在良性或恶性肿瘤；若结节生长迅速，预示恶性肿瘤的概率较高，可根据结节部位配合相应检查，以确认病情并及时治疗。

四、眼部三维望诊法

（一）目诊的理论源流与发展

1. 望目之形态、颜色、部位诊病的理论渊源

（1）古代文献论述

成书于春秋战国时期的中医四大经典之首《黄帝内经》是最早较为系统地描述目诊的著作，书中虽无关于目诊的专篇论述，但关于望目的形态、色泽、神态诊病及目与五脏六腑、经络、精、气、血、神关系的内容散在于各篇章中，为后世医家诊察目窍、了解内在脏腑的机能状况、搭建目诊理论体系框架奠定了基础。《灵枢·大惑论》云："五脏六腑之精气，皆上注于目而为之精，精之窠为眼，骨之精为瞳子，筋之精为黑眼，血之精为络，其窠气之精为白眼，肌肉之精为约束。"强调了目窍的不同部位与脏腑气血的关系，被视作后世五轮及八廓学说的理论出处。根据五色应五脏，察目窍的不同颜色变化能够推测五脏

的病变，《灵枢·论疾诊尺》中写道："目赤色者病在心，白在肺，青在肝，黄在脾，黑在肾。"多被后世用作诊白睛之色的提纲。

长沙马王堆汉墓出土了大量先秦两汉时期的医学帛书，即有现存最早的中医诊断学专著《阴阳脉死候》，其关于望面目形色变化判断疾病预后"面黑，目环（寰）视，则气先死"，是有关目诊临床应用的最早记载。另在《阴阳十一脉灸经》一书中，记载了内在脏腑病变在目部的相关表现，表明汉代人们已经开始注意到目部的形色变化能够反映人体内部脏腑的机能盛衰。东汉名医华佗是提出"观眼识病"的第一人，晋代王叔和在《脉经》中记载了华佗通过望目之形、色、神态诊察病变部位的临床实践经验，"病患阴阳绝竭，目眶陷者死……病患面青目白者死"。医圣张仲景则对汉代以前的目诊做了全面的总结概括，《伤寒杂病论》中关于眼部症状变化的条文共计 38 条，从目色、形态、感觉异常等方面提供了临床实践经验。

隋唐是充实、发展目诊理论与临床实践的鼎盛时期，呈现出百家争鸣的景象。隋·巢元方在《诸病源候论·五色黄候》中首次提及"瞳子青""眼青黄"等关于目色诊病的理论名词，并通过目之"瞳子""眼胞"定位肝、脾两脏，青、黄色泽变化推断肝、脾的病变性质。隋唐间出现了我国第一部眼科专著《龙树眼论》，开始记载望目诊病的临床实例。孙思邈《银海精微·五轮八廓总论》云"目为五脏之精华，一身之要系"，王焘《外台秘要·叙眼生起》曰"眼者六神之主也"，王冰《补注黄帝内经素问·阴阳离合论》曰"命门者藏精光照之所，则两目也"，上述论述均强调了望目之重要性及目窍能够反映五脏六腑、阴阳、精气血的变化。

北宋著名儿科医家钱乙尤擅长目诊，并强调目诊在儿科诊法中的重要性。其在《小儿药证直诀》中提及望目诊病的内容达 50 余处，临床诊病将目神、目色、目形三方面综合运用，效果显著。元代李东垣重视"脾胃论"，认为脾为气血生化之源，目窍能受五脏六腑精华的濡养，脾起到了关键作用，为眼病的诊疗方法提供了新的思路。明代医家徐春圃善从目窍的黑睛、白睛、瞳子部位入手，观察其形态大小及颜色变化，来判断疾病病情及预后。清代医家吴谦在《医宗金鉴·诊目阴阳生死之法》中，描述了望眼部不同神态判断疾病的危急生死："闭目阴病，开目病阳，朦胧热盛，时瞑虫常，阳绝戴眼，阴绝目盲，气脱眶陷，睛定神亡。"

（2）现代研究进展

现代学者从目诊的中医理论及眼部的异常变化（神、色、态、能）角度出发，综合分析，辨析疾病病位与病因病机，发展了中医目诊方法。20 世纪 80 年代，张颖清教授提出了生物全息论，认为人体某些局部存在能够反映整体变化的信息。生物全息论与中医的"见微知著""整体观"理论思想不谋而合，即通过微小的局部变化测知机体的整体变化，为后续目诊的现代研究提供了理论支撑。彭静山依据八廓学说理论，将白睛划分为 8 个经区，分别配属于脏腑和三焦，并发现了 8 个经区络脉的不同形状和颜色各有 7 种，结合针灸，开创了彭氏眼球经区眼针疗法，通过"观眼识病"诊断及治疗多种疾病。王今觉通过观察白睛及血络的颜色、形态等特征，确定疾病病位、寒热、虚实，提出了"望目辨证"理论，并结合人工智能等现代科技将观察指标定量化、客观化。赵延富则基于中医"五色应五脏"，形成了目与脏腑"五色诊治"的目诊理论。

近年来，虹膜诊法、球结膜微循环诊法、视网膜血管诊法和眼底图像分析等为望目诊病提供了现代科学依据。图像识别、白睛无影成像、现代工程、大数据、人工智能等技术的快速发展，为目诊客观化信息的采集提供了数据支持。基于狭缝灯立体显微镜、激光多普勒流量计、正交偏振光谱成像、激光扫描检眼镜、适应性裂隙灯生物显微镜数字成像和计算机辅助的活体显微镜等测量微血管形态及血流动力学指标的技术，更是充分发挥了目诊现代化诊疗的优势。

（二）眼部三维望诊法的临证应用

1. 望部位

《河间六书》曰："眼通五脏，气贯五轮。"眼部三维望诊法是以五轮学说"瞳仁属肾，为水轮；黑睛属肝，为风轮；大小目眦属心，为血轮；白睛属肺，为气轮；上下胞睑属脾，为肉轮"为标准，再结合八廓学说理论将眼睛分为八个方位，来观察白睛上细微脉络的变化，以五轮分属五脏，八廓分属六腑、心包、命门，观目之不同部位的形色变化，以推测脏腑病变情况。

2. 望颜色

依据《灵枢·论疾诊尺》"目赤色者病在心，白在肺，青在肝，黄在脾，黑在肾"，作为诊白睛之色的提纲，再结合陈士铎《石室秘录·六轮气色》篇"如色红则火，色青则风，色黄则湿，色黑则痛，色白则寒也"论述的五色所主的临床意义，五色应五脏，通过望目窍的颜色变化来辨别疾病病位与病性。青色，内应于肝胆，多主寒证、风证、痛证、瘀血和惊风。红色，多为心包络、小肠之色，主火热证，微赤为虚热，赤甚为实热。黄色，内应于脾胃，多主虚证、湿热证。白色，内应于肺和大肠，多主寒证、虚证、脱血、夺气。黑色，内应于肾和膀胱，为寒水之色，多主肾虚、寒证、痛证、水饮和瘀血。

（1）红色：全目红色肿起，多为肝经风热；眼胞皮红溃烂，多为脾火旺盛；目内眦红赤溃烂，提示肺经风热；目外眦赤烂，提示心经热盛。若见眼睑皮肤红如涂丹，多因脾经感受风热或湿热，胃经热盛，共结为肿。若见眼中黑珠周围有赤色血络环绕，多因肝胆之火上炎犯肺，或为脾气积热上冲所致。

（2）青色：若眼睑晦暗发青，多为肾虚。眼睑上下有青色眼晕，多因房劳过度或体力过耗，或睡眠不足，精神不爽；下胞青色，为寒邪客胃；目眦青色，多为肝胆病；白睛色青，多为肝风侮肺。

（3）黑色：若眼睑皮肤紫黑色，为外因伤及血络，凝滞脉道。白珠色黑为五劳虚极，伴腹满不能食、肌肤甲错，提示瘀血阻滞。

（4）黄色：若见目睛色黄，多为湿热内盛。白睛色淡黄，多为脾虚泄泻，或脾有积聚；色老黄，多为黄疸，为湿热积聚所致，黄色鲜明为热重于湿，混浊如烟熏为湿重于热。黑珠全黄，多为凶证。瞳孔如金黄，多为不治之症。

（5）白色：目眦淡白，多为血亏之证。目睛色白伴面红者，多为忧思过度，心气郁积于内而化火；伴面黑者多为肾气内伤。

3. 望形态

（1）望异常形态

1）肿胀与下陷。上眼睑肿，肿势急而皮色红，多为脾经有热；肿势较缓而宽软松弛，多为脾气虚。眼胞肿痛者，多属邪气实而正气衰。肿胀饱满如桃状，多因脾肺积热，风热燥火，上冲胞睑所致；虚肿如球状物下坠，多因气虚失和，难以化湿或脾虚兼有湿火，泛涌于上。眼球高胀突起，多因风火热毒上冲于目；黑睛肿胀突起，多因肝气郁滞；眼球突出伴颈部肿胀，多见于甲亢患者；眼球突出于眼眶之外、不能转动者，多是三焦阳邪亢盛，积热上冲，脑中风热，壅注于目。若见目睛下陷眼窝内，多为五脏精气已衰，病属难治；仅仅微陷者，尚属一般正气亏虚证，常见于大汗、大吐、大泻等津液亡失证；内陷已深，视不见人，见真脏脉者，多是阴阳离决的死证。

2）胞睑与两眦病形。若眼皮向外翻转贴在外睑之上，多见于眼睛赤涩肿烂。睫毛内倒刺入睛珠，致眼睛羞明流泪者，多因目紧皮缩，或因风热内积，脾热肝风合邪上壅眼目，或因脾肺气虚而兼风邪，气血精微不能输布于胞睑，以致皮毛筋脉失养，皮宽弦紧，内急外弛，而成本病。若目眦部见红色血络，血丝贯布气轮甚至风轮者，多因三焦热毒壅盛、心火上亢。白睛渐生黄膜并下垂，黄膜遮满瞳神甚则满目皆黄，多因脾胃热结、气血凝滞所致。黑睛出现细小星点，初起呈青白、灰白、微黄色，浮嫩而微微隆起后溃破下陷者，多因肝火上炎，兼夹风邪，风热上攻于目所致。

3）瞳孔异形。若见瞳神散大、缩小或变形、变色，或外观正常却出现视力障碍，为内障眼病，多因脏腑内损、真元耗伤、精气不能上荣所致，多属虚证；或因热毒火盛，痰湿壅滞，或经脉闭阻、瘀血内停的实证所致。老年人晶状体混浊伴视物模糊，称"白内障"，多因肝肾阴亏或脾胃虚弱，以致精气不能上荣，或因肝经风热上攻于目所致。

（2）观异常神态

观目之神态异常先观神色，大致分"有神"与"失神"两种。目睛明润灵动为有神，提示正气尚充，脏腑功能未衰，无病或病轻；目睛呆滞不活为失神，提示正气不足，脏腑功能衰败，病重或病危。异常神态如开阖失常之瞑目，多因卫气留于阳分不入阴分，属阳证；瞑目多因卫气留于阴分不得行于阳分，属阴证。眼睛畏光难以睁开伴眼内发涩，多属风寒束表或气虚发热。若见目光下视，多是宗气亏虚；两目直视或直视摇头者，多为心气将绝；直视且狂言乱语，多为肾气将绝。目睛固定不移，多为神气将亡；目睛微定，多为痰热内闭。横目斜视者，多因肝风内动，或风热搏击睛珠，致目睛斜翻转侧。若见睛珠不正，不能随意愿而转，多为风热攻脑、筋络牵急所致。胞睑跳动者，多因风热外袭，客于肌表，入侵经络，以致筋急而振撞，或因肝血不足，血虚生风，不能濡养肝脾经络，致虚风频动，筋脉拘急而不能自止；若见频频跳动，多因脾胃气虚，不能制约胞睑开阖；若见时时眨动，不能自主开阖，多为肝经风热，肝气乘脾所致。

（3）望分泌物

分泌物见热泪如汤，多属热证。目胀痛泪下，为肝经郁热；目昏流泪，为肝肾两虚。内眦角时时溢出脓液或黏浊泪水，多因心经感受热邪，蕴积日久，上攻于目内眦，或因风热外侵、内火妄动、内外合邪所致，或因气血两虚，正不胜邪，导致泪窍脓汁不断外溢而发病。若见黑睛内有黄色脓液，并有逐渐向上蔓延趋势，甚者掩及瞳孔，多因肾脏风冷、胃中受热所致，临床常分脾胃实热、脾胃虚寒两种证类。

眼部三维望诊法结合目窍部位、颜色、形态的临床意义，可综合分析判断。如见白睛色黄、眼珠肿胀者，白睛属肺，色黄多因湿热上注或黄疸，眼珠肿胀主火热邪实，提示肺经湿热上扰、火热上炎，可见于黄疸急性期。如见黑睛色红如赤豆，上有颗粒状突起、周围有赤色血络环绕者，黑睛属肝为风轮，赤色红多主实热，见颗粒状突起为络脉瘀血，提示肝经积热，气血失调，络脉瘀滞。

第四节　闻　诊

闻诊是通过听觉和嗅觉以探查机体健康状况、诊察疾病的方法，包括听声音和嗅气味。《难经·六十一难》云"闻而知之谓之圣"，可见闻诊在四诊中的重要地位。脏腑的各种生理活动和病理变化可使机体产生不同的声音和气味，故通过闻诊中的听声音与嗅气味可以诊察机体脏腑功能和气血津液的盛衰。闻诊是中医不可或缺的诊法，但在临床收集信息时，却常常不被重视，甚至被忽略。《濒湖脉学》云："上士欲会其全，非备四诊不可。"疾病的发生、发展过程是复杂且动态多变的，望、闻、问、切是从各角度、多层面了解病情，任何诊法均需得以重视；尤其是儿童或患有心理疾病的患者在问诊、切诊时难以表达出其真实感受，医者往往所获不多，针对此类人群尤应重视闻诊的应用。四诊信息相互参照、相互补充，闻时有问、有望，四诊合参，才能全面认识疾病，从而做出正确的诊断。

一、闻诊的源流与发展

闻诊作为望、闻、问、切四诊之一，有着悠久的历史，早在《周礼·天官》中就记载"以五气、五声、五色视其死生"，表明西周时期即有通过听声音来诊断疾病的方法。《黄帝内经》更是明确了闻诊方法，首次提出了五音、五声，并将其与藏象理论相联系，提出了五脏相音理论，如《素问·五脏生成》篇云"五脏相音，可以意识"，认为可根据五音、五声来辨别五脏病变；《素问·脉要精微论》以声音、呼吸、语言等来判断机体的邪正盛衰状态，为闻诊奠定了理论基础。《难经》首次将闻诊与望、问、切三诊相提并论，并确立了望、闻、问、切的顺序，将闻诊排于第二位，足以说明其在四诊中的重要性。东汉·张仲景在《伤寒论》和《金匮要略》中将闻诊运用于探查病因病机、确定病性、辨明病位等方面，使闻诊的应用更加具象化；并从语声、咳嗽、呼吸、呕吐、呃逆、肠鸣等方面对闻诊的内容进行了整理归纳。后世医家不断充实闻诊的内容，将闻各种病体气味等也列入闻诊范围，使闻诊从单纯声诊扩展到鼻嗅与听声并存。隋·巢元方《诸病源候论》丰富了嗅气味内容，有关于辨口臭、腋臭、体臭、尸臭等的记载。明清时期，闻诊有了更加全面的发展，如清·喻昌在《医门法律》中专列"闻声论""辨息论"，即通过闻诊来辨别病机及新病久病。此外，随着明清时期温病学说的兴起和发展，闻诊中的嗅气味得到了更多的重视与完善，如清·王秉衡《重庆堂随笔》曰"故闻字虽从耳，而四诊之闻，不专主于听声也"，明确论述了闻诊应包括听声音和嗅气味两部分；其推崇"辨气"理论，并以有无臭气来辨别瘟疫与外感，丰富了闻诊的嗅气味内容。

近现代以来，中医闻诊发展形成了完整的体系，中医院校规划教材《中医诊断学》和国家标准《中医四诊操作规范—闻诊部分》，使闻诊更具标准化和规范化。"十四五"规划教材《中医诊断学》中，听声音主要包括听辨患者的发声、语言、呼吸、咳嗽、呕吐、呃逆、嗳气、太息、喷嚏、肠鸣等；嗅气味主要包括嗅口气、汗气、痰涕之气、呕吐物之气、排泄物之气以及病室之气等。随着闻诊研究的不断深入发展，众多研究结合现代科学技术来进行闻诊客观化采集，如利用计算机声图仪、二十五音分析仪等声音分析仪对音高、音强、音长、音质等进行辅助分析；嗅诊则利用红外光谱法、气相—液相色谱分析、直接顶空分析等，辅助判别其中包含的物质成分，分析嗅诊信号特征。这些客观化研究均有利于闻诊更好地服务于临床实际应用，但尚存在采集方法、提取参数等缺乏规范等问题。

二、听声音的技术要素

"听声音"是闻诊的主要内容之一，辨别声音变化可辅助判别脏腑的生理病理情况。笔者认为"听声音"应立足于病之阴阳总纲，之后方能明辨病性、病位，把握其关键技术要素，同时应注重闻诊在情志病及儿科疾病中的应用，为诊病辨证提供依据。

（一）闻声分阴阳

先审阴阳为医道之纲领，如《素问·阴阳应象大论》云："善诊者，察色按脉，先别阴阳；审清浊，而知部分；视喘息，听音声，而知所苦；观权衡规矩，而知病所主。"阴阳为中医诊断的总纲，闻诊亦应先分阴阳。《类经·论治类》云"总之声由气发，气充则声壮，气衰则声怯。故华元化曰：阳候多语，阴证无声；多语者易济，无声者难荣"，阴阳可统领其他六纲故成为八纲中的总纲，如偏实、偏热者属阳，偏虚、偏寒者属阴。笔者将其归纳为语声高亢洪亮、声音连续有力、呼吸急促气粗、咳声重浊沉闷者属阳，多为阳盛气实、功能亢奋的表现；语声低微细弱、声音断续无力、呼吸气怯缓慢、咳声轻清低弱者属阴，多由气血虚衰、正气不足所致。《医学集成·舌辨阴阳水枯三证》云："阴证……其证必目暝嗜卧，声低息短，少气懒言，身重恶寒，此辨阴症十六字诀。阳证……其证必张目不眠，声音响亮，口臭气粗，身轻恶热，此辨阳症十六字诀。"因此，闻诊临证诊断时应以首定阴阳为总纲领，之后的寒热虚实辨证均在阴阳总纲的基础上再进行详细分辨。

（二）闻声别病性

机体产生的各种声音反映了其脏腑功能活动和气血津液盛衰，故可根据闻声音辨别疾病性质、邪正标本。闻声可分虚实，如《医学实在易·四诊易知》云"气衰言微者为虚，气盛言厉者为实"，《医宗金鉴·四诊心法要诀》云"言壮为实，言轻为虚"。虚实是辨别邪正盛衰的纲领：发作急骤、调高音强、洪亮有力、呼吸深快、声音重浊沉闷者属实；发作缓慢、调低音弱、懒言无力、呼吸浅慢、声音轻清低微者属虚。此外，还可根据语言的异常辨别虚实，如《伤寒论》曰"夫实则谵语，虚则郑声。郑声者，重语也"，谵语多因邪热扰乱神明所致，属于实证，可见声高有力；郑声多为久病脏气衰微、心神散乱所致，属于虚证，可见语言断续，声低息弱。

闻声亦可分寒热，如《医宗金鉴·四诊心法要诀》云："好言者热，懒言者寒。"笔者认为当外感风寒或阳虚寒凝、寒湿停聚时，可见声音微弱、咳声重浊、吐势徐缓，兼见分泌物清稀色白、脘腹冷痛、得温症减等；当外感风热或痰热壅盛时，可见声音壮厉、声高响亮、吐势较猛，兼见分泌物黏稠色黄、得寒症减等。综上，闻声音可辨别疾病寒热虚实之病性，亦可与其余三诊互相印证与补充。

（三）闻声定病位

闻声音还可用于辅助判定病位。早在《黄帝内经》中即提出了"五脏相音"理论，将五音、五声与藏象理论相联系，包括肝对应"在音为角，在声为呼"，心对应"在音为徵，在声为笑"，脾对应"在音为宫，在声为歌"，肺对应"在音为商、在声为哭"，肾对应"在音为羽，在声为呻"。"五脏相音"理论作为闻声音定病位的理论依据，临证时可根据五音、五声来进行诊断与治疗。《四诊抉微》指出了脏腑之病声，"大笑不止，独言独语，言谈无绪，心神他寄，思虑伤神，乃为心病。喘气太息，喉中有声，谓之肺鸣……气不足息，乃为脾病。欲言不言，语轻多畏，乃为肾病。"根据声音可辅助判定病位，如息高者，多为心肺之气有余；呼多吸少，动则喘甚者为肾气不足；胃虚寒者可见呕声微弱，呃声沉缓；胃实热者可见呕声壮厉，呃声洪亮；语言的异常亦多为心神的病变；常太息者多为肝气不舒等。

此外，还可根据闻呼吸进行三焦辨证，如《金匮要略·脏腑经络先后病脉证》曰"吸而微数，其病在中焦，实也，当下之则愈，虚者不治。在上焦者，其吸促；在下焦者，其吸远"，指明患者呼吸微数时病在中焦，呼吸短促时病在上焦，呼吸深远时病在下焦。综上，闻声音用于病位的判定，对于中医临床诊断有一定的指导意义，但也应注意临证时不可武断，仍需四诊信息相互参照，以全面诊断疾病。

（四）闻声审情志

人是一个有机的整体，形体与精神之间既相互依存，又相互制约。临证时应重视情志因素的影响，因情志不调是诸多疾病的始动因素。明审情志不仅是中医学"形神一体观"的体现，也是生物—心理—社会医学模式思想的表达。然而患有情志病的患者收集其临床信息存在困难，医者难以获得其真实感受，故更应重视闻诊的应用。通过闻诊仔细分析患者的语言特点，可判断患者的性格及神志状态，从而准确地进行辨证治疗。具体而言，声音洪大、声调高尖、语速疾快、反复诉说者，多性格要强、愠怒怕压抑、表现欲强，此类患者情绪易急躁、焦虑，易患热证、实证；音量小、有气无力、声音低沉、语速慢、语调不平稳、话尾不清者，多性格内敛、自卑怯弱、为人小心谨慎，此类患者情绪易抑郁、委屈，易患寒证、虚证。同时通过闻声音可以了解情志病的可能心理原因，如：喘息急促、声高气粗者，多情绪急躁，此症状多为宣泄表现；气短息微者可能是内心自卑，此症状为过度自卫的表现。

（五）闻声察小儿

儿科又称哑科，因小儿表述不清或诊时哭闹，难以配合信息采集，故闻诊在儿科诊疗中有着重要地位。临证儿科闻诊，首重啼哭声。啼哭声是小儿的特殊语言，其身体不适则啼哭，痛苦解除则停止。若小儿哭声洪亮有力，多为实证；哭声细弱无力，多为虚证；哭声忽缓忽急，面色、口唇、爪甲青白，多为冷痛；哭声急促，面色红赤，手足心热，多为热痛；哭声不已，时作惊惕，大便色青，多为受惊；哭声尖锐，伛偻曲背，多为腹痛；哭声响亮，面色潮红，需注意是否发热；尤应注意小儿夜啼情况，明确哭声之病因，方可从根本上进行治疗。其次，应重视小儿咳嗽闻诊，关注小儿痰声、喉鸣音及鼾声，以咳嗽有力无力辨虚实，咳声清浊辨寒热，有痰无痰辨痰湿，干咳音哑辨燥热。若水液阻于咽喉，可闻及喉鸣音；若咳嗽迁延，呼吸不畅，可闻及小儿鼾声。此外，若小儿肠鸣漉漉作响，应注意是否腹部受凉而致腹泻；若小儿肠鸣大作而无矢气，应谨防肠腑不通之急症。小儿脏腑娇嫩，稚阴稚阳，故针对儿科诊治，尤应充分发挥闻诊之所长，才能及时而谨慎地遏制病情发展。

三、嗅气味的技术要素

嗅气味是闻诊的另一主要内容，病体与病室气味可反映疾病的性质与程度。《诸病源候论》云："口臭，由五脏六腑不调，气上胸膈。然腑脏气臊腐不同，蕴积胸膈之间，而生于热，冲发于口，故令臭也。"当邪气侵扰，气血津液运行失常，脏腑功能受病所累，秽浊难以排除，腐坏之气滋生，可表现出体气、分泌物等的气味异常，故通过嗅气味来诊断疾病，具有较高的临床实用价值。嗅气味可辅助判别病位及病性之寒热虚实，在临证中应以"气味酸腐臭秽属实热、气味偏淡或微腥属虚寒"为嗅气味之主纲，其余具体气味应以主纲为基础，再根据具体情况详细分论。亦应重视口气、汗气及分泌物、排泄物的闻诊：若口气臭秽，考虑多为胃热或食积；汗气腥臭，考虑多为风湿热邪蕴结肌肤所致；咳痰腥臭多为肺热壅盛；大便臭秽为肠中郁热；小便臊臭为膀胱湿热。此外，妇女月经尤重闻诊，若月经臭秽则属热，经血味腥则属寒，带下臭秽、黄稠属湿热，带下清稀、腥臭属寒湿；若见带下或经血奇臭兼见颜色异常者，应谨防是否为癌症所致。

　　综上，闻诊作为中医诊断四诊之一，有许多基本要求和注意事项需要掌握。在临证时尤应重视闻诊的细节之处：第一，应保持诊室环境安静、整洁、空气流通、无异味，室内温度、湿度等应以不影响闻诊为宜；第二，患者应保持情绪平稳、呼吸均匀，诊前不宜饮酒及饱食，同时应避免运动后就诊，以免体外因素对闻诊产生影响；第三，医者应注意语言表达，语言应通俗易懂，态度应温柔有耐心，交流时应有目的、有顺序地进行；第四，医者应灵活进行闻诊，若遇患者情志异常、语言障碍、听力障碍或患者不愿意配合，医者可根据实际情况灵活获得患者信息；第五，应注意保护患者隐私，对涉及隐私的问题可结合问诊婉转询问，并应注意诊室的隐私保护，同时对其家属说明病情与预后。

第五节 问 诊

问诊是一种通过询问患者或陪诊者得出疾病的病程经过、现在症与各类相关事项的技术手段。唐·孙思邈在《备急千金要方·治病略例》中提出"未诊先问，最为有准"，明·张景岳于《景岳全书·传忠录》中提到问诊为"诊病之要领，临证之首务"，可见问诊在收集临床资料的中医望、闻、问、切四诊中有着主导地位，是辅助精确诊断、查明病位与疾病态势的重要技术。清·吴谦于其《医宗金鉴·四诊心法要诀》中概括到："望色只可以知病之处，非问不足以测病之情也。"问诊的意义除获得患者的一般症状、体征信息外，亦在于取得对患者疾病过程的动态研判，得出疾病关键指征的信息及对患者心理状态的直观印象，以期正确地指导辨证和用药。

《素问·征四失论》指出的医生四类重要失误，其中两类都是"诊病不问其始"等问诊失当导致的诊疗失误。随着中医诊断学现代化、标准化研究工作的进展，中医问诊从传统的主观症状收集模式，开始向融合现代科学技术，收集症状、体征、检验检查结果的综合信息收集模式转变。为推进问诊技术的发展，提高诊疗的全面性与准确性，作者将问诊技术的基本构成要素总结为问诊的三维要素、关键信息要素、对象要素与心理要素，分别进行阐述。

一、问诊的源流与发展

（一）汉代以前

早在殷商至周代时期的甲骨文卜辞中就有通过询问诊断疾病的记录。成书于春秋战国时期的《黄帝内经》与《难经》中，有关问诊的定义、内涵已较为明确。《素问·征四失论》："诊病不问其始……卒持寸口，何病能中？"《素问·三部九候论》："必审问其所始病，与今之所方病。"《素问·疏五过论》："凡欲诊病者，必问饮食居处""诊有三常，必问贵贱""医不能明，不问所发，唯言死日，亦为粗工，此治之五过也"。这些内容均提示了问诊的重要性，指导了问诊的实践。《素问·移精变气论》提到，问诊时"闭户塞牖，系之病者，数问其情，以从其意"，《备急千金药方·大医精诚》云"至意深心，详察形候，纤毫勿失"，提示医家问诊时需静心凝神，以免受外界干扰而中断连贯的诊疗思路，从而达到更准确、细致详察病情的效果。《灵枢·师传》与《灵枢·淫邪发梦》中也提及了问诊内容与寒热的关系，以及问诊中询问患者梦境而诊断肝、肺之有余、不足情况的技巧。

（二）汉代至宋金元时期

汉代张仲景所著《伤寒论》极大丰富了问诊技术，其将问诊与《伤寒论》中六经辨证、辨病有机结合，拓宽了从问诊到辨证论治的应用。《伤寒论》包括六经提纲证的症状信息，都以患者口述的主观症状为主，如误治误下等诊疗经过，"喘家""汗家""呕家"等体质情况，恶寒、不欲近衣、泄利下重的现在症状等，其描述形象、准确，为后世问诊理论的繁盛奠定了基础。晋代皇甫谧在《针灸甲乙经·问情志以察病》中写道"问之要，察阴阳之虚实，辨脏腑之寒热"，唐代孙思邈在《备急千金要方·治病略例》中提到"问而知之，别病深浅，名曰巧医""未诊先问，最为有准"。宋金元时期医家辈出，问诊理论散见于各医学专著中，如金代李杲《东垣十书》、宋代钱乙《小儿药证直诀》等。元代朱丹溪在《丹溪心法》中提到"凡治病，必先问饮食起居何如"，其在《格致余论》中记载了问诊后有针对性地根据患者饮食嗜好进行分证论治的医案。这些汉代至元代的医籍，虽然丰富了问诊的理论、技术，但还未单独著述出有关问诊技术理论的专著、专篇。

（三）明清时期至现代

明清时期出现了诸多具有代表性的中医书籍，其中不乏载有问诊技术的专著、专篇，后世流传最广、影响最深的当属明代张景岳之《十问歌》。《十问歌》全面概括了问诊的内容和注意事项，《医学实在易》中载有新《十问歌》，其对《十问歌》略做改动，进一步完善了针对妇科、儿科的问诊内容。明代李梴《医学入门·观行察色问证》详细剖析了问诊时应关注的具体内容，徐春甫的《古今医统大全》之问证篇，喻昌的《医门法律》等都对问诊做了详细的论述。清代陈梦富《医部全录·身经通考·问证》载有诸多问辨相结合的具体细则，如"先胀后喘病在脾，先渴后呕为停水之类……种种问法，实为活人之捷径"。喻昌的《寓意草·与门人定议病式》中，全面列举了问诊的程序，推动了问诊的规范化。自明代李盛春《医学研悦》首次提出"问诊"一词后，"问诊"广泛出现于《四诊抉微》《四诊心法要诀》《脉诀汇辨》等明清诊断学著作中，并沿用至今。现行《中国医药学名词》与《中国中医药学主题词表》中，均收录"问诊"一词。随着人工智能、数学建模、大数据、云计算等技术的广泛运用，现代研究是一步加强了问诊技术的规范化、标准化、智能化，问诊得出的主观症状信息与病、证的关系更加量化、直观。如"搬上太空"的中医四诊仪，何建成团队、梁建庆团队研发的可进行人机对话训练、人机交互的数字中医问诊系统，通过标准化的评分可以得出对患者辨证的提示，其辨证结果的准确率较高，初步证明了将人工智能技术、数学建模技术应用在中医问诊中的可行性。

二、问诊的技术要素

《灵枢·邪气脏腑病形》将掌握问诊技术的医生称"工"，即"问其病，知其处，命曰工"。而《难经》亦谓："问而知之谓之工。"清代徐大椿所著之《难经经释》中写道"工，专精之谓"，而《说文解字》中工的含义为"巧饰也"。可见问诊是一种诊疗技术，其水平由掌握技术的程度直接决定。问诊的技术要素可归纳为四个方面，分别是三维要素、关键信息要素、对象要素、心理要素。

（一）问诊的三维要素

三维要素指的是时间、空间和频率，从这三个动态的维度出发，在问诊中进行询问、辨析，才可得到更全面的疾病信息。时间和空间是物质运动的基本属性，而根据物理学的宇宙恒动观，物质是普遍运动、具有能量的，且其能量源于振动。频率是物质振动的基本属性，其可以衡量物质振动产生能量的级别。三维要素是人体与疾病发展过程中动态的显著特征，在问诊技术中，其决定了医生能否从三种维度整体、系统地收集患者生物、社会、精神因素方面的动态变化，能否对关键信息无所遗漏。

（二）问诊的关键信息要素

问诊的关键信息要素主要指将问诊全程收集到的信息进行综合整理，归纳、压缩为较关键、简明、规范化的信息，以便医生在辨证处方过程中使用。疾病关键信息的取得首要依靠医生在问诊中集中使用总结归纳的思维能力，对问诊得到的大量信息进行筛选、总结。其次是在筛选、总结、归纳的过程中，对疾病信息分出主次，技术要点在于以"急则治其标，缓则治其本"的思维判断何者为当前阶段最需要注意的疾病信息。再有即是以问诊中的症状信息综合判断患者当前处于疾病动态节点的哪一段，对其进行针对性的问诊、辨证。问诊时做好疾病关键信息的总结能使医生处方时面对的信息更加精确、简短，易于处理，对准确的辨证、处方有重要意义。

（三）问诊的对象要素

问诊的对象即是问诊时作为目标的患者类型，其中有两种分类需要特殊对待，一是根据患者的性别、年龄分出妇女、儿童两类患者，对妇女问诊时应注意询问月经相关的症状及婚育情况，而对儿童询问时应针对儿童表达不畅的特点对家属与患儿进行儿科的特色问诊。二是根据患者的生理指标和疾病的威险、急迫程度分类出急症患者，进行有针对性的询问，以提取关键指标、挽救生命为第一要务。对象要素的应用即考虑这些对象的差异性而采取各有侧重、因人而异的方式进行问诊。

（四）问诊的心理要素

问诊过程中，来自医生正向的引导、鼓励、指示常能起到辅助治疗、健康指导的作用，而不恰当的交流则会对患者造成一定的心理负担，妨碍临床诊疗效果。喻昌在《医门法律·问病论》中提到："反治病不问病人所便，不得其情，草草诊过……若不细问，而急遽妄投，宁不伤人乎？"忽视问诊过程，问诊中不能充分了解患者的情志、心理因素，不能与患者产生共鸣，会导致不良医患关系，降低沟通效率，从患者处问到的信息也可能出现错漏、隐瞒等，导致辨证、诊断的失误而最终降低疗效。关注患者的心理因素，进行有效疏导、给出合理建议，是问诊中提高疗效的重要手段。

三、问诊四法

（一）问诊中基于三维要素的动态时空思维方法

1. 动态时空思维的基本内涵

中医学有着 "天人合一" 的整体观、系统观，其对人体生理、病理状态的认识是与时空相结合而动态、统一的。《素问·六节藏象论》中提到 "不知年之所加，气之盛衰……不可以为工矣"，《素问·五常政大论》"治病者，必明天道地理，阴阳更胜，气之先后，人之寿夭，生化之期，乃可以知人之形气矣"，强调了医家应去了解人体生理、病理随时空变化而变化的动态规律。顾植山教授认为，《伤寒论》中三阴三阳的有序变化，也具有动态时空的特征。四季的变动，南北、海拔的差异为天地的时空属性，而人体一天十二时辰由寅时肺经始的十二正经脉气周流，一年随季节变化而感的六淫邪气，人体三焦的时空概念，依上下空间不同而异，如《灵枢·营卫生会》"上焦如雾，中焦如沤，下焦如渎"，都体现了人体多元的时空属性。以天地大象所呈现的时空规律，类比到人体精细复杂巨系统的运行规律中，即是中国古代的经验型时空观，是中医学固有 "天人合一" "顺应天时" "取象比类" 的动态时空思维。问诊中的动态时空思维，主要是从时间、空间、频率三个维度对疾病进行动态的描绘。这三个维度能从三种不同层面、经纬度全面地定位，得出对患者疾病态势准确度高的统合判断。动态时空思维与三维信息汇总，提示了问诊的内容要点，对临床问诊技术有一定的指导和启发作用。

2.动态时空思维方法的具体运用——三维要素

动态时空思维是中医传统时空观在临床的具体体现，其在问诊中的应用主体落脚在询问的重点内容上。中医传统时空观应用的价值体现在以时间、空间、频率三个维度统摄、概括了临床的疾病信息，使得临床信息不仅限于患者时空坐标中的"横截面"，而是汇合到了"天人合一"的整体时空河流中，得到了对人体与疾病更为全面、广阔的清晰视野。

（1）问诊时间维度的内涵

三维要素中的时间维度内涵最为广泛，包括患者发病的节气、疾病病程、每次发作的时间段，患者的睡眠、运动等生理活动时长，以及患者年龄提示的辨证性质：年幼者脏腑娇嫩、易虚易实；年少者血气旺盛，气盛邪实；年长者地道不通、肾气虚衰，这些都属于时间维度的范畴。《灵枢·顺气一日分为四时》中总结了疾病在一天中的发展规律为"旦慧""昼安""夕加""夜甚"，而《素问·脏气法时论》中介绍了五脏之病痊愈、恶化、死亡与季节的关系，展示了疾病发生、发展与时间的高度相关性。问诊中的时间维度，体现了中医动态发展的疾病观，治未病的前瞻性时间观和治疗时机原则。

从时间维度考量疾病的关键有三。其一是有关时间基本信息的收集，包括患者的年龄，症状间断性或持续性发作的季节，每次发作、缓解的时间等，这在疾病的问诊、辨证环节贯穿始终。其二是回顾过去的时间线，将主诉等放入初次发作至今的时间线中，思考其病因、病机、病性、病位，较之只询问当前的症状信息，辨证更准确。如患者自述胸闷症状，若患病时间较短且素体健康，则病机考虑为气分的气虚、气滞，病位较浅，病性为实；若患病较久，则可能向血分深入而牵涉到瘀血、痰瘀互结等病机，其病位深，且大多夹杂乏力、气短，病性虚实夹杂。其三是前瞻性、见微知著地考虑到数日、数年后的病程进展，在关键的初期节点对疾病的进展恶化进行阻断，此点最为重要。如《金匮要略》中"见肝之病，知肝传脾，当先实脾"的思路，疾病初期，问诊发现症状较少、较轻，应预判其发展的道路，在询问中关注是否有深入的迹象，治疗时方能提前阻断恶化的道路。如温病初起邪在上焦，按照清代医家叶天士"先安未受邪之地"和吴鞠通"预护其虚"的思路，即在问诊中只出现卫气之证，未深入至心包、营血分之前，用《温病条辨》银翘散中的芦根、竹叶预先保护易受温邪损伤的中焦津液，并清心包经、血分之热，则可提前阻断温邪向心包经、中焦、血分的传变，取得较佳疗效。在询问到当前疾病后，再根据疾病种类、发展规律考虑若疾病深入进展将影响哪些部位、出现何种症状，对可能出现的症状预先进行有针对性的询问，考察发展趋势，阻断恶化，则能防患于未然。

在《医学实在易·十问歌》中，对二便、饮食情况的问诊若应用时间维度要素的方式，即着重询问腹泻发生的时间点，是每日凌晨出现腹泻，还是任意时段的长期习惯性腹泻，可判断虚实情况；了解进食与胃痛发生时间的前后关系，可判断病位所在，鉴别胃部、十二指肠炎症、溃疡的具体情况。

（2）问诊空间维度的内涵

问诊的空间维度指的是通过问诊得到与空间的动态变化有关的信息。人的社会文化、习俗、体质、易感疾病等因所处空间位置特点而具有显著的差异性，这在《素问·异法方宜论》中有着详细的叙述："一病而治各不同……东方之域……其民食鱼而嗜咸……鱼者使人热中，盐者胜血……其病皆为痈疡，其治宜砭石……西方者……其民华食而脂肥……其病生于内，其治宜毒药。"温病的传变理论，亦依上下、表里、三焦等各有次序的人体空间框架而产生空间动态的病位转移。

首先，问诊中空间维度的信息有较易得出的部分，如患者的旅居史，所居地点的南北差异、海拔高度，身体症状的发生位置，皮肤病及外伤的体表定位，CT等影像学所示病变位置等。其次，部分动态空间信息单纯通过询问难以得出，需要综合中医基础理论进行辨证才可得出，主要包括上、中、下三焦，五脏六腑，卫气营血等病位所在。患者身体内部的变化难以观测，但结合中医诊断学"司外揣内""见微知著"及"黑箱理论"的思维方式可知，对外部可观测的信息进行判断、辨证，亦可得到内部不可观测的病位所在。运用动态时空思维可充实《医学实在易·十问歌》中有关寒热、汗、头身部的问诊。首先问清恶寒、发热具体的部位、持续时间，发病节气、时间点来判断是否为表证。其次是汗出否及汗出的部位，《伤寒论》中桂枝汤证表虚为汗出、恶风，麻黄汤证外感表实则为无汗、恶寒。《伤寒论》第147、228等条文中有"但头汗出"，而更年期综合征亦有周身之"烘热汗出"，其提示了邪热的所在与更年期的状态。

再者如患者所述的不适主症是头痛，其中双侧面、额面部、颠顶的疼痛位置不同，分别提示了体内少阳胆经、阳明胃经、太阳膀胱经的病变，通过辨证可与相应脏腑相联系。

空间维度的信息是判断病位的主要依据，而动态时空思维则提示了空间维度的信息是随条件变化的，综合空间维度信息的变化进行精确辨证，是问诊的重要环节。

（3）问诊频率维度的内涵

频率维度主要指诊疗中通过询问得出的有关频率信息及其提示的症状、体征或辨证依据。

其一指的是脏腑运动的频率。五脏、六腑及血脉均具有一定的频率信息，但表现各异。如患者发出声音的频率、心跳、脉搏及各处动脉搏动的频率，以及呼吸、胃肠道蠕动产生肠鸣音的频率。这些外界可感知、触及的频率信息，直接提示内部较难观察到的脏腑运动规律。向阳提出经络系统是传输频率的通道，王唯工教授等认为针灸得气与穴位的频率"共振状态"直接相关。各个脏腑、血管有一定的共振频率，因血流量不同而产生各自的特异性频率。人体的各个脏腑或因阳虚、气虚、气滞、血瘀、痰湿阻滞而导致功能下降，或因阴虚阳亢、肝风内动、肺热亢盛等发生机能的过度亢盛，在物质组成层面亦会发生病理性转化，导致脏腑的振动频率发生改变，改变后频率各异的振动波再由血管传导于全身，形成全身的共振频率。实验表明，脉诊的浮、中、沉指感各不相同，正是由于脏腑的振动传导到血管，在血流中形成了不同的层流，而各层血流的振动频率具有特异性所致。故脉诊得出之脏腑盛衰，很大程度上即从脏腑的振动频率中得出。问诊时询问患者的频率状态，可提高辨证的精确性。如"十问歌"对耳聋耳鸣的问诊，耳鸣源自血管的振动，反映了脏腑的频率。若是高频鸣叫，则多提示肾水不足；若是低频之轰鸣，如潮水般作响，则应考虑肝阳上亢。问诊中注意频率信息反映的脏腑盛衰状态，能辅助医生准确地判断病性之虚实。

其二指的是发病的频率。频率提示了物质运动蕴含的能量大小，若越过了正常值的范畴则属于病态，分为过胜和不及，其提示了邪正相搏的剧烈程度，反映了正气盛衰的状况。如"十问歌"对旧病的询问，问诊中发病频率动态提示了病机，如问诊时发现患者的感冒发作频率过快，一月一发，或半月一发，则属免疫系统过于敏感，易受外界风、燥等六淫邪气影响，多为卫气虚弱、卫外不固，需以玉屏风散、桂枝汤等实表气为治；若患者数年不作外感，一则是患者神完气足，机体不易受六淫邪气的盛衰影响，二则是患者免疫系统反应迟钝，正气虚衰，不足以大举卫外抗邪，正邪交争之幅度较小，感冒常发为无症状或症状轻微未能察觉，则扶正祛邪以为治。

频率维度的信息在问诊中多随症状一同出现，因此对脏腑的运动频率应准确定位，考察其与脏腑的辨证关系，若是发病频率，则提示疾病的正邪辨证关系。重视频率维度信息在问诊中的应用是明确辨析机体复杂巨系统能量盛衰的量化指标和重要指导依据。

（二）问诊中执简驭繁的关键信息归纳法

1. 问诊中关键信息归纳的必要性

有关临床问诊的一种观点是尽可能收集患者的全部信息，力求详尽全面，然而面对患者的数十张检查报告、十数种刻下症状，医生不可能在短时间内全部记忆，并综合考虑得出辨证。认知科学的实验也证实，人脑同时记忆处理的事项最多为 4 ~ 7 项，事项越多，工作效率越低，而过多的处理事项会被大脑及时清除。这一点反映在问诊中，提示了医生对所有的信息进行归纳并选择性记忆的必要性。因此，把握问诊中的关键信息并及时归纳总结是问诊取效的关键环节。

问诊分为患者自由叙述的开放式问诊和医生主导进行的引导式问诊。中老年或患疑难杂症的患者，其病程通常较长，有较多疾病相关事项需要自我叙述，此时应在医生的少数询问提示下，令其开放式地自我叙述长期以来之病程、医疗史。现代社会生活节奏加快，白领人群体检时常有如甲状腺结节，血脂、血糖、血压与生化检查的诸多异常指标，中老年人群多患有骨质疏松、冠心病等老年病，CT、MRI 等影像学报告亦常报告结节、囊肿等，医生辨证、处方时近乎不可能将种种信息全部记忆下来。有选择性地归纳关键信息，对于人脑的工作记忆容量来说是必要且合理的，因此在短时间内排除干扰，归纳出关键信息尤为重要。着重关注、询问围绕主诉有关的症状群，记忆 1 ~ 4 个描述基本状态的主症、要症，归纳总结出 1 ～ 4 个主要的诊断，并询问、总结出患者的疾病动态节点，就可以将信息有效地压缩、裁剪，转换成方便医生思维记忆的 4 ～ 5 类关键信息，综合其内容进行高效率的辨证、处方。

2. 患者状态的最核心指标

叶天士在《临证指南医案·不食》中云："有胃气则生，无胃气则死，此百病之大纲也。"《脾胃论·饮食劳倦论》亦云："悉言人以胃气为本。"患者的症状千变万化，而中医问诊时有三个最为核心的指标：饮食、二便和睡眠情况。若询问得出患者胃口不佳、小便短赤、尿路不畅，或大便秘结、排便无力、量少不畅，抑或是睡眠障碍、梦多眠浅，夜尿频多、醒后难眠，诊疗中则应第一时间使此三者恢复至正常生理状态。

首先是纳食情况，其与脾胃功能关系密切，若问诊了解到患者纳差，则应先调脾胃，以山楂、神曲开胃化食，健脾益气以消水谷。脾胃为气血生化之源，胃口不佳、饮食不下，则机体迅速衰败，不待药物发挥作用，正气已失去化源，无以调动，正如《黄帝内经》所云"谷不入半日则气衰，一日则气少矣"。其次是排便与排尿情况，大便不通则代谢废物、毒素积聚于体内，导致生命质量的下降。阿尔兹海默病、中风患者常伴有便秘现象，大便不通使得粪便中氨等有毒物质被肠道吸收，毒害、干扰脑部的生理活动，加重中风、癫痫、痴呆等疾病的严重程度。排尿是人体排邪的重要途径，若排邪不畅，则机体的湿、热、痰饮、瘀血等病理产物蓄积于肺、脾、膀胱等脏腑，或血管、筋脉、关节之间，导致血压异常升高或肢体浮肿；痰饮水湿聚集于体内，脾不得运化水湿，肺之通调水道功能失司，常导致各类疾病的加重。最后，睡眠与机体的修复功能有直接联系，长期失眠者有更高的患心血管疾病风险，并可增加癌症死亡率；睡眠质量差者常出现乏力、面色㿠白、头晕、易怒、免疫力差等症状，询问时若发现其有以上症状，应首先联想、排除失眠因素，若合并失眠症，则应首以安眠为要务。

3. 归纳研判动态节点

（1）疾病的动态节点与治未病思维

疾病的进展由量变到质变有一定节点，动态节点的诊疗理论即是将当前患者状态定位到各个进展节点中，在疾病质变到下一个节点前进行针对性治疗，以阻断疾病恶化。《扁鹊见蔡桓公》一文中，蔡桓公的病由"腠理—肌肤—肠胃—骨髓"逐渐深入，治法从"汤熨""针石"到"火齐"，再到"无可治"，其疾病态势、治法治则都是动态发展，有一定节点的。在春秋战国名医扁鹊的动态医学观中，未病先防的理念贯穿始终。《鹖冠子》中扁鹊云其长兄治病最善，可"于病视神，未有形而除之"，中兄次之，治病"其在毫毛"，于疾病未深入时已然除之，扁鹊善治已深入之重病，医术则"最为下"，体现了中医治疗中着眼于疾病整体动态过程的"治未病"思路。

（2）四个动态节点的问诊各有侧重

在问诊中做到"治未病"的关键是询问、分析得到患者当前疾病在四个动态节点所处的位置。四个动态节点即为健康态、疾病初期态、疾病态与危重症态。一是健康态，其特点是患者问之无明显症状，二便、睡眠、饮食正常，或有轻微头晕、口干、纳差、腰疼、情绪易急、多梦易醒、记忆力减退，或有轻微波动的指标变化，其发作频率低，不影响生活，且往往进行作息调整、食疗、按摩后可明显改善，问诊时可注重询问其生活作息、饮食习惯等，对其生活中有害健康的习惯进行纠正。二是疾病初期态，此时患者有少数围绕主症出现的症状，如胃炎初期出现胃中嘈杂、胃痛，或心律失常初期的胸闷、气短、心悸心慌等症，患者可有偶发的如眼前黑蒙、行动受限、疼痛加剧等较严重症状，但查心电图、CT 等后发现尚无明显器质性病变。此时的询问重点是患者的饮食、睡眠、二便情况，可反映正气的盛衰、疾病的演变趋势，若情况不佳，则体现了向疾病态进展的可能性，应及时阻断。三是疾病态，此时患者多已出现疾病的典型表现，如冠心病已出现了心绞痛、冠状动脉堵塞 > 80% 等，此时询问的要点在于获取其向危重症态转变的关键指征，多为疾病恶化的明显表现。如冠心病患者出现活动受限，或心绞痛的发作时间延长、血脂控制不佳，则应考虑其正向心衰演变，应及时阻断。四是危重症态，指疾病已如《韩非子·喻老》中扁鹊言"在骨髓""无奈何也"，如心肌梗死、脏器衰竭、各类恶性肿瘤的中晚期，均属于各类疾病的终末阶段。危重症态之正气已衰，病入血分、厥阴经，属于疾病之最深入者，问诊可询问上文提及之三种关键指征，但已二便难通、胃口难开、睡眠难安，难以痊愈，诊疗仅可维持其生命，暂时缓解疾病，已难使其疾病完全康复。

3.动态节点问诊的应用举例

问诊得到的疾病节点，能提示辨证、指导用药，阻断疾病发展。如疾病初期，因饮食不节、情志不畅而发生浅表性胃炎，为疾病早期态，若合并感染幽门螺旋杆菌（Hp）或伴有糜烂，则更易向疾病态进展。随着年龄加大，胃部更易受幽门螺旋杆菌感染，感染后胃腺体萎缩，最后浅表性胃炎进展为萎缩性胃炎、肠上皮化生，为疾病态。后由萎缩性胃炎、肠上皮化生进展为胃癌，为危重症态。在浅表性胃炎的疾病早期态时期，问诊若发现患者纳谷不馨、胃酸分泌减少、消化缓慢，则应判断出正向萎缩性胃炎量变、恶化，此时应健脾开胃、调畅气机。若合并幽门螺旋杆菌感染，则恶化更速，尤应及早灭杀，此时多可阻断恶化，事半功倍。正如《金匮要略》所言："见肝之病，知肝传脾，当先实脾。"以时间维度思维问诊，以前瞻性的眼光判断疾病节点，可避免医生因患者病情轻、浅而简化治疗，错过了疾病恶化前的最佳用药节点，致疾病进展至用药难以治疗的情况，为药少效佳、未病先防提供了切实的可能。

（三）问诊中因人制宜展开询问的方法

1.急症患者问诊重救急

危急重症患者随时有死亡的风险，问诊的主要关注点在饮食、排尿、排便、睡眠，及关键生命指征，其余症状可待情况转明朗后再询问。急症患者食欲不佳，应着重问及食量、饮水量及目前所进食物的营养成分，若食物单一、食量少、缺乏营养或不能进食，水米不进者，一周内可转为危重症，滴水不沾者则数日内告急。二是询问患者、家属、护工得到其出入量、排尿量，若一天内尿量小于400mL，可导致尿毒症、水钠潴留，提示出现急、慢性肾功能衰竭。若一天内尿量小于200mL，则当天可能发生死亡。急性肾功能衰竭的多尿期可能一天的尿量在3000mL以上，此时需及时补充丢失的水分、无机盐等，否则若出现电解质紊乱，患者随时可能生命危急。再有则是询问家属或关注患者的呼吸情况，若每分钟呼吸次数多于25次，出现张口呼吸、端坐呼吸、大汗淋漓、喘息急促症状者，多提示患者心肺功能已趋衰竭。肿瘤患者晚期多进行输液治疗，若询问家属或护士发现已无法顺利输入血管，或体液、血液外流者，为渗透压已失衡，代谢紊乱，需及时抢救。若询问家属或观察到患者长期卧病在床、奄奄一息者，短时间内突然食欲恢复、口中能言，或与家属交代后事，或夸夸而谈者，大多为回光返照，常预示着患者即将死亡。急症患者的问诊在门诊中所见较少，多为在综合医院的中医科病房中，其关键是随时询问关注患者的生命指征，饮食、二便、睡眠，对患者的生命进行尽可能的挽救。

2. 对妇女、儿童的问诊各有侧重

妇科问诊需添加月经史的询问。首先，应围绕月经情况询问其迟、速、闭、崩、色、量、质、来经天数、周期与痛经情况。需注意月经前、月经中出现的头痛、小腹凉痛、腰酸腰疼、恶心呕吐等均可属于痛经相关症状。其次，应注重询问婚育情况与怀孕意愿。若月经多月不来，年龄较长者，则应询问是否出现围绝经期的闭经，育龄期妇女及未绝经者应重复确认其是否为怀孕所致月经中断，并嘱患者反复以试纸等检测怀孕相关激素的情况。怀孕概率与生育史密切相关，怀孕意愿较强且从未有流产史者，一般调理三月可冀成功受孕；曾人工或自然流产终止妊娠者，随流产次数增多，其子宫内膜基底层破坏的可能性增大，易发生继发性不孕，妊娠成功率降低，至少应调理半年后再考虑备孕。怀孕意愿较强且备孕失败多年者一般情绪波动较大，应首先提示患者不要报过度期望，医生对其成功怀孕的承诺不可夸口而谈，应以稳定其情绪为主。若备孕妇女情绪稳定，则由神经系统调控的激素分泌、免疫力系统可维持良好状态；若备孕妇女情绪过度焦虑、日夜紧张盼望怀孕，多导致焦虑状态、激素分泌失调，严重影响受孕结果。

《灵枢·逆顺肥瘦》云："婴儿者，其肉脆血少气弱。"儿科问诊应注重首问小儿的生活习惯、嗜好、环境及禀性以了解患儿平素体质。钱乙言"小儿脏腑柔弱，易虚易实，易寒易热"，小儿正气不足，易感外邪，生长发育快速而发病传变迅速，其康复亦较成人迅速。应结合此类特点进行询问。再有，应询问出生前后情况，喂养、生长发育情况以确定小儿先天之精是否充足。小儿易积食、易受惊吓，邪易深入，易致高热惊厥等病，且小儿五脏娇嫩，易发感冒、咳嗽、哮喘，甚至引发心肌炎等严重病，问诊时应注意其调护状况、饮食居所、生理活动等情况，以确保有无突发疾病的风险。

（四）问诊中以人为本的心理诊疗法

1. 情绪提示病因、病机、病性

在中医四诊的问诊中，医患关系得到了尤其重要的体现。问诊中医生能否良好的沟通、疏解患者的焦虑情绪，直接影响到了诊疗效果。皇甫谧在《针灸甲乙经·问情志以察病》中强调问诊尤重询问患者的心理因素："所问病者，问思何也？所惧何也？所欲何也？所疑何也？"医生问诊时主要在于倾听患者的病情，鼓励患者说出内心的真实感受，观察患者叙述中的情绪变化、肢体动作，则可判断患者的病因及其当前状态与情绪心理因素是否有关。正如《素问·疏五过论》所言："从容人事，以明经道。贵贱贫富，各异品理，问年少长，勇怯之理，审于分部，知病本始。"疾病的病因不仅有生物因素，也与人们身处社会中，政治、文化、经济，家庭环境、工作压力、人际关系等不同情况所导致的各种心理因素直接关联。中医问诊强调以人为本，即关注人的社会、心理因素而进行辨析，才能更全面看待人们所患疾病的病因、病机、病性，起到较佳的疗效。

《灵枢·本脏》指出："志意和则精神专直，魂魄不散，悔怒不起，五脏不受邪。"而《素问·经脉别论》中云："勇者气行则已，怯者则着而为病也。故曰：诊病之道，观人勇怯骨肉皮肤，能知其情，以为诊法也。"《素问·阴阳应象大论》中写到喜、思、忧、恐这些情绪都可伤及五脏，提示了情绪、心理因素可作为病因导致人患病的机理。人在社会活动、家庭生活中，常因各类琐事而情绪不畅。肝主疏泄、主情志，若情绪过于郁闷、焦虑、胆怯，则首先影响气机的舒畅条达，导致肝气郁滞。气为血之帅，若肝气不舒、气行不畅，久之则血分无以调动，由气滞而导致血瘀。《黄帝内经》云"恐伤肾"，而胆主决断，常恐惧、胆怯者，多可辨为胆气、肾气亏虚，常易伴随食少、乏力、手足冰冷等各类症状，而治疗时根据情绪进行判断，则可以安神定志、温胆固肾为要点。《黄帝内经》云"百病皆生于气"，由情志不畅导致的肝郁气滞为诸多疾病的始动因素。问诊中，时常可见一些患者对某一不太严重的症状、问题强迫性的反复诉说，神情紧张、恐惧，可知其平素多胆怯、易焦虑，则可从气机不畅、病性为虚来考虑。若患者不自觉即眉头紧蹙，交谈中忧心忡忡，似时时有急事未完成，则其近期多处于心理的焦虑状态，情绪紧张、遇事慌乱，表明受神经系统调控的内分泌系统多已失调，此时肝经之疏泄失司，病机多夹杂肝阳上亢、阴虚阳亢的因素，病性常为实证、热证。问诊中只要时刻关注患者的语言、姿态、肢体动作，多可提示患者的病因是否由肝气郁滞而起、病性为虚为实等，是高效准确诊断的要则。

2. 化解患者消极心理有助疗效

在《素问·移精变气论》中讲到问诊需"数问其情，以从其意"，指出问诊时尊重患者，顺从患者的情绪表达，以使患者心理需求中希望医生关注、理解的诉求得以满足。在问诊国家标准的操作注意——心身状态一项中，特别提示了医生在问诊过程中应保持同情心、责任感，保持体贴、和蔼、庄重，消除患者不安情绪的必要性。医生的肢体动作，鼓励、宽容的神情，善于倾听的姿态，都可给患者以支持和鼓励，化解其消极的心理状态。喻昌在《医门法律·问病论》中说："诚以得其欢心，则问者不觉烦，病者不觉厌，庶可详求本末，而治无误也。"人们患病后由于对疾病的未知性，常有一定的恐慌心理，就诊时希望得到医生的关注、宽慰。美国医生特鲁多曾说："有时去治愈，常常去帮助，总是去安慰。"强调了医生对患者能起到的良好心理宽慰作用。

中医的问诊不仅包括了详查患者的症状、病机、病因等，也包括了医生对患者的指导建议。若患者属于对所患症状、疾病，或生活中的人、事、物感到忧思、惊恐、胆怯或优柔寡断者，常属于虚证，医生应鼓励其正视自己的疾病，以专业的知识和肯定的态度疏导患者不再对其所患疾病过度恐惧，增强患者的信心，建立其正面的情绪。若患者属于焦虑、紧张者，常属于实证，易对外界刺激出现急躁、愤怒的情绪反应，此时医生则应劝说患者宽以待人，以包容、积极的心态面对生活，排解过度焦虑、紧张的情绪以良好心态待人接物。若对患者能起到较好的说服效果，观察问诊后其心情开朗、身心舒适，则对诊疗的取效有着关键意义。

中医自古以来就重视问诊的应用，问诊是掌握疾病症状、病程，分析疾病态势、病因、病机、病性的关键技术。掌握好问诊技术，可为医中之"良工"。中医的问诊技术主要包括四种要素：三维要素、关键信息要素、对象要素与心理要素，其中三维要素的应用主要在于将动态时空的思维发挥到问诊的过程中，对问诊的时间、空间、频率三个维度进行详尽的询问、思考，以精确地掌握疾病的动态变化。其次，关键信息要素的应用主要在于问诊时将信息以关键症状、主要症状、病机辨证的方式，压缩到合适的信息量，以适应人脑工作记忆容量，方便医生在短时间内处理、辨析所得到的疾病信息，进行准确的辨证处方。对象要素的应用在于因人制宜，根据前来就诊人的性质，属于急症患者、妇女、儿童，需注意其问诊有着不同的侧重点。再有，心理要素的应用提示医生在问诊时要对患者的心理状态进行了解，观察其言行举止，对掌握患者的病因、病机、病性有着重要意义，且在问诊时针对患者的心理状态给予指导性的建议，对其进行心理疏导，可有效加强临床疗效，达到令医生、患者双方满意的诊疗效果。

第六节 脉 诊

脉诊又称切诊，是中医通过一定的指法，体验与分析患者特定部位脉动应指变化以获得脉象信息，从而了解其健康或病情状况、诊断和认识疾病的一种诊察方法。吴鞠通言："四诊之法，惟脉最难。亦惟脉最为可凭也。"在发展迅速的现代医学背景下，应充分利用中医脉诊之所长，探求脉诊之精髓与核心，做到知行合一，纲举目张。中医脉诊体系的建立和发展经历了漫长而曲折的道路，是历代医家经验的积累与总结，然现如今脉诊易被传统的脉诊框架所束缚，其规范化、标准化和精确化不足，再加之众多脉诊内容繁复、描述不一，且传教困难，限制了其发展。

笔者在30余年的临床领悟与总结中发现，脉诊晦涩难懂，医者多难以掌握并运用到临床，为探寻脉诊之灵魂与奥秘，故提出了"脉诊五法"作为诊脉之法则，其以阴阳为总纲，配合解析各脉象要素，糅合虚实、寒热、表里、部位之纲领，本末相顺，抽丝剥茧。先以此作为脉诊的理论大法与基础，再以简驭繁，紧抓脉诊的关键要点，把握脉诊之胃、神、根，掌握主脉并单元式组合兼脉，灵活应用"三维法则"及"舍症从脉"，同时不忘脉诊注意事项，以求为临床脉诊提供简捷路径。

一、脉诊的源流与发展

中医脉诊历史源远流长，多认为其起源于扁鹊时代，以《史记·扁鹊仓公列传》所载"至今天下言脉者，由扁鹊也"为据，《淮南子》《盐铁论》中亦有相关记载。《黄帝内经》作为我国现存最早的医学典籍，保留有丰富的脉学内容，涉及脉诊原理、诊脉方法、诊脉部位、平脉和病脉等多方面内容，并具体提出了大小、长短、滑涩及浮、沉……石、营等 20 余种脉；其收载了多种诊脉方法，主要有三部九候诊法、人迎寸口诊法、独取寸口诊法、尺肤诊法、虚里诊法等；其详细论述了脉诊的理论原则，并首次阐述了生活起居、四时气候和昼夜变化等因素对脉象的影响。《难经》首倡"独取寸口"候脉言病，明确了"寸、关、尺"的诊脉部位，并在此基础上确立了寸关尺、浮中沉三部取法。东汉·张仲景《伤寒杂病论》将辨脉与疾病相关联，确立了"平脉辨证"的原则，共记录有浮、数……动、促等 25 种脉象，涉及 36 个方证；其诊法以寸口诊法为主，常结合趺阳脉和太溪脉，以推断胃气及肾气的强弱盛衰。西晋·王叔和的《脉经》为最早的脉学专著，其分述三部九候、寸口脉法等，完善了"寸口三部"与脏腑的对应关系，确立了浮、芤、滑、数……结、代、动等 24 种脉象，归纳了前人习用的脉名及脉形并制定了相应规范。隋唐·孙思邈《备急千金要方》详细论述了诊脉基本要求，并明确了脉象主病及属性。明清以后，脉学发展迅速，脉象种类增加，内容充实。明·张景岳《景岳全书·脉神章》详细论述了脉神、脉之常变、顺逆、从舍等内容。明·李时珍《濒湖脉学》撷取诸家脉学精华，增加脉象为 27 脉，编成"七言诀"，并按阴阳属性将脉象分为阳、阴、阳中阴、阴中阳四大类；附有《四言举要》，概述了诊脉方法、诸脉形态、诸病脉象等内容。明·李中梓《诊家正眼》提出"胃、神、根"，重视脉中胃气与肾气之盛衰；增定脉象为 28 种，主张按照上、中、下焦来分配各脏腑寸口分属部位。

近现代以来，脉诊仪的研制和脉象图的分析，为中医脉诊研究提供了新的工具，标志着脉诊正朝着客观化、科学化的方向发展。但脉诊仪绘出的客观脉象图与真实的脉象信息有一定的差异，其准确性仍待商榷。随着中医院校规划教材《中医诊断学》的编纂和国家标准 GB/T 40665.4—2021《中医四诊操作规范 第 4 部分：切诊》的制定，使得脉诊更具标准化和规范化。现如今临床脉诊以寸口诊法为主，寸口分候脏腑见表 1。脉象要素多包括脉位、脉率、脉力、脉长、脉宽、脉律、脉流利度、脉紧张度等；临床常见病脉被归为浮脉类、数脉类、实脉类等六大类，包含浮、沉、迟、数等 28 种脉象。在临床应用时，脉诊仍受限于脉象表述晦涩等问题，多数医生即使心下明了但指下难明。

表1　常用寸口三部分候脏腑

寸口	寸	关	尺
左	心	肝胆	肾
	膻中	膈	小腹
右	肺	脾胃	肾
	胸中		小腹

二、脉诊的技术要素

诊脉应分两大步，第一步应铭记脉诊法则，并以此作为诊脉的基础，第二步是拨乱反正，抓住脉诊之重点和关键之处，化繁为简，以更好地应用于临床。若脉诊内容太过全面则易生复杂晦涩、难以掌握之弊，故思辨脉诊的奥秘之处，抓住诊脉的关键之点，以化繁为简，方能为临床提供简捷路径。

（一）把握胃、神、根

"胃、神、根"为脉之内核，是脉诊的要素，诊脉时应立足于把握脉之胃、神、根，以探查整体生命机能的状态。脉之胃、神、根可推测病轻与病重、疾病的易治或难治，较好把握疾病预后，同时也可指导临床用药。"胃"指胃气，可表现为脉位居中、脉率调匀、脉力充盈、脉道适中、脉势和缓。"以胃气为本"乃治病宗旨，脉有胃气的主要表现为和缓、从容、流利。人以胃气为本，脉之胃气亦然，如《素问·平人气象论》云"平人之常气禀于胃，胃者平人之常气也。人无胃气曰逆，逆者死"。五脏精气均依赖于胃气的充养，胃气的盛衰反映人体的生命状况，胃气的有无决定疾病的预后转归。胃气的存亡可作为判断预后的依据，临证时同为病脉，有胃气则仍有生存之机，此病易治，如《素问·玉机真脏论》曰"脉弱以滑，是有胃气，命曰易治，取之以时"；无胃气则为逆证，脏腑功能已近衰竭，病当危重难治。"神"表现为应指有力柔和、节律规整，其与胃气的盛衰有关。有神之脉，是先后天之气充盛的征象，可察精气之盈亏。"根"，即根基，脉之根与肾气相关。脉之有根主要表现在尺脉有力、沉取不绝两个方面，如《医学心悟·脉法金针》云："根气者，沉候应指是也。三部九候，以沉分为根，而两尺又为根中之根也。"脉之根的有无亦可推及病愈与病死，因肾乃先天之本、元气之根，人体十二经脉均有赖肾间动气之生发。肾气犹存，如树木之有根，枝叶虽枯，根本不坏，当有生机；若久病及肾，本元亏乏，虽有灵丹亦难起沉疴。综上，脉之胃、神、根三者为一体，既相互补充又不能截然分开。若脉见和缓不失有力，从容不失规整，尺脉沉取而有力，则为脉有胃、神、根，此为病尚轻浅，蕴含生机。

（二）脉诊宜粗不宜细

脉诊是一门综合性强且复杂难以操作的技术。从《黄帝内经》记载的 20 余种脉，到《脉经》确立 24 种脉象，发展到现如今《中医诊断学》中包含 28 种脉象，脉种复杂，且脉象特点在文字上虽描述清楚，但在临床操作时却难以区分，《脉经·序》云"在心易了，指下难明"。王叔和亦说明了辨明脉象的难度，如弦脉的"如按琴弦"、滑脉的"如盘走珠"、紧脉的"状如转索"等，在文字描述上虽可加以区分，但其描述晦涩难懂，具体到临床诊脉时更是难以辨明。至于《黄帝内经》中的某些脉象，如"屋漏脉""雀啄脉""解索脉"等更是难以理解应用，即所谓"脉理精微，其体难辨"。因此，从临床实际出发，脉诊不可丢，脉诊亦不可杂，故"脉诊宜粗不宜细"。笔者秉承恩师沈绍功诊脉之精髓，沿用其 9 种主脉，意在脉诊宜粗者分清 9 种主脉即可：一为浮脉，轻手可得，按之不足，主表证；二为沉脉，重手乃见，按之有余，主里证；三为迟脉，一息不及四至，主寒证；四为数脉，一息五至以上，主热证；五为滑脉，脉来如走珠，主痰浊或妊娠；六为涩脉，脉来如刀刮竹，主瘀血；七为弦脉，脉来如按弓弦，主气滞；八为细脉，脉体如线如丝，主虚证；九为促结代脉，脉率不整，时有中止，主重证。脉诊之主脉范围不宜过大，应便于记忆与理解，才能巧于临床实用。

（三）主兼脉单元式组合

患者脉象繁杂，临证时往往不为单一脉象，而常见兼脉，故应在分清 9 种主脉的基础上，组合各种兼脉，以适应临床应用。由"单元式组合辨证法"中的提取主要及次要模块并加以组合的方法，衍生发展出"脉诊单元式组合法"。

根据临床脉象的相兼频率，先将脉象分为浮、沉、弦、代4个主脉单元和数、迟、滑、涩、细等兼脉单元，主脉单元之间常并列出现，而兼脉单元多相兼出现。继而以4个主脉单元配合其他兼脉单元进行单元式组合，临证中以主脉为准，根据脉象单元中必备的主脉和参考的兼脉，按轻重主次顺序排列并加以组合，以确立脉象。其概要为：一是以浮脉为主脉单元，浮紧脉主风寒，浮数脉主风热，浮濡脉主伤暑，脉浮而有力主表实，脉浮而无力主表虚；二是以沉脉为主脉单元，沉迟脉主里寒，沉数脉主里热，沉滑脉主痰浊、食阻，沉涩脉主瘀血，沉细脉主气虚阳衰、血虚阴亏；三是以弦脉为主脉单元，弦迟脉主气滞寒凝，弦数脉主气滞热壅，弦滑脉主气滞痰浊，弦涩脉主气滞血瘀，弦细脉主阴虚阳亢；四是以代脉为主脉单元，结代脉主痰浊、瘀血内阻、气虚不能运血、阳衰不能温血，代散脉主脏气衰微、濒死之兆。"脉诊单元式组合法"客观反映患者临床实际脉象，不仅可将错综繁杂的脉象简单化，还可做到脉诊的相对准确性，便于临床实际应用。

（四）三维法则

"三维法则"为临床诊断大法，包括时间维度、空间维度和频率维度。时间维度是依据"天人相应"理论而制定，机体顺应自然界的变化可出现四时脉象特点，季节、昼夜、年份、月相等均对脉诊产生影响。诊脉时应考虑时间因素，一方面，四时相关的脉象主病不同，如《素问·平人气象论》云"春胃微弦曰平"，又曰"秋胃微毛曰平……弦甚曰今病"，平人在春季为脉微弦，秋季为脉象偏浮；且同为弦脉，见于春是生理，见于秋则是病理。四季脉象，随着季节的变化也有变化，如春季脉偏浮，夏季脉偏洪大，秋季脉偏紧，冬季脉偏沉、里。另一方面，时间与脉象结合可增加诊断的准确性，并可推测预后。脉应四时为平，脉逆四时为病，《素问·平人气象论》指出"脉得四时之顺，曰病无他"。若脉不应四时，本季之时不见本季相应之脉，其为在内所伤之脏气见于脉也。空间维度包括地域环境的差异性及病变部位的综合性。一方面，我国地域辽阔，各地气候不一，对人体脉象有一定影响，再加之饮食偏嗜及生活习性不同，脉象也会出现差异。应根据地域的不同谨慎区分脉象，如东方平原之地脉象多缓，西方高原之地脉象多刚劲有力，北方冷冽之地脉象多实，南方雾露之地脉象多软等。另一方面，脏腑病变部位的复杂性也增加了诊脉的难度，众多患者并非单一脏腑病变而常涉及多个脏腑，故要求综合考虑病变部位的多样性，此时应灵活掌握"脉诊五法"以拨乱反正。频率维度包括脏腑振动频率的差异性及医患能量共振的一体性。脏腑振动频率的差异性主要体现为体质对脉象的影响，体质不同会影响人体之气血，而气血的差异会导致脉象的不同，如周学海《脉义简摩》云"人之禀质，各有不同，而脉应之。如血气盛则脉盛，血气衰则脉衰，血气热则脉数，血气寒则脉迟，血气微则脉弱，血气平则脉和"；医患能量共振的一体性则是指医患之间应积极寻求能量的同频共振，以帮助医者更好地感受患者病情，提高对脉象的判断。"三维法则"从多维度、多层面对中医诊断的整体原则进行了总结分析，其对中医脉诊的研究具有全面性、动态性的特点，可用以判断不同时空下机体所处的状态及疾病的未来发展态势。

（五）舍症从脉

"舍症从脉"语出《景岳全书·脉神章》"凡治病之法，有当舍症从脉者，有当舍脉从症者"。脉象与症状均为疾病的外在征象，对病证与病性的判断应四诊合参，综合症状与脉象全面进行诊断。但疾病类型繁杂，病性变化多端，病证常常相兼为病或并发他症，使临证不为单纯证候而常有真假之别，故需进行症脉之取舍。脉症是否相应往往反映疾病之顺逆，当脉症不相应时，多为正气衰败而无力抗邪，为逆证，需谨慎应对，应仔细辨别脉症之真相，以免犯虚虚实实之戒，如《脉如》云："医不明脉，固无以治病；而不明真假疑似之脉，又无以别脉。""舍症从脉"是指当无症可辨或症脉分离不一致时，以脉为准进行辨证，确立证候分类。在多数情况下，人体的外在症状可有假象出现，而脉象往往反映疾病本质，如《脉鉴·自序》中云"……脉乃人身生活之机，知觉运动之本，昼夜循环而不息者也，一有停滞，脉即见之，故百病之机，无不从兹而得悉焉"，通过脉诊能够了解脏腑的机能强弱和气血阴阳的盛衰，人体病变在脉象中避无可避，此明确指出了脉诊的重要性及准确性。然而有少数情况可见症真脉假，故脉症的取舍决不可主观臆断，务必脉症互证互勘，四诊合参，综合分析后方能去伪存真，抓住疾病的本质，继而据证定法，以达有效论治。综上，当真假难辨、症情错杂、难以辨证时，应四诊合参，综合分析，才能全面认识疾病的本质，多数情况下见脉真症假，应当"舍症从脉"。

（六）注意事项

脉诊之法充满奥秘与精细之处，许多细节务必细针密缕，毋以小益而不修，以防"千里之堤，毁于蚁穴"。临证时应重视细节之处，主要体现在五个方面：第一，应保持诊室环境安静，尤应避免塑料摩擦、电话铃声等声音，以免打断医者思路，干扰医生与患者交流；第二，患者应做好诊前准备，运动之后或情绪有较大波动时，均不宜立即诊脉，应稍加休息安静之后再行脉诊，此外患者应避免饥饿、饮酒、饱食后诊脉；第三，患者应保持正确的体位，可取端坐位或仰卧位，前臂自然向前平伸，与心脏置于同一水平，并将手腕放于脉枕之上，使寸口部充分伸展，保持气血畅通，以反映真实脉象，同时患者应解除压迫手臂的物件，如手表、挎包、扣紧的袖口等；第四，医者应平心静气、心无杂念，呼吸应自然均匀，最好不要同时进行问诊，以免分散注意力；第五，医者应提高业务能力，保持思维敏捷，若在寸口正常位置未感觉到脉动，应考虑是否为斜飞脉或反关脉，医者手指应分别运用不同指力，依照先轻后重的顺序体察脉象，诊脉时间应不少于1分钟，两手以3分钟为宜，且务必双手均行脉诊，以全面探查脉象。

三、脉诊五法

笔者基于八纲辨证，提出了"脉诊五法"作为诊脉之法则。脉诊五法以阴阳为总纲，解析中医诊断学中的脉象要素，依次关联虚实、寒热、表里、部位纲领，共同构成脉诊法则。脉诊五法需按照法则顺序，循序渐进、剥茧抽丝，五法之间相互配合应用，综合考虑后方可进行脉象判别及辨证诊断。

（一）首定阴阳，以阴阳为脉诊总纲

《素问·阴阳应象大论》云："善诊者，察色按脉，先别阴阳。"虚实、寒热、表里均可从不同侧面概括诊脉，但仅说明了脉象的某一方面特征，而阴阳两纲则是对脉象总体归纳，以反映病情全貌。临床常见复合脉象，脉诊繁复难

辨，此时若不辨阴阳而直接以脉象主病论治，往往会舍本求末、顾此失彼，故应先断脉之阴阳，理清主纲。《黄帝内经》以太过与不及论脉，指出太过者为阳，不及者为阴。《伤寒论·辨脉法》云："凡脉大、浮、数、动、滑，此名阳也；脉沉、涩、弱、弦、微，此名阴也。"综合古籍内容来分析各脉象要素，可归纳为脉率快者为阳，脉率慢者为阴；脉势强者为阳，脉势弱者为阴；脉长者为阳，脉短者为阴；脉宽者为阳，脉窄者为阴；脉滑流利者为阳，脉涩不利者为阴；脉紧绷急者为阳，脉软松散者为阴。综上，候脉言病以阴阳为总纲，将脉象要素根据阴阳进行归纳，有利于在复杂的脉象中执简驭繁，以总察机体阴阳盛衰，明审寒热虚实，准确辨识病情，以求治病求本。辨脉阴阳，为中医诊脉之根本。

（二）二分虚实，以虚实定标本

虚实是辨别邪正盛衰的纲领，同理，脉之虚实亦提示正气的强弱及邪气的盛衰。《素问·通评虚实论》云："邪气盛则实，精气夺则虚。"临床上异常病脉的出现可归为两个原因：一为邪实，二为正虚。在诊脉过程中，可以虚实为纲统摄。笔者结合脉力、脉流利度、脉紧张度等脉象要素，总结脉象虚实，提出临床常见之弦脉、滑脉等主实；沉脉、细脉等主里虚。同时，临床诊脉不可拘泥，应基于脉象所主虚实，分部加以剖判。如滑脉主实，右寸滑多提示右侧胸膈以上有实证，可表现为或热，或痛，或痰湿；左寸滑主血脉不通，多见于心血管疾病；右关脉滑提示中焦食滞，尺脉滑多见于下焦湿热等。辨脉之虚实可指导临床治疗，以脉之虚实定标本，实者提示邪气过盛，实者宜攻；虚者提示正气亏虚，虚者宜补。综上所述，脉分虚实提示邪正盈亏，治疗上应补其不足、损其有余，即所谓虚者补之、实者泻之。脉之虚实需辨明准确，攻补方能适宜，才可免犯虚虚实实之误。

（三）三定寒热，以寒热明病性

《素问·阴阳应象大论》云："阳胜则热，阴胜则寒。"病邪有阳邪与阴邪之分，正气有阳气与阴液之别。寒热可突出反映机体的阴阳偏颇、病邪的阴阳属性，故可通过明审寒热来辨别疾病性质。脉之寒热同样是机体阴阳盛衰的具体表现，结合脉率、脉律等脉象要素归纳脉之寒热，总结为迟脉、缓脉、涩脉等主寒；数脉、疾脉、促脉等主热。在某些特殊情况下，机体外在表现为寒象或热象，但疾病本质却不一，应注意寒热真假辨证，机体外在表现的假象多出现在体表、四肢等部位，而脉象往往可反映疾病本质。如数脉主热，有虚实之分，亦有寒热真假之难；若患者脉数、有低热，但因阳气内闭，不能外达四肢、体表而表现为手足逆冷等寒象，此时需谨慎辨别，行温经散寒之法可取效。由此可知，脉之寒热是较为可靠的辨证依据，当与机体个别寒热症状相悖时，应以脉象反映的寒热征象为重，谨慎进行分析与辨识。

（四）四分表里，以表里测深浅

表里可辨别病变部位的内外深浅，而脉之表里表现在脉位的或深或浅，同为体现病变部位深浅的纲领。《伤寒论》云"脉浮者，病在表""沉为在里"。《素问·平人气象论》云："寸口脉沉而坚者，曰病在中。寸口脉浮而盛者，曰病在外。"分析脉之表里，可根据脉搏的深浅位置来探求病位的深浅，归纳总结为浮脉、濡脉、散脉等主表，沉脉、伏脉、弱脉等主里。脉之表里对预测疾病有一定的指导意义。由于疾病多具有由表入里、由浅入深的发展过程，因此明辨脉之表里可辅助把握疾病的发展阶段，亦可提示病情的轻重浅深趋势，从而探寻疾病的演变规律，以取得诊疗主动性。如沉脉主里，应为"轻取不应，重按始得"，双寸关部脉沉临床常见为气虚，若双寸关部加力仍摸之不应，则提示危重证候；若双尺部脉沉且重按不应指，则为五脏气血不足，预后不良。脉之表里还可推测病位之深浅，若为主表脉，则提示病位在表、在浅，应散而发之；若为主里脉，则提示病位在里、在深，应引而竭之。因此，应根据脉之表里推测病位深浅，继而因势利导，顺势治之。

（五）五定部位，以部位察脏腑分候

根据脉象定脏腑部位，是脉诊五法中的最后一步，意在将"定部位"作为诊脉的"船锚"，既可稳定框架，明确脏腑分候，又可串联其他法则进行综合分析。笔者以《黄帝内经》寸口六部脏腑分候为基本原则，并结合临证体悟，总结归纳左右手寸关尺各部分候及常见病症，现举例如下：

左寸脉主心系疾病、颈椎病等，如左寸脉弦，可有心悸、心前区不适等证；

若寸脉弦长，超出本位，则提示气机不通，常见于颈椎病，可见头晕、手麻，甚至昏厥等症。左关脉主肝胆疾病：因肝主疏泄，若肝气疏泄太过，则可见情绪急躁、胸胁胀痛等症；若肝气疏泄不及，则可出现情绪低落、抑郁之症；因肝主藏血，故左关脉还可反映机体免疫功能。左尺脉主肾系病证，临床常见腰椎间盘突出、泌尿系感染、盆腔炎等病，亦主免疫功能障碍，可见红斑狼疮、荨麻疹等病；左尺脉尤主肾阴，若察左尺脉沉细，则提示肾阴不足，可见阴虚火旺之证。右寸脉主肺系疾病，若右寸脉浮数则主外感表热证；若右寸脉或弦或滑，则主实证；若见右寸脉弱或脉沉细，则提示呼吸系统功能减弱，可见慢性支气管炎、慢性哮喘，慢性鼻炎等病；若右寸脉滑、坚硬如石、推之不动，则需注意是否有肺系恶性肿瘤的发生。右关脉主脾胃病症，若右关脉滑，多为食积导致胃部不适，可有胃胀、排气增多、恶心呕吐等症；若右关脉弦，则提示肝胆气滞，乘于脾胃，可有胃痛、胃胀等症；若右关脉沉细，则提示脾胃病症日久。右尺脉主火，属肾阳，右尺脉多见虚脉，出现弦脉或滑脉则应引起注意：若见右尺脉弦，常见腰痛症，可因腰椎间盘突出、腰扭伤引起；若见右尺脉滑，可见前列腺增生、尿不净、尿频、夜尿增多等症，一般为膀胱气化不利、肾阳虚或湿热所致。

　　脉诊在四诊中有其无与伦比的可靠性和不可替代的重要地位，然中医脉诊内容繁复，晦涩难懂，医者多难以全面理解并运用到临床。笔者首先从整体层面入手，制定了"脉诊五法"作为诊脉之理论大法，以此明确脉诊理论骨架，再针对局部细节，顺框架而抽丝剥茧，循序渐进，思辨脉诊奥秘，紧抓诊脉重点，以求灵活运用于临床。

第七节　动态时空诊疗

"时"指时间的连续、周期及进程，"空"指空间范围内的各种因素；"动态时空"是指"时"与"空"处于不断的变化、演变和发展过程中。在中医学中，随着时间的推移，中医证候会发生一系列变化，而这种变化多具有由浅入深、由轻到重的动态演变规律。中医学的恒动观即为动态时空观念的基础，清代叶天士的卫气营血辨证及吴鞠通的三焦辨证等中医理论也均涉及疾病动态演变的思路，而目前的中医标准规范多为分证论治，对疾病动态演变着墨不多，对中药治疗最佳时效点的描述更是少之又少，但关注疾病的动态发展并给予相应的动态治疗在临床诊疗中不容忽视。

笔者在三十多年的临床诊疗中发现，疾病处于不断的动态发展与变化之中，如何在动态时空下把握疾病的演变规律并获得治疗最佳节点应作为临证诊疗思路的重点。笔者基于《韩非子·喻老》"扁鹊见蔡桓公"中对疾病动态演变与动态治疗的描述，总结出了健康态—疾病早期态—疾病态—危重症态四个阶段的疾病动态发展规律，并结合自己的临证感悟进而提出了动态节点治疗的治疗法则，即在"健康态"予以给邪出路、调养起居之法，在"疾病早期态"给以注重疏通、调畅气机之法，在"疾病态"予以保护脾胃、丸药缓图之法，在"危重症态"给以先开胃口、后调阴阳之法，以期把握最佳治疗节点而截断病情发展。

一、动态时空概述

（一）动态时空历史渊源

在中医古籍中并没有提及"动态时空"的概念，但可根据其特点将其归属于"病机演变""病传""传变"等范畴。最早在《黄帝内经》中即有病传篇对疾病动态演变进行了描述，如《素问·标本病传论》云"夫病传者，心病先心痛，一日而咳，三日胁支痛，五日闭塞不通，身痛体重"，描述了疾病症状动态演变的情况；《灵枢·病传》云"病先发于心，一日而之肺，三日而之肝，五日而之脾，三日不已，死……诸病以次相传"，描述了脏腑的动态病传规律。《伤寒杂病论》中也有对疾病传变的描述，且多为描述六经病的发生发展规律，如《伤寒论·辨太阳病脉证并治》云"伤寒一日，太阳受之，脉若静者，为不传；颇欲吐，若躁烦，脉数急者，为传也"；《金匮要略·百合》云"百合病一月不解，变成渴者"。《景岳全书》云"凡伤寒三四日以后，舌上有苔，必自润而燥，自滑而涩，由白而黄，由黄而黑，甚至焦干，或生芒刺，是皆邪热内传，由浅入深之证也"，此为通过辨舌色来判断疾病由浅入深的动态变化。《温病条辨》云"论三焦由上及下，亦由浅入深"，此言三焦辨证，亦涉及疾病动态演变思路。叶天士在《温热论》中提出了卫气营血辨证，论述了温热病的动态传变规律，如"温邪上受，首先犯肺，逆传心包""若病仍不解，是渐欲入营也"；亦讲述了温热病的治疗大法，如"在卫汗之可也，到气才宜清气""乍入营分，犹可透热，仍转气分而解""至入于血，则恐耗血动血，直须凉血散血"。历代中医古籍有关动态时空范畴的描述众多，总结来说多涉及对脏腑辨证、六经辨证、三焦辨证、卫气营血辨证等方面的疾病动态传变规律和治疗之法的描述。

（二）天地人一体观与动态思维

《素问·宝命全形论》云："人以天地之气生，四时之法成。""天"指天象、季节、气候等，"地"指地理条件、地域环境等，"人"指喜怒哀乐、生活起居等人事情况和社会环境等。天地人一体观要求看待事物需从天、地、人三大要素构成的宇宙框架中去分析、衡量，以寻找其本质和规律，并预测其未来变化，如《荀子·天论》云:"天有其时,地有其材,人有其治,夫是之谓能参。"中医的动态思维即为恒动观念,是指在观察、研究生命活动规律和疾病时,运用运动的、变化的、发展的理念去把握复杂的客观世界,如《素问·六微旨大论》云:"夫物之生从于化,物之极由乎变,变化之相薄,成败之所由也。"中医强调天地人一体观,而宇宙是恒动的,在动态时空中,人是多维度、多层面地受时间与空间的影响,故天地人一体观是中医恒动观的重要体现。《灵枢·岁露论》曰:"人与天地相参也,与日月相应也。"天时、地理的变化对人体的生理、病理影响极大,比如中医证候的动态变化,受多种因素的共同影响并随个体和时空而变化,故有异病同治与同病异治现象。天地人一体观与动态思维指导着人体对生理、病理的认识,并渗透于疾病的诊断和治疗措施中,故应顺应四时气候、地理环境的变化以防止疾病的发生发展,尤其在治病时需注意天气时令的动态变化及因地制宜,如《素问·脏气法时论》曰:"合人形以法四时五行而治。"

二、动态发展规律

重视疾病的动态发展是诊疗的关键步骤和重要技术要素。疾病均会经历由浅入深、由轻到重的动态演变过程,故笔者基于《韩非子·喻老》"扁鹊见蔡桓公"中所描述的疾病由腠理,到肌肤,到肠胃,再到骨髓的演变过程,将疾病的动态发展概括为健康态—疾病早期态—疾病态—危重症态四个阶段。医者诊疗时应牢牢掌握疾病的动态发展,关注病情转换的节点,尽量在疾病早期进行干预,以期截断病情发展。

(一)健康态

"健康态"即未病状态,是疾病的最早期,往往无临床症状表现,且西医检查结果多正常。正如《韩非子·喻老》中扁鹊云"君有疾在腠理",此时期病发在腠理、皮毛之间,机体仅有易感冒、乏力、腿软、记忆力减退等表现,但却无病可循、无证可辨。此时机体仅为脏腑功能的失调,导致气机紊乱,因其仅发生在气的运动失常环节,故病情轻浅,常无疾病症状表现,也未影响生活质量。但由于气、血、津液相互关联，气的功能失常可导致气、血、津液代谢失调而出现痰饮、瘀血等病理产物，故虽未发病，但机体已处于无序状态，可在面色、舌苔等处留有预示，脉象上也会出现相应的变化。此时需要医家认真辨别，切勿忽略微小变化而错过最佳治疗时机。

（二）疾病早期态

"疾病早期态"，如《韩非子·喻老》中扁鹊云"君之病在肌肤"，此时病在肌肤，即在肌肉、筋膜之间，患者可有消瘦，面颊肌肉凹陷，皮肤干瘪、皱褶、失去弹性等表现。因在"健康态"时未加干预，患者气机紊乱逐渐加重，导致气、血、津液代谢失调，痰饮、瘀血等病理产物逐渐积累，超出了机体能够负荷的程度，此时若再遇外界因素刺激，如寒邪侵袭、情志失宜、饮食失调等，机体的紊乱状态可从量变到质变，从而发生疾病。此时病位仅到肌肤而未及脏腑，故仅见肌肉瘦削、皮肤松弛等症。此一时期应引起高度重视，尤其在某些肿瘤早期会有类似恶病质的表现，如突然肌肉瘦削、颧骨高，甚至肌肉塌陷，而患者没有其他严重症状，故难以引起重视，但此征象往往已经蕴含着严重疾病。

（三）疾病态

"疾病态"指疾病进一步发展，由浅入深，已从肌肉、筋膜之间发展到脏腑，如《韩非子·喻老》中扁鹊云"君之病在肠胃"。因中焦脾胃为后天之本、气血生化之源，故疾病发展多影响脾胃，可见胃痛、腹泻、食欲不振等症；又因脾在体合肉、主四肢，故亦会出现肌肉瘦削、软弱无力，皮肤干瘪、起皮，面颊消瘦，脸色发青发黄之症；因心与脾在血液生成和运行方面相互为用，脾胃功能失常，则心神失于濡养，可影响睡眠。饮食、睡眠与二便为诊疗时最关键的要素，失于治疗则机体的紊乱逐渐加重；另外，在进行中医诊断时尤要注意面色与唇色的判断，脾在窍为口，其华在唇，唇色淡提示气血不足，唇色发紫发青提示瘀血及心肺疾患，唇色发红提示热证，唇有裂口提示阴虚，唇薄似纸提示五脏衰，需引起重视。人体应处于阴阳平衡的相对稳定状态，但此时平衡已被打破，机体进入混沌无序的状态，需抓紧治疗，否则后患无穷。

（四）危重症态

"危重症态"指疾病已发展至五脏末端，甚至深入骨髓的危重状态，如《韩非子·喻老》中扁鹊云"在骨髓，司命之所属，无奈何也"。疾病"危重症态"多病及于肾，肾在体合骨、生髓，肝心脾肺诸疾病，病久均会延及于肾，而肾为五脏阴阳之本，肾衰则元阴元阳消失，已是半死半生矣。此期为疾病末期，机体混沌无序状态超过限度，痰浊瘀血在体内积累，蕴而化毒，毒损脉络，机体难以再恢复到有序平衡状态，可见患者肌肉脱削，难以进食，不能排二便，此为绝症。医者需谨慎对待，应尽量改善患者生活质量，延缓患者生命。

三、动态节点治疗

基于动态时空下的疾病演变规律，笔者提出动态节点治疗的治疗法则，临证时在"健康态"予以给邪出路、调养起居之法，在"疾病早期态"给以注重疏通、调畅气机之法，在"疾病态"予以保护脾胃、丸药缓图之法，在"危重症态"给以先开胃口、后调阴阳之法，以期在最佳时效节点进行干预，以扭转疾病态势。

（一）给邪出路，调养起居

《韩非子·喻老》中扁鹊云"病在腠理，汤熨之所及也"，扁鹊所言之"汤熨"，可理解为汤药热敷。中医治病讲究因势利导，给邪以出路，"健康态"阶段病仅发于皮毛腠理，若尽快给邪出路则病邪易消。《素问·阴阳应象大论》曰"其在皮者，汗而发之"，汤药热敷体现了汗法，汗液正常出入，则腠理路径通畅，人体阴阳调和，精力充盛。但要注意使用汗法不可过汗，应以"微似有汗者"为佳，病情轻浅者可热浴、足浴、坐浴或饮热姜水、葱白水等，使身体微微出汗，从而排出尚在腠理之邪气。另外，邪在皮肤皮毛者若见痤疮、湿疹、硬结，可选择刺血、拔罐、刮痧等法微调血分、祛除邪气，也可配合清热、凉血、解毒类中药，有祛根而不留疤的效果。

因"健康态"阶段为未病状态，仅用日常养生保健之法即可调理气机使身体康健。《素问·上古天真论》曰"上古之人，其知道者，法于阴阳，和于术数，食饮有节，起居有常，不妄作劳，故能形与神俱，而尽终其天年，度百岁乃去"，故可从饮食、起居、劳作、情志等方面进行调摄。饮食调养需顺应四时，食饮有节，进行食补养生，多使用药食同源的食物，如：芹菜补钙、降血压，萝卜化痰、消食除胀，冬瓜美容消肿，梨润肺化痰，山楂减肥、消食和胃、活血化瘀，木耳抗癌、软化血管，薏苡仁调节血糖、抗癌瘤等。起居调摄则要强调作息有序，尤要注意劳逸、动静的结合；睡眠相宜，需保持充足睡眠，切忌熬夜；舒适置装，应顺应四时，春季可稍暖，秋季可稍凉，夏季最忌赤膊，冬季衣着应逐渐加厚。劳作调摄可适度运动以帮助消化，流畅百脉，不生痰浊，全身气机通畅，则邪气难以入侵，但应谨记劳作需防过度，应以运动后不觉疲劳为限，所谓"不可不动，不可大动"。情志因素亦有明确的致病性，故应重视情志调摄，使情志有节，则意和气畅，营卫调和，脏腑通顺，百病不生，如《素问·上古天真论》曰："是以志闲而少欲，心安而不惧，形劳而不倦，气从以顺，各从其欲，皆得所愿。"

（二）注重疏通，调畅气机

《韩非子·喻老》中扁鹊云"在肌肤，针石之所及也"。在"疾病早期态"阶段，病在肌肉、筋膜之间而未及脏腑，但气机紊乱逐渐加重，故需使用"针石"来疏理气机，调动机体内的原动力，使机体无序状态转变为有序状态，可采用毫针针刺、埋线针、推拿、整骨等外治法以疏通经络，也可使用行气解郁类的中药以调畅气机。针灸具有疏通经络、调和阴阳的作用，应用广泛，疗效可靠。针灸治病需先知经络所在，度以身寸，确定穴位，之后根据辨证论治进行取穴，有余则泻，不足则补，不盛不衰者以经取之，方能奏效。另外，在临床上提倡针药并用，尤其对于患病早期及危险因素较少患者，针药相互辅助，各取其长，是提高疗效的良策，如针药并用治疗高血压患者，其控制血压效果较好，甚至可使患者不必终生服药。

"疾病早期态"人体气机紊乱，可用行气解郁中药以调畅气机。行气可选用柴胡、香附、木香、乌药、佛手、陈皮等；破气可选用青皮、枳壳、大腹皮、川厚朴、沉香等。应注意理气药多香燥易伤正，故应投以平和之品，如木香、香附、郁金、陈皮、佛手等。另外，应注意气、血、津液之间的相互联系，气郁可致痰凝，可加祛痰药，如清半夏、竹茹、瓜蒌、贝母等；气郁可致血瘀，可加川芎、丹参、红花等；气郁可致湿阻，可加化湿药，如木香、车前草、藿香等；气郁可致食停，可加消导的神曲、山楂、莱菔子等。脾在体合肉，主四肢，而"疾病早期态"病在肌肉、筋膜之间，故也需要调理脾胃，可加参类、白术、山药、茯苓等药以健脾益气。

（三）保护脾胃，丸药缓图

《韩非子·喻老》中扁鹊云"在肠胃，火齐之所及也"，扁鹊所言之"火齐"，可理解为热的汤剂。在"疾病态"阶段，病邪由浅入深，损伤至脏腑。"兵马未动，粮草先行"。疾病治疗中若不注意顾护脾胃，粮草绝断，则势必兵败。因此，"胃气为本"乃治病宗旨。治病首先要注意顾护"胃气"，应把开胃纳谷放在首位，临床若见食欲不振、纳呆、苔腻者，未先开胃而一味补益，则中药难以吸收，严重影响疗效，且患者脾胃症状未消，会严重影响患者生活质量。临证见纳呆可有两种情况：一是苔腻而纳呆，此属湿阻中焦，可投温胆汤、竹茹、枳壳、茯苓、陈皮、连翘、蒲公英、焦三仙、木香等药；二是苔薄而纳呆，此属脾不健运，可投香砂六君子汤、养胃汤、党参、炒白术、茯苓、陈皮、生白芍等药。经开胃施治后，患者食欲改善，消化吸收功能恢复，可再根据病证投以辨证论治方药，增强其疗效。

《汤液本草》曰："圆者缓也，不能速去之，其用药之舒缓而治之意也。"在"疾病态"阶段，病达脏腑，经中药治疗后，恐仍有余邪未净，故可用丸药加强治疗，缓缓图之，以达药到病除之效。丸剂吸收缓慢，药力持久，尤适于慢性、虚弱性疾病，且由于慢性疾病病情易反复，故需用丸药缓图以避免病情复发。临床使用时，丸剂配伍需遵循既突出健脾和胃，胃气为本，又要注意滋肾柔肝的组方原则，如此则中土健运，肾阴充足，肝木不亢，连服两三个月，常可免于病情复发。

（四）先开胃口，后调阴阳

在"危重症态"阶段，疾病已深入骨髓，难以治疗，如《韩非子·喻老》

中扁鹊云"今在骨髓，臣是以无请也"。患者多难以进食，舌苔厚腻，此时必应先开胃口，才能吸收，之后再使用调肾、抗癌等功用的中药以调和阴阳、增加抵抗力，同时还可配合意疗之法辅助治疗。临证时，若患者胃口尚可，重病多不会加重，若胃口差，则疾病更易发散，如《医宗必读》所言："有胃气则生，无胃气则死。"对于"危重症态"的患者，若予清热解毒或以毒攻毒之法，则脾胃功能愈差，故主张先开胃口，一方面可以正气血生化之源，提高抗病能力，另一方面可以修复放化疗等对脾胃功能的损伤。临证可选温胆汤或保和丸以和胃健脾，仙鹤草、薏苡仁以益气健脾、利湿抗癌，陈皮、莱菔子以理气开胃。另外，若患者难以服用中药，可行食疗之法，尽量调理其脾胃功能，如补阳可食胡桃、海参，补阴可食木耳、蘑菇、腐竹，补气可食花生、山药，补血可食桑椹、红枣等。

待胃开纳可、苔薄不腻后可考虑开始补身体之虚、调肾之阴阳。因"危重症态"阶段疾病已深入骨髓，病连及于肾，此时可调肾之阴阳，以复人体之正气。在治疗时切记"孤阴不生，独阳不长"理论，应调肾中阴阳，以使阳得阴生，阴得阳化，从而阴阳平衡。"善补阳者，必于阴中求阳"，可在温补肾阳时，稍配滋阴之品，如枸杞子、女贞子、旱莲草、杜仲、桑寄生等；"善补阴者，必于阳中求阴"，可在滋补肾阴时，稍佐温阳之品，如补骨脂、淫羊藿、菟丝子、肉苁蓉、巴戟天等。同时可配伍具抗癌功用的中药，如白花蛇舌草、蒲公英等抗癌而不伤脾胃。患者若情绪饱满，心态平衡，有强烈的求生欲望，则对疗效的取得有积极的促进作用，故意疗在"危重症态"阶段的作用举足轻重。可选择以情胜情、以情开导、暗示、静情催眠、移情易性、顺情从欲、动情解惑等法，医者应心平气和，动情解惑，语之以其善，引导患者树立乐观向上的信念。

治未病既要体现中医"预防为主"的治疗原则，也要体现动态制定治疗方案的指导思想。保证疗效，防止传变，是一种在动态时空思想指导下的治疗思路。立法组方思路需有动态的观点，临床诊疗亦应时刻注意疾病动态演变的影响，在动态时空下，把握最佳治疗节点，采取相应的预防措施，阻断其转移、传变和扩展，以求最终达到"动态平衡"的状态。

第八节　单元式组合辨证法

单元式组合辨证法是在临证时先由症状确立辨证单元，再根据临床实际加以组合，按轻重主次的顺序排列，从而确立证候分类，是一种先由症状确立几个辨证的单元，再根据临床实际加以组合，见什么病变组合什么证类，从而确立证候分类的辨证方法。这种单元式组合辨证法，比较符合病症错综复杂、繁杂多变的临床实际，相对做到辨证的准确性，便于实现辨证的实用化。

一、动态精准辨证

（一）临证复杂，动态辨证

中医辨证是个复杂工程，临床还有不少特殊情况。如有时症状和体征尚未显现，依靠四诊的方法难以获取临床资料，而用西医的理化方法很容易检测到病变，如早期的糖尿病，早期的高脂血症，早期动脉硬化，乙肝病毒携带者，显微镜下的血尿、蛋白尿等，这种无证可辨的状态如果依据西医的诊断投以中药，所谓"辨病论治""专病专方"也能奏效。有时按中医的辨证论治，患者的症状体征全部消失，看似已经治愈而经西医检测却并未好转，血脂、血压未降，血糖未控制，显微镜下仍见血尿、蛋白尿，乙肝并未转阴等；有时西医检测指标已经复常，但按中医的辨证论治判断症状体征并未消失，甚至加重，这就需要更准确的辨证方法，来应对临床复杂的病机变化。

中医证候是动态变化的，证候演变一般为从实证到虚证、由简单到复杂的过程，证候分类又具有动态和创新的特点。"单元式组合辨证法"是提取主症和兼症加以组合，辅以气血津液及五脏理论辨证论治以简化证候分类。近年来通过流行病学调查显示，痰浊和瘀血是实证中最常见的证候要素。例如冠心病发病初期以实为主，痰浊和瘀血又常易互结从而相互转化，故将实证单元的"痰浊闭塞""心血瘀阻"组合成"痰瘀互结证"；中期由实转虚或虚实夹杂，实邪继续影响气血运行或"久病必虚"耗气伤阴，发展为气阴两虚之证，临证将虚证单元"心气虚损""心阴不足"组合成"气阴两虚证"；后期以本虚为主，久病体虚，《难经·八难》有"气者，人之根本也"，气虚为本病虚证中所占比例最大的证候要素，气虚发展为阳虚亦可耗气伤阴，而阴阳互根、阴损及阳、阳衰及阴，最终演变为阴阳两虚之证，故将"心气虚损""心阴不足""心阳不振"3个虚证单元组合为"阴阳两虚证"，临证应用时又根据实际补阳滋阴各有偏重。

（二）辨证要准，主症要精

辨证要准有两个基础条件，一是主症要精简，主症是单元的必备症，不可几个单元均有，缺乏针对性，单元就会模糊、不确切，组合就无精确可言，辨证也会失真。二是单元要精简，不能繁杂，更不能类似。单元不确切，模棱两可，组合出来的证类必定模糊不确切，辨证就会失真。比如自汗和盗汗，理论上讲所谓"阳虚则自汗，阴虚则盗汗"，临床以玉屏风散补气温阳固表法治愈盗汗者不在少数，说明盗汗一症非但阴虚有之，阳虚亦可见，这样的症状就不能列为主症。再如咳痰，理论上讲以色分寒热，白痰为寒，黄痰属热。事实上投以三子养亲汤非但祛不了白黏痰，反致胸闷气促，咳痰更难，如果将白芥子换以葶苈子，则白黏痰自然就祛除了，说明白黏痰属热。所以要将咳痰作为主症，其辨别寒热不在色而在质，质稀者属寒，质黏者为热。还如麻木一症也不能作为主症，临床瘀血阻络可见麻木，痰浊阻络、血虚动风、肝阳化风等也都有麻木的症状。眩晕一症也是如此，痰浊蒙窍、瘀血阻窍、水不涵木、肝阳上亢、中气下陷等均可见之。所以列作主症者必须具单一性，比如瘀血的刺痛定处、痰浊的口黏形胖、气虚的气短、阴虚的五心烦热等。

单一性的主症在临床并不多见。为弥补其不足，常以主症为核心加以兼症来辨别。如主症为失眠，兼见心悸健忘、乏力纳差就可辨为"心脾两虚"证类。

也可多列几个主症配以兼症，以主症两项以上加一项兼症来确立证类，如主症三项：胸闷痞满，口黏乏味，纳呆脘胀；兼症三项：恶心呕吐，头重身困，痰多且黏。如主症见两项，兼症见一项，组合起来便可确立为"痰浊闭塞"证类。当然主症和兼症都不能太多，以三四项为宜；否则必然繁杂，给证类确立带来麻烦。

二、辨证技术要素

单元式组合辨证法的方案构成有两个要素：首先突出辨证论治原则，并遵循"急则治标，缓则治本"的古训：速效止痛治标，以理气、化瘀、祛痰为主，分辨寒热，"寒者热之""热者寒之"；长效治病求本，以补气、养阴、温阳为主，分辨气虚、阴虚、阳虚，"虚者补之"。其次是强调疗效、剂型、产品上的序列配套，形成整体治疗。在临床应用中，又将以上两个要素贯穿于"证素单元的确定"和"证素单元的组合"两个基本步骤中。

（一）证素单元的确定

虚证的辨证大多运用脏腑和气血津液辨证法。单以脏腑来说，每一个脏腑大致有气、血、阴、阳四个虚证，每个虚证的临床症状少则六七个，多则十几个。单纯的五脏六腑虚证就有近二十种。临床实际常常是异脏同病，虚证互兼，这样的组合之下，虚证类型就达几十种，临床症状多达几百个，造成辨证时难以适从，再高明的中医临床家也只能"抓住一点，少及其余"，严重地影响了虚证辨证的精确度。所以从临床实际出发，急需把虚证的辨证简练化、实用化，尽可能提高其精确度。

采用"单元式组合辨证法"，以气血阴阳四类基本虚证和五脏定位主症共九个单元，加以组合，便可舍繁从简，一目了然。气虚证气短促，苔薄白，舌质淡，脉沉细。血虚证面白，唇色淡，舌质淡，脉细数。阴虚证五心烦热，苔净质红，脉象细数。阳虚证形畏寒，苔薄白，质淡胖，脉沉细，尺部弱。心主症为心悸，肝主症为胁痛，脾主症为肢倦，肺主症为咳喘，肾主症为腰酸。

（二）证素单元的组合

证素单元的组合以心虚证为例：心气虚证为气虚证加心悸，心血虚证为血虚证加心悸，心阴虚证为阴虚证加心悸，心阳虚证为阳虚证加心悸，心肺气虚证为气虚证加心悸、咳喘，心脾两虚证为心血虚证加气虚证加肢倦，心肾不交证为阴虚证加心悸、腰酸加心火，心肾阳虚证为阳虚证加心悸、腰酸等。

一般而言，阳虚是气虚的进展，阳虚多兼气虚；阴虚是血虚的进展，阴虚多兼血虚。血随气脱，气虚可导致血虚；气因血衰，血虚可影响气虚。气和阴，阳和血，阳和阴均有体阴用阳、物质功能上的联系，因此要注意四个基本虚证的有机联系。气虚主要指脾，血虚主要指心，阴虚主要指肾，阳虚主要指脾和肾。临床常常异脏同病，归纳起来不外有九种：心肺气虚、心肾阳虚、心脾两虚、心肾不交、肝肾气虚、脾肺气虚、肝肾阴虚、肺肾阳虚、脾肾阳虚。凡此九种均可以上述九个单元加以组合分类，甚至三脏以上同病也能以此组合。总之将虚证分为四类五位，在临诊时便能有证可循，简单明了，易于掌握，既快又准，比较实用。

三、临证分类方法

单元式组合辨证法临床适用范围广，本节结合临床常见分科，以冠心病为例，试论述如下：冠心病其本虚确立三个单元，即"心气虚损""心阴不足""心阳不振"，其标实也确立三个单元，即"痰浊闭塞""心血瘀阻""寒凝气滞"。

（一）心气虚损证

主症：隐痛阵作，气短乏力，神疲自汗。

兼症：面色少华，纳差脘胀。

舌脉：苔薄白，舌质淡，脉沉细，或结代。

（二）心阴不足证

主症：隐痛忧思，五心烦热，口干梦多。

兼症：眩晕耳鸣，惊惕潮热。

舌脉：苔净质红，脉细数或代促。

（三）心阳不振证

主症：闷痛时作，形寒心惕，面白肢凉。

兼症：精神倦怠，汗多肿胀。

舌脉：苔薄白，质淡胖，脉沉细或迟弱或结代，甚则脉微欲绝。

（四）痰浊闭塞证

主症：闷痛痞满，口黏乏味，纳呆脘胀。

兼症：头重身困，恶心呕吐，痰多体胖。

舌脉：苔黄腻，或白滑，脉滑数。

（五）心血瘀阻证

主症：刺痛定处，面晦唇青，怔忡不宁。

兼症：爪甲青紫，发枯肤糙。

舌脉：舌紫暗或紫斑，舌下脉络显露，脉涩或结代。

（六）寒凝气滞证

主症：遇寒则痛，彻背掣肩，手足欠温。

兼症：胁胀急躁，畏寒口淡。

舌脉：苔薄白腻，脉弦紧或代。

每个单元首先确立两项主症和一项兼症，加之舌象和脉诊，尤以舌象为准，然后根据临诊实际加以组合，见什么病变组合什么证类。如"胸痹心痛·心气虚损、痰浊闭塞证""胸痹心痛·心气虚损、心阳不振、心血瘀阻证""胸痹心痛·心阴不足、心气虚损、寒凝气滞、心血瘀阻证"等。证候分类的排列按轻重主次的顺序，有一个算一个。其他疾病均可参照冠心病的证候分类方法，广而用之。

第九节　"九法五径"临证法则

中医临证是一个复杂的思辨和判断过程，医者在临证中要善于运用逻辑思维、演绎推理、归纳总结、认知与判断等多种方法，并通过患者复杂的表面现象，紧抓病因，对症下药。笔者经过三十多年的临床领悟与总结，把中医临证法则总结为九法五径。

一、用药无毒

中药的药源绝大部分为植物，少部分是矿物和动物。正是基于中药药源的"天然性"及宣传上的误导，造成一些患者乃至医生只看到中药的正性作用即功效性的一面，而忽视其副作用即危害性的一面，事实上中药及其制剂的不良反应发生率所占的比重并不小。关于中药的毒副作用，古人早有认识。早在《神农本草经》中就将中药分为上、中、下三品，其明言："下药一百二十五种为佐使，主治病以应地。多毒，不可久服。"《素问·五常政大论》篇也谈到"大毒治病十去其六，常毒治病十去其七，小毒治病十去其八，无毒治病十去其九，谷肉果菜食养尽之，无使过之伤其正也"，指出药物的毒性偏盛者，应尽早停药以防伤正。

中药讲究四气、五味、归经、升降、沉浮和毒性等。中药的使用方式，如配伍是否恰当、用法用量是否规范等也会影响中医临床用药的有效性和安全性。据查，2005 年版《中华人民共和国药典》记载的毒性中药共 72 种，到 2015 年版《中华人民共和国药典》记载的毒性中药共 83 种，除狼毒外，新增品种均增加了含量测定项，可见国家对有毒中药材日益重视，有毒中药材引起的不良反应也逐渐得到控制。

二、保护脾胃

"兵马未动，粮草先行。"疾病治疗中若不注意顾护脾胃，若粮草绝断，则势必兵败。因此，"胃气为本"乃治病宗旨。

《素问·平人气象论》篇曰："平人之常气禀于胃，胃者平人之常气也，人无胃气曰逆，逆者死。"故曰胃气为本。《灵枢·五味论》篇亦言"五脏六腑皆禀气于胃"。胃气从生理上讲，代表人体的消化吸收功能，是人体抗病能力的标志；从病理上讲，"有胃气则生，无胃气则死"，所以保护胃气是防病、治病的首要。

治病首先要注意"胃气"，即把开胃纳谷放在首位。纳呆一症常造成两个后患：一是影响消化吸收，降低抗病能力；二是再对证的汤药，由于纳呆影响吸收也会降低药效。如见纳呆，则要分清两类证情：一是苔腻纳呆，属于湿阻中焦，宜芳香开胃，投温胆汤、保和丸化裁，以竹茹、枳壳、茯苓、陈皮、莱菔子、木香、蒲公英、连翘、生牡蛎为主；一是苔薄纳呆，属脾不健运，宜健脾开胃，投香砂六君丸、养胃汤化裁，以党参、炒白术、茯苓、陈皮、木香、砂仁、乌梅、芦根、生杜仲、生白芍为主。经芳香开胃或健脾开胃施治后，患者食纳振奋，消化吸收功能恢复，再据病证投以辨证论治方药，其效必定大增。故治病要注意"胃气为本"，不可一味辨证论治而疏忽胃气之重要性。

三、重视反佐

《素问·至真要大论》篇曰："逆者正治，从者反治。"释其语，即用药逆其证候而治者为正治法，如寒者热之、热者寒之等。用药从其证候而治者为反治法，如寒因寒用、热因热用、塞因塞用、通因通用等。反治法针对的证候是假象，见大寒证，实质上是真热假寒，仍当寒之；见大热证，实质上是真寒假热，仍当热之。故反治法仍然是正治法，仅仅因假象的出现而以表面上的从治而言。正如《类经·标本类》篇所云："以寒治热，治真热也，以热治寒，治真寒也，是为逆取。以热治热，治假热也，以寒治寒，治假寒也，是为从取。"

反佐法属于反治的一种，其有两种运用：一是克服副作用。在温热药中少佐寒凉药，以防热性上炎，称为"凉性反佐"，如少加蒲公英、连翘、黄连、黄柏、栀子、牡丹皮、白花蛇舌草、野菊花等。在寒凉药中少佐温热药，以防寒性下泄，称为"温性反佐"，如少伍炮姜、高良姜、川椒、肉桂、乌药、细辛、葱白、小茴香等。二是防止内服药时患者格拒呕吐，采取热药冷服、寒药温服的方法，以便吸收而起药效。这两种配方和服法的反佐均直接影响疗效，在临证时不可疏忽。故《素问·五常政大论》篇有训："治热以寒，温而行之；治寒以热，凉而行之。"

四、注意引经

《孙子兵法·地形》篇曰："兵无选锋，曰北。"一语阐明先锋队在行军作战过程中的重要性，疾病的治疗亦是如此，选择恰当的引经药可使药到病所，专攻其邪而增强祛邪之力。

在引经药的选择上，包括以下两点：第一，分部引经，上行者用升麻、桑枝、姜黄、葛根、柴胡、蝉蜕、菖蒲，用量宜轻；下行者用川牛膝、木瓜、独活、车前草、泽泻、薏苡仁，用量宜重。第二，分脏引经，入心用川黄连、远志、琥珀；入肝用川楝子、薄荷、桔梗、柴胡；入脾用砂仁、干姜、法半夏；入肺用桔梗、橘红、桑白皮；入肾用黄柏、肉桂、川牛膝。临证过程中，可在辨病与辨证相结合的基础上，先定出病位，再应用引经药直达病所，以得事半功倍之效。

五、中病即止

中病即止是中医治疗疾病显效后的后续治疗思路。"中病即止"的"病"多指实证而言，因为实证的邪气虽盛，正气亦旺，一经治疗，邪气只要有退衰之势，正气就能乘胜进击，祛邪之残余于体外。此时若医者以为初战收功，进而穷追不舍，继进攻剂，则常有伤正留邪之虞。恰如《孙子兵法·军争》篇所言

"故用兵之法……穷寇勿迫"。《伤寒论》中阳明腑实证痞、满、燥、实,服大承气汤后,只要大便通畅,就应停药,所谓"得下,余勿服",亦明言中病即止。

除上所述之外,若处方时祛邪药量大,久服常易伤正。故中病即止需掌握三个原则:第一,投药时避免攻伐太过之品,如法半夏、苍术之燥性,附片、肉桂之热性,龙胆草、白头翁之寒性,虫类药之毒性;第二,取效即止,不宜久用长服;第三,以和胃收功善后,如餐后服保和丸3g。

六、注重疏通

《素问·举痛论》云:"经脉流行不止,环周不休,寒气入经而稽迟……客于脉中则气不通,故卒然而痛。"故曰"通则不痛",疏通即是给邪气以出路。

中医所言疏通之法,所含其广,如高士宗在《医学真传·心腹痛》篇所言:"夫通者不痛,理也,但通之之法,各有不同,调气以和血,调血以和气,通也;下逆者使之上升,中结者使之旁达,亦通也;虚者助之使通,寒者温之使通,无非通之之法也。若必以下泄为通,则妄矣。"可见,中医所言之疏通,非独下泄之法。

综上可见疏通祛邪之重要性以及疏通之法的内容,笔者认为疏通方能祛邪,临床常用之法有四:透窍,闭窍之邪必须透之,可用川芎、石菖蒲;理气,专通气滞之邪,可用柴胡、郁金;活血,专疏阻血之邪,可用泽兰、王不留行;温通,专散寒凝之邪,可用桂枝、川椒。

七、扶正祛邪

疾病是邪正相争的过程。扶正者,运用扶正药物如补气、养血、温阳、滋阴以及营养、休息、锻炼等方法,可扶助正气;祛邪者,运用祛邪药物如发表、清热、凉血、解毒、攻下、渗湿、利水、消导、活血、理气、驱虫,以及洗胃、灌肠等方法,可祛除病邪。

扶正和祛邪历来存有分歧:一派主张扶正以祛邪,扶正为先;另一派主张邪不祛,正难安,祛邪为主;还有人主张应当攻补兼施。如何应用扶正祛邪治则，当从临床实际出发。如正虚为主，邪气不盛，当扶正为主兼以祛邪（贫血患者兼有纳呆，可投养血药中加以开胃之品）；邪气亢盛，正气不太虚者宜祛邪为主兼以扶正（虚人感冒，可于疏散风寒药中加一味补气的参或芪）；邪气留恋，正气受损，应先祛邪后扶正，或攻补兼施（脾虚痰湿可先除痰湿，再健脾虚，或健脾祛痰兼施）。攻补兼施时要注意扶正不恋邪，祛邪不伤正；正虚不耐攻伐，应先扶正后祛邪（尿毒症患者亡阳，应当先回阳救逆，再排毒祛邪）。

李中梓在《医宗必读》云："初者病邪初起，正气尚强，邪气尚浅，则任受攻。中者受病渐久，邪气较深，正气较弱，任受且攻且补。末者病历经久，邪气侵凌，正气消残，则任受补。"结合邪正盛衰以定扶正祛邪之法，可作为临床应用扶正祛邪的治则。

八、丸药缓图

《汤液本草·用丸散药例》篇曰："丸者'缓'也，不能速去之，其用药之舒缓而治之意也。"中药的剂型不同，作用力的强弱也不完全相同。丸药的特点是药丸入腹后，丸剂内的药物随着药衣的慢慢消融而逐步释放，因而吸收缓慢，药力持久。一般适用于慢性、虚弱性疾病。有学者认为"丸者，缓也"内涵丰富，应从"缓"的剂型特点、"缓"的使用要求、剂型和剂量的因素等方面进行理解。

笔者认为，"丸药缓图"是免于病情复发的重要措施。临床使用中一般有三种形式：一是以获效的方剂加为 5 倍药量，共研细末做成水丸或装入 1 号胶囊，每次 3g，每天 2 次，连服 2 ～ 3 个月；二是午餐、晚餐后各服加味保和丸 3g，早晚各服杞菊地黄胶囊 5 粒（每粒 0.4g），连服 2 ～ 3 个月；三是重新组成胶囊方。组方原则为既要突出健脾和胃，胃气为本（中土健运，病焉复发），又要注意滋肾柔肝，肾阴充足，肝木不亢。在这两个原则下再视具体病证酌加几味对病对证之药，共研细末，装入 1 号胶囊（0.3g），早晚各服 5 粒，连服 2 ～ 3 个月，常可免于复发。

九、给邪出路

中医治病讲究因势利导，给邪气以出路。中医学治病八法中的"清、温、消、补、和、吐、汗、下"，无不遵循这个道理。祛邪或从汗出，或从大便出，或从小便出，或从咳吐痰而出，从而达到治疗疾病的目的。笔者结合临床经验，认为除"八法"所述之外，以清化热痰或温化寒痰之法祛邪及以凉血之法使邪气从营血而出，亦是以因势利导之法给邪气以出路，并在此基础上提出给邪气出路的五条途径。

（一）化痰浊

中医学之"痰"，又称"痰浊"，是指由多种因素导致脏腑气化功能失常，在人体内逐渐生成和蓄积的，具有黏腻性、秽浊性和致病性的代谢产物。痰之致病，主要有阻滞气机，壅塞血脉；形成窠囊，顽固缠绵；吸引他邪，相助为虐；蒙蔽心窍，闭阻神机；流散肌肤，形成肿物等特点。化痰的途径与方式有二：或内消化解，或导痰外出。其中，以内消化解法最为常用，在疾病治疗中多将治本与祛痰相结合，既祛其已成之痰，又杜绝新痰再生。而导痰外出之法多在痰势顽固或病势危重的情况下，根据痰停部位的不同，因势利导，使其从上下而出。

需要强调的是，肺为贮痰之器又与它脏不同。发病过程中，肺中痰浊相当于疾病的培养基，常合并它邪使病情加重；或引动伏邪，病情反复，缠绵不愈。因此，凡肺系疾病，多以化痰为主，兼顾它症。

（二）微发汗

《素问·阴阳应象大论》篇曰："其在皮者，汗而发之。"此为汗法的立论根据。根据因势利导的原则，邪在表通常用发汗法，即有一定程度的表证，因此发汗法常用于外感表证的治疗。

《素问·阴阳别论》篇曰"阳加于阴谓之汗"，阐明汗液的形成不离阴阳两方面。李士懋认为人体正常汗出的两个必备条件是"腠理发泄"和"泄泽"，即汗液的出入路径通畅和阴阳旺盛，其本质为人体阴阳调和，精气充盛。故而

《伤寒论》中，无汗表证腠理闭塞而邪气不得出，故以麻黄、杏仁宣发之力开泄腠理，以桂枝、芍药、甘草养阴和营补充汗源，从而恢复人体正常汗出以祛邪外出。

中医认为"血汗同源"，因此发汗时切忌大汗淋漓。"汗为心之液"，大汗易伤心阳和卫气，故《伤寒论》桂枝汤证服药以发汗为度，以"微似有汗者"为佳。需要注意的是，发汗并不具有普适性，外感火、燥、暑邪等热性"实邪"的人，应禁用此法，而平素身体虚弱，易外感之人或老人、小孩等，若有怕冷、皮肤发紧、无汗等症状也应慎用此法，可以洗热水澡、饮热姜水的方式代替，使身体微微出汗，从而排出困在肌表的风寒之邪。

（三）通大便

排便是人体自我祛邪的重要方式之一。《素问·五脏别论》篇中说："魄门亦为五脏使，水谷不得久藏"。意思是说，经过人体胃肠道消化后的糟粕不能在人体内停留太久。汉代王充在《论衡》中指出"欲得长生，肠中常清，欲得不死，肠中无滓"，进一步说明了人体肠道中的残渣、浊物要及时排出，才能保证正常的生理功能，达到延年益寿的目的。张仲景则将长时间留在人体内的不得排出之糟粕称为"宿食"，并指出其许多并发症，宿食久滞，腑气不通，脾胃升降功能失常。

笔者结合临床实践认为通大便对食积气滞等腑气不通者、痰热咳喘等肺气宣降失常者、肺胃热盛壅于肌表者效果显著，通利大便可和胃消积，通降腑气，又可降腑气以宣降肺气，治疗咳嗽等症。除此之外，通利大便还可泄热，如癫痫、狂躁症、焦虑症等一些精神疾患，证属实热盛者，均可以通大便之法使体内郁热从大便而出。但应注意通大便宜缓下，忌峻下伤正，特别是伤脾胃之正气。

（四）利小便

小便是人体水液代谢的终末产物，与汗液一样，在水液代谢中起着至关重要的作用。《素问·汤液醪醴论》篇云"开鬼门，洁净腑"以治疗水肿病，强调了利小便在治疗水液代谢疾病中的作用。

首先，关于利小便的应用条件，《素问·阴阳应象大论》篇曰 "其下者，引而竭之"，根据因势利导原则，当水液停聚在人体下部时，可用利小便的方式使诸邪从下而解。《金匮要略·水气病脉证并治》篇曰 "诸有水者，腰以下肿，当利小便"，同样说明了水停于下时，可用利小便法。

其次，《金匮要略》提出治疗湿病的两大治法为 "发汗" "利小便"。利小便法又有二：其一以利水为主，多应用于水液在里或在下停聚，常伴有水、湿、痰、饮等病理产物，以小便不利为主要症状表现；其二是滋阴生津而小便自利，多应用于血虚津液虚伴小便不利，若只用利小便之法恐伤正气，故需补益以助小便通利。正如《伤寒指掌》所言："若大病后，汗下后，津液内竭，故不利。若强利之，则水愈涸，必纯用养阴生津之品，则津液复而水道行矣，痢亦然。"同时指出汗多津亏者应禁利小便。

另外，在人体水液代谢异常时，如西医所提及的慢性泌尿系感染、水电解质代谢紊乱，亦可通过利小便来调整人体水液代谢平衡，从而恢复脏腑的正常生理功能。如叶天士所言："通阳不在温，而在利小便。"

（五）调血分

《温热论》云："入血就恐耗血动血，直须凉血散血，如生地、牡丹皮、阿胶、赤芍等物。"指出凉血散血是热邪深入血分的治疗大法。"凉血" 即重用苦、寒、咸之品以凉解血分之热，达到釜底抽薪的目的；"散血" 包括活血和养阴两个方面，血热炽盛，迫血妄行，用牡丹皮、赤芍等凉血散血之品止血而不留瘀，且可消散离经之血；热炽津伤，血稠行滞，用生地黄、阿胶等养阴之品使血中津液得充而血行流畅。

以调血分之法使邪气外出，不外乎凉血、活血及养阴之法。另外，针对血分证，《素问·阴阳应象大论》篇提出 "血实宜决之" 的调理原则，《素问·针解》篇亦提出 "菀陈则除之者，出恶血也"。由此可见，刺血疗法亦是通过调血分以祛邪的重要方法，对皮肤病变如痤疮、脓肿、湿疹有较好的疗效。

笔者认为，中医临证 "九法" 中，有几法需要贯穿在整个法则中，例如：用药无毒，保护脾胃，重视反佐，注意引经，注重疏通，给邪出路。但若遇急危重症要注意扶正祛邪；遇外感证要注意中病即止；对一些慢性病及疾病的恢复期，为了保证疗效，需要丸药缓图，巩固疗效。在临床治疗中应用"五径"需注意以下几点：第一，重视微发汗，尤其是对于外感病患者，或有疮疡及阴液耗伤、失血的患者，切不可大汗，以免亡津伤液，加重病情。选择微汗，可达祛邪外出而不伤正之效。第二，对于感冒初期的患者，勿用血分药物，以免引邪入内，加重病情。第三，对于虚证、血压低患者及孕妇，要注意通利小便不要过量，以免耗伤津液，犯虚虚之弊。第四，通大便本为免关门留寇之弊，给邪以出路。如果是腹泻患者，则不能通大便，而换用利小便以实大便之法。

中医临证是一个复杂的思维过程，临证时应在辨病与辨证相结合的基础上，首辨寒热虚实，再辨卫气营血，结合五脏，立法取径，以收事半功倍之效。

下 篇

临证妙用与验案

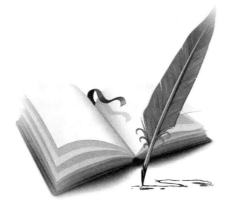

验案一　咳嗽

武某，男，11岁，2020年12月9日初诊（大雪）。

【主诉】　咳嗽1年余，伴呃逆半年。

【病史】　1年半前，患儿因通宵游戏而致咳嗽，半年前因受寒感冒，咳嗽加剧，频发呃逆，经中西医治疗效果不佳，经人介绍，遂来门诊求治。

【刻下症】　干咳无痰，呃逆频作，食欲不振，反酸烧心，拒食生冷，饮凉后呃逆加重，胸闷气短，寐差难眠，便秘难解。

【检查】　舌尖红，质暗红，苔薄黄，脉细弦。颜面及掌心青黄，双手大鱼际皱褶明显。

【辨证】　"肺为娇脏"。患儿熬夜，沉迷游戏，耗气伤阴，内伤于肺，肺失宣降，肺气上逆而作咳；久咳不愈，肺阴已伤，则干咳无痰；"易感客邪，肺卫虚耳"。复感外邪，咳嗽加重；肺主气，肺气不降，胃失和降，胃气上逆，而生呃逆、反酸烧心；胃伤脾损，则食欲不振；肺气亏虚，气机不畅，则胸闷气短，寐差难眠；肺与大肠相表里，肺虚不能布津，大肠失润，则便秘难解；舌尖红，质暗红，苔薄黄为阴虚内热之象；颜面及掌心青黄，双手大鱼际皱褶明显为心肺气虚之象。病位在肺、胃。证属气阴两虚，肺胃失和。

【诊断】

中医诊断：①咳嗽；②呃逆；③便秘。

西医诊断：①慢性支气管炎；②顽固性呃逆；③便秘。

【治法】　滋阴清热，降逆止咳。

【方药】　经验方"元参汤"加味。

【处方】

玄参10g	枳壳10g	陈皮10g	云茯苓10g
川贝粉2g（冲服）	柿蒂10g	生磁石30g	白菊10g
当归10g	生草决明30g	山茱萸10g	刘寄奴10g

| 佛手 10g | 白豆蔻 5g | 山药 20g | 炒酸枣仁 30g |
| 生牡蛎 30g | 蒲公英 10g | 白芍 10g | 赤芍 10g |

上方每日 1 剂，水煎分 2 次服。

【结果】 上方服用 20 剂，咳嗽呃逆已止，胸闷气短已除，反酸烧心已解，夜寐香甜，食纳馨香，偶有便秘，去川贝、生牡蛎、蒲公英，赤芍、白芍、山茱萸均改为 20g，加大敛阴之功，加芦根 20g 滋阴生津，赤灵芝 10g 益气养心，玫瑰花 5g 宽中和胃，且能促进气血运行。续用 14 剂，大便自调，体重增加 6 千克，无明显不适，停服中药。半年后其母来门诊就医，告知患儿体质良好，咳嗽、呃逆未见反复。

【按语】 儿科常见疾病，不外乎风邪外感与内伤饮食两大类，常常侵犯肺与脾胃，病久不愈，导致肺胃同病。本案患儿干咳日久，舌尖红，苔薄黄，双手大鱼际皱褶明显，均为阴伤气耗、内伤于肺之证。咳嗽加剧，纳差呃逆，反酸烧心即为肺胃失和之象。《景岳全书》曰"咳嗽之要，止唯二证，何为二证？一曰外感，一曰内伤而尽之矣"。内伤咳嗽总由脏腑功能失调、内邪干肺所致，《素问》曰五脏六腑之咳"皆聚于胃，关于肺""内伤燥咳，养阴为先""阴虚则内热"，故投以经验方"元参汤"加味，玄参养阴清热，陈皮、枳壳、云茯苓健脾行气和胃，辅以川贝母润肺止咳；山药补肺气，滋肺阴，兼以补脾健胃；佛手理气和中，燥湿化痰。

【本案特色用药】 ①《本草纲目》言："呃逆者，气自脐下冲脉直上咽膈，作呃忒、蹇逆之声也。古方单用柿蒂煮汁饮之，取其苦温能降逆气也。"故用柿蒂降胃气以止呃，生磁石质重性降，与柿蒂相配增其降逆之功，且能镇惊安神。②肺与大肠相表里，合用白菊、当归、生草决明增液行舟，通腑以宣肺而止咳。③"金水相生"，肺虚咳逆上气，久则肾气亦虚，出现肾不纳气，气短气喘，方用山茱萸补益肝肾，收敛元气，药理研究亦表明内含山茱萸总苷可以调高机体免疫功能，且具有强心、抗氧化作用，与刘寄奴合用为临床治疗胸闷气短等心脏不适的有效药对。④生牡蛎配蒲公英，为沈氏女科治疗反酸烧心的有效药对。

止咳之道绝非单纯见咳止咳，单从肺治，难得疗效，顾及脏腑之间的关联，辨证准确，方可奏效。还应注意小儿脏腑薄弱，用药不宜过之，中病即止，防伤正气。本案患儿服药 20 剂咳嗽即止，呃逆亦除，无明显不适，效不更法，续服 14 剂，巩固疗效。

（韩超　韩学杰）

验案二　哮病合并经断前后诸症

李某，女，53 岁，2019 年 11 月 27 日初诊（小雪）。

【主诉】　反复咳喘咯痰半年，加重 1 月。

【病史】　患者近 5 年来因照顾患病家人，日夜操劳，1 年前绝经后自觉体虚，易发感冒咳嗽，半年前，因感冒咳嗽缠绵不愈，诱发哮喘，后反复发作住院治疗。1 月前治疗好转，出院后第 3 天哮喘再次发作，咳喘严重，伴有胸闷气短，不能平卧，彻夜难眠等症状，恰从《养生堂》看到韩学杰主任治愈其母多年的肺心病，遂来门诊求治。既往高血压病史半年，服用降压药控制。

【刻下症】　咳嗽咯痰，痰黄黏稠，喘息憋闷，喉中痰鸣，动则尤甚，胸闷气短，腰酸耳鸣，烘热汗出，烦躁难眠，平卧痰多尤甚，加重失眠，大便溏稀，食纳尚可。

【检查】　舌淡暗，苔黄腻，舌下络脉增粗青紫。左脉细弦，右脉弦滑。双手大鱼际皱褶色青，左手大拇指根部青筋明显，爪甲色暗有棱，口唇紫暗，面色黧黑，形体肥胖。血压：130/85mmHg（服降压药后），心率：88 次 / 分。

【辨证】　七七之年，任虚冲衰，阴阳失调，加之劳累肾虚加重，肺肾母子相生，肾阴不足，不能上滋肺阴，清肃失职，摄纳失常，则见咳嗽痰多，喘息憋闷，喉中痰鸣。绝经后，天癸已竭，肾阴不足，不能上济于心，阴虚内热，则腰酸耳鸣，烘热汗出；热扰心神，心烦难寐；阴损及阳，命火虚衰，不能上温脾阳，则大便溏稀；心脉通于肺，肾脉上络于心，肺肾两虚，亦可致心脏衰惫，血行不畅，出现舌下络脉瘀紫增粗，爪甲色暗有棱，口唇紫暗，面色黧黑，左手大拇指根部青筋明显，双手大鱼际皱褶色青等症；痰多难咯，色黄黏稠，舌苔黄腻，右脉弦滑均为痰热壅肺之征。病位在肺肾，涉及心，证属气阴两虚，痰热壅肺，为虚实夹杂之证。

【诊断】

中医诊断：①哮病；②绝经前后诸症。

西医诊断：①支气管哮喘；②围绝经期综合征。

【治法】 益气养阴，清肺祛痰。

【方药】《韩氏医通》"三子养亲汤"及《温病条辨》"三仁汤"合韩师经验方"益气养心散"化裁。

【处方】

紫苏子 10g	炒葶苈子 10g	杏仁 5g	白蔻仁 10g
生薏苡仁 10g	西洋参 3g（另煎兑服）	三七粉 3g（冲）	赤灵芝 10g
肉桂 1g	黄连 5g	炒酸枣仁 30g	夜交藤 30g
珍珠母 30g	牡丹皮 10g	红花 10g	浮小麦 30g
丹参 30g	藿香 10g	炒白术 10g	白花蛇舌草 30g

上方每日 1 剂，水煎分 2 次服。

【二诊】 服药 1 剂后，即感咳喘喉鸣明显减轻，服用 7 剂后，胸闷气短、烘热汗出均减轻，眠稍改善，每晚可半卧而眠 3～4 小时，咳嗽咯痰，痰多黄黏，咽干咽痛，后背紧痛，大便偏稀，舌脉同前。效不更法，守法易药，上方去炒白术、牡丹皮、藿香；葶苈子改为 30g，加桑白皮 10g 加大泻肺平喘之力，生牡蛎 30g 祛痰散结，重镇安神，白扁豆 10g 健脾和中，蚕沙 15g（包煎）除湿舒筋，薄荷 10g（后下）清热利咽，且药理具有祛痰止咳的作用。配合服用双丹颗粒，每次 1 袋，每日 2 次，活血化瘀，通络止痛。

【三诊】 连服 7 剂，咳嗽渐少，咯痰仍多，气短气喘明显减轻，下午偶有咳嗽时心前区憋堵，颜面黧黑已退，爪甲、口唇紫暗减轻，睡眠好转，可以平卧，乏力汗出，咽干有异物感，后背紧痛，血压波动，服降血压西药后自测 140/85mmHg。舌淡暗，苔黄微腻，舌下络脉瘀紫增粗，双脉细弦。上方去生牡蛎、生薏苡仁、桑白皮、白花蛇舌草；白扁豆改为 20g 增健脾和中化湿之力；加鱼腥草 10g，桑叶 10g 清肺止咳；加钩藤 30g（后下）清热平肝，兼具降血压、扩张血管和平喘的药理作用；加红景天 10g 益气活血，平喘止咳，还具通脉止痛的作用，缓解后背紧痛不适。继续配合服用双丹颗粒，服法同前。

【结果】 连服 7 剂，颜面红润，晨起咳嗽气喘加重，黄痰减少，乏力已无，时有入睡困难，舌淡暗，苔黄微腻，舌下络脉瘀紫，脉细弦。血压：130/80mmHg（服降血压西药后），心率：86次/分。随症加减，若见苔薄腰酸，肾虚明显，去《温病条辨》"三仁汤"加沈氏女科"调肾阴阳方"加减，以治其本。咳嗽痰多，选加牛蒡子10g，黄芩10g，川贝粉2g（冲服），紫菀10g，全瓜蒌30g等清热祛痰；夜寐不佳，选加生龙骨30g，生磁石30g，琥珀粉3g（冲服）等重镇安神；心慌胸闷，选加红芪30g，红景天20g，山茱萸10g，刘寄奴10g等益气活血。患者连续治疗16个月，诸症悉平，体重下降12千克，刻下体重61千克，体态均匀，生活如常，停服中药。半年后电话随访，咳喘胸憋未再发作，每日唱歌，声音洪亮，提拿重物上下楼如履平地，日行万步，身心愉悦。

【按语】 支气管哮喘为常见的变态反应性疾病，发作时患者突感胸闷窒息，咳嗽，出现伴有哮鸣音的呼气性呼吸困难，严重者端坐呼吸，甚则出现发绀，烦躁汗出。属中医"咳嗽""喘证""哮病"范畴。《医贯·喘》曰："真元耗损，喘出于肾气上奔……乃气不归原也。"肾气亏虚，肾不主水，津液凝聚成痰，伏藏于肺，"痰喘之久而常发者"即为哮。《景岳全书·喘促》亦曰："喘有夙根，遇寒即发，或遇劳即发者，亦名哮喘。"本案患者正值七七之年，天癸已竭，素体肾亏，津液代谢失常，干肺凌心，加之劳累或感外邪，诱发夙根，出现咳嗽痰多，喘息憋闷，喉中痰鸣，动则尤甚，胸闷气短，腰酸耳鸣，烘热汗出，烦躁难眠等一系列症状，属于上实下虚，虚实夹杂之证。

哮喘之治，沈氏女科主张以养阴清肺治其本，化痰平喘治其标。方用经验方"益气养心散"，西洋参归心、肺、肾经，补气养阴而不助热，三七粉养血活血，赤灵芝补气安神，止咳平喘。合用"三子养亲汤"清热化痰，原方为温肺化痰经典方剂，沈氏女科用炒葶苈子代替白芥子以泻肺平喘，功专泻肺之实而下气定喘，尤善泻肺中水饮及痰火，但其生用有致泻作用，宜炒用，防其峻烈之性。紫苏子降气消痰，止咳平喘；本案患者大便溏稀，故莱菔子去而不用。加之"三仁汤"杏仁宣利上焦肺气，白蔻仁畅中焦之脾气以助祛湿，生薏苡仁淡渗利湿，使痰热从下焦而去；共奏益气养阴，清肺祛痰，止咳平喘之功。佐以肉桂、黄连清降心火，交通心肾，选加炒酸枣仁、夜交藤、珍珠母、生龙骨、生磁石等重镇安神，加丹参、红花、牡丹皮活血化瘀，疏通心脉。伏痰已祛，治疗以扶正为主，重视调肾，方用沈氏女科"调肾阴阳方"纳气归原，使根本得固。

常言"内不治喘"，哮喘实属难治之症，尤其气阴耗损，津凝成痰之虚实夹杂之证，多易反复，病程迁延，缠绵难愈，此案辨证准确，论治灵活，随症加减治疗1年余，病告痊愈，再未复发，使患者得以正常生活。

（韩超　韩学杰）

验案三　咳嗽合并厥证

张某，男，59岁，2016年4月27日初诊（谷雨）。

【主诉】　咳嗽伴短暂性意识丧失反复发作1月余，加重1周。

【病史】　患者平素嗜食肥甘，喜好饮酒，1个月前，咳嗽阵作，在当地服中药20余剂无效。4月5日晚饭时突然剧烈咳嗽，随之短暂性意识丧失，伴发口唇青紫，数秒后自行恢复，意识恢复后自觉胸闷气促，各项检验及心肺脑检查均无异常。4月10—19日在北京某三甲医院住院治疗，住院期间发生3次咳嗽伴发晕厥，以4月15日最重：坐位时突然剧烈咳嗽，昏仆倒地，致左脸、左鼻出血及左眼眶皮下出血，神志不清，持续数秒后自行缓解，未见心慌大汗。近1周，在北京多家中、西三甲医院求诊治疗，病情持续加重，咳嗽频次增多，伴发短暂性意识丧失频率每日10余次，最多时30余次，生活完全无法自理，为防止因晕厥摔倒而发生意外，日常只能坐轮椅，患者焦虑恐惧，非常痛苦。经人介绍前来门诊求治。既往有过敏性鼻炎、脂肪肝、高血脂、高血压、十二指肠黏膜糜烂病史。

【刻下症】　咳嗽频作，痰多黄黏，难以咯出，头重胸闷，纳呆口黏，倦怠乏力，夜寐不实，大便干燥。

【检查】　舌质暗红，苔黄腻，有裂痕，舌下络脉发紫增粗，左脉沉细，右脉弦滑。血脂检查：甘油三酯2.70mmol/L。肺功能检查：限制性通气功能障碍。心脏超声示：左心房增大（酒精性）。血压：150/90mmHg，心率：74次/分，身高：180cm，体重：82kg。

【辨证】 患者嗜食酒酪肥甘，脾胃损伤，聚湿生痰，痰湿壅肺，蕴而化热，肺失宣降，则咳嗽频作，痰多黄黏，难以咯出；痰浊阻滞，气机升降失调，一遇剧咳，肺气上逆，痰随气升，阻滞清窍，发为痰厥，昏仆倒地，头重胸闷；痰热扰心，故夜寐不实；痰湿困脾，脾失健运，则纳呆口黏；痰热壅盛，灼伤津液则口黏不爽，舌有裂痕，大便干燥；舌质暗红，苔黄腻，右脉弦滑亦为痰热壅盛之象；痰湿壅盛，瘀滞经络，则舌下络脉发紫增粗。病位在肺、脾。证属痰热壅肺，上闭清窍。

【诊断】

中医诊断：①咳嗽；②厥证。

西医诊断：咳嗽—晕厥综合征。

【治法】 通腑泄热，祛痰止咳。

【方药】《韩氏医通》"三子养亲汤"合《三因极一病证方论》"温胆汤"化裁。

【处方】

紫苏子10g	莱菔子10g	炒葶苈子10g（包煎）	竹茹10g
枳壳10g	陈皮10g	云茯苓10g	川贝粉4g（冲服）
紫菀10g	钩藤30g（后下）	丹参30g	红花10g
赤灵芝5g	生草决明15g	珍珠母30g	芦根15g
白花蛇舌草30g			

上方每日1剂，水煎分2次服。

【二诊】 连服7剂，诸症减轻，咳嗽频次减少，咳嗽伴发晕厥每日3～5次，痰量多易咯出，食纳不佳，大便2日一行，干结难解，舌质暗红，苔黄腻有裂痕，舌下络脉发紫增粗，左脉沉细，右脉弦滑。血压：150/90mmHg。效不更法，守法易方，以增疗效。上方去温胆汤，生草决明改为30g增加润肠通便之力，加三仁汤（杏仁10g，白豆蔻10g，生薏苡仁10g）宣畅气机，清热利湿；佩兰10g化湿和中，醒脾开胃，以截生痰之源；生山楂10g消食健胃，还可化浊降脂，调节血压血脂。

【三诊】 续服14剂，食纳增加，咳嗽频次明显减少，咳嗽伴发晕厥偶有发作，咯痰量少，胸闷气短，自感胃寒，大便偏干，舌质暗红，苔薄黄，舌下络脉略紫增粗，左脉沉细，右脉细弦。血压：140/90mmHg。上方去杏仁、白豆蔻，赤灵芝改为10g加大益气养心之力，加砂仁5g化湿开胃，行气和中；玫瑰花5g行气和血，气血同调；山茱萸10g，配刘寄奴10g，为笔者治疗心病之有效药对。加服强力定眩片，降压降脂，每日2次，每次4粒。

【结果】 续服14剂，近2周未发咳嗽性晕厥，偶有咳嗽咯痰，气短时发，胸闷已无，胃寒已除，血压：125/80mmHg。诸症渐平，随症加减，咽喉有痰加牛蒡子、蝉蜕、桔梗等；头晕头痛加天麻、葛根、川芎等；眼干目赤加薄荷、白菊、赤芍等；调治4个月，无明显不适，停服中药。嘱其改变生活方式，平衡膳食，戒酒，适量运动，保持情志顺畅。电话随访，5年多未发咳嗽晕厥，身康体健。

【按语】 咳嗽—晕厥综合征确切发病机制尚无定论，多是指由于剧烈咳嗽导致胸、腹内压急剧上升，使静脉回心血量减少，心输出量减少，引起一过性脑缺血，出现一过性意识丧失，发病后能自行醒转，迅速恢复而不留任何后遗症的一种良性综合征。属中医"咳嗽""厥证"范畴。痰为浊物实邪，可随一身之气流窜全身，易于阻滞气血运行，蒙蔽清窍，扰乱心神。《证治汇补·厥》曰："人身气血，灌注经脉，刻刻流行，绵绵不绝……或外因六淫，内因七情，气、血、痰、食皆能阻歇运行之机，致阴阳二气不相接续，而厥作焉。"本案患者恣食肥甘，多痰多湿，痰湿壅肺，咳嗽阵作，饮食积滞，气机阻滞，肺失宣降，痰随气逆，发为剧咳，痰厥。

患者咳嗽，痰多黄黏，舌暗红，苔黄腻，右脉弦滑，亦为痰热壅肺之象。治疗以《韩氏医通》"三子养亲汤"化裁，紫苏子降气消痰，止咳平喘；莱菔子消食导滞，降气祛痰；以性寒的炒葶苈子代替温热的白芥子，清热泻肺，降气祛痰；三药共组为痰壅气逆食滞证的典型方剂。合《三因极一病证方论》"温胆汤"加减，增加清热祛痰，理气和中之功。二诊三仁汤易温胆汤，杏仁宣上、白豆蔻畅中、生薏苡仁渗下，通利三焦，加大调畅气机、清热利湿之效。痰浊日久必兼瘀血，选加丹参、红花、生山楂、玫瑰花、赤芍等活血和血之品，气血同调，痰瘀同治。川贝粉、紫菀为沈氏女科临床治疗各类咳嗽的有效药对。肺与大肠相表里，加生草决明、莱菔子通腑祛痰，肺气得降，痰气得祛，则咳嗽减轻至消失。药理研究表明钩藤、珍珠母均具有镇静、抗惊厥、平喘、调节平滑肌等作用，可缓解气道痉挛，治疗顽固性的咳嗽。在辨证论治前提下，药理配合，可提高疗效，连续调治 5 月余，患者痰热得解，湿邪得祛，咳嗽得止，晕厥得除，血压得稳，身体得复，生活如常。

咳嗽—晕厥综合征为疑难之症，来势凶猛，本案辨证准确，方证贴切，用药精当，化险为夷，完全治愈。之前就诊医院老专家跟踪随访患者，得知单纯服用中药，疾病痊愈，备感吃惊，由衷赞叹中医之伟大神奇。

（韩超　韩学杰）

验案四　失眠合并心悸

林某，女，66 岁，2020 年 12 月 10 日初诊（大雪）。

【主诉】 失眠 15 年，加重伴心动过速 10 余年。

【病史】 15 年前绝经而致失眠，未及时治疗，加重 10 余年，常服西药"左匹克隆、艾司唑仑、思诺思"助眠。患有高血压、甲状腺结节、桥本氏甲状腺炎、乳腺结节等。服"七叶神安滴丸"半年，眠稍改善，却致转氨酶升高，停药 1 个月，肝功能渐复。

【刻下症】 入睡困难，眠浅易醒，醒后难眠，心慌胸闷，动则气短，膝关节痛，大便溏稀，日行 3 次，易发腹泻，遇冷加重，食纳香馨。

【检查】 舌暗红，苔薄黄，舌下脉络显露青紫，左脉细，右脉细弦。面色及掌心青黄、双手大鱼际扁平。心率 88 次 / 分，每日服西药"氯沙坦钾片"100mg 后血压 140/80mmHg，甘油三酯 8.48mmol/L。

【辨证】 患者年逾六旬，天癸已绝，五脏亏虚，尤以心脾两虚为主，故血不养心而失眠；心血不足，心脉失养则心悸寐差；心气亏虚，动则气短；命门火衰，火不生土，脾虚失健，故大便溏稀，易发腹泻，食凉更甚，掌心及面色青黄；血不养心，则胸闷心悸，筋脉失养，则膝关节痛；双手大鱼际扁平是心气亏虚的手诊表现；舌暗红、苔薄黄、舌下脉络显露青紫，左脉细、右脉细弦系气虚血瘀之象；病位在心、脾。证属心脾两虚，心脉瘀阻。

【诊断】

中医诊断：①不寐；②心悸；③腹泻。

西医诊断：①失眠；②心动过速；③胃肠神经功能紊乱。

【治法】 健脾养心，活血通脉。

【方药】《太平惠民和剂局方》"四君子汤"合《韩氏医通》"交泰丸"加减。

【处方】

党参 10g	炒白术 10g	陈皮 10g	云茯苓 10g
肉桂 1g	黄连 5g	苦参 5g	丹参 30g
山茱萸 10g	刘寄奴 10g	炒酸枣仁 60g	夜交藤 60g
珍珠母 30g	五味子 10g	知母 10g	板蓝根 10g
红花 10g	石韦 10g	佛手 10g	

上方每日 1 剂，水煎分 2 次服。

【二诊】 连服 14 剂，眠浅较前稍改善，便溏腹泻已除，一日 2～3 行成形，复查肝功能、血脂均已正常，心慌胸闷减轻。入睡困难，动则气短，舌淡暗，苔薄黄有裂痕，左脉细，右脉弦。脾虚之证已去，肝功能已复常，故上方去"四君子汤"和板蓝根；气阴两虚之证仍存，故改用沈氏"调肾阴阳方"加味。

生地黄 10g	黄精 10g	生杜仲 10g	桑寄生 10g
肉桂 1g	黄连 5g	苦参 5g	丹参 30g
山茱萸 10g	刘寄奴 10g	炒酸枣仁 90g	夜交藤 60g
珍珠母 30g	五味子 10g	知母 10g	红花 10g
石韦 10g	佛手 10g	生磁石 30g	生牡蛎 30g

上方每日 1 剂，水煎分 2 次服，续服 21 剂。

【三诊】 夜寐明显改善，每晚睡七八小时，入睡困难及早醒均减少，西药"左匹克隆、思诺思"已停服，3 片"艾司唑仑"已减至 1 片。心慌胸闷偶有，心率 72 次 / 分，气短明显减轻，舌凉僵硬，眼干舌干，左侧耳鸣偶发，舌淡暗苔黄腻，双寸脉滑余脉细。根据沈氏临证注重舌脉辨证，苔腻一症，痰湿显现，脉滑亦为痰浊脉象，痰瘀互结、瘀阻心脉，"心开窍于舌"，见舌凉僵硬，故去

"调肾阴阳方",改用《三因极一病证方论》"温胆汤"化裁,痰瘀同治。

竹茹 10g	陈皮 10g	云茯苓 10g	炒白术 10g
肉桂 1g	黄连 5g	苦参 5g	丹参 30g
山茱萸 10g	刘寄奴 10g	炒酸枣仁 30g	首乌藤 30g
珍珠母 30g	五味子 10g	知母 10g	红花 10g
石韦 10g	佛手 10g	芦根 15g	

上方每日 1 剂,水煎分 2 次服,续服 14 剂。诸症减轻,自觉舒适,心情转佳,停服西药,每晚酣睡四五小时,随症出入续治 1 个月,停服汤药,自行调养,未再复诊。

【按语】 本案患者不寐日久,伤阴耗气,心悸气短,便溏腹泻,证属心脾两虚,心脉失养。故投以"四君子汤"合"交泰丸"加减,益气健脾,交通心肾,且肉桂具有补火助阳之效,益火补土以健脾止泻。心悸不宁难以安眠,合用沈氏经验方"三参饮"党参、丹参、苦参益气活血,祛痰利湿;加山茱萸、刘寄奴补益心气,活血通脉,黄连、石韦、珍珠母等均有良好的止悸效果;伍炒酸枣仁、夜交藤、珍珠母、五味子、生磁石、生牡蛎等药养血、重镇安神。二诊时,脾虚渐除,心肾亏虚仍存,肾为元气之根本,故治疗以调肾为主,阴阳双调。三诊时,本虚标实之象显现,心脾肾亏虚为本,痰浊血瘀为标,先祛邪后扶正,故用"温胆汤"加减,痰瘀同治,又因脾虚易腹泻,故将枳壳易为炒白术益气健脾,加丹参、刘寄奴、红花活血化瘀不伤正,伍佛手疏肝解郁,调畅气机,以达气血同调之力。共调 3 月余,诸症减轻,身心愉悦,可谓辨证准,遣药精,困扰患者多年的顽疾治愈。

（韩超　韩学杰）

验案五　心悸合并不寐

张某,女,64 岁,2020 年 10 月 29 日初诊（霜降）。

【主诉】 心慌气短,肢倦乏力半年。

【病史】　近半年来，患者不仅出现阵发性心慌气短，肢倦乏力，而且患有心动过速，反流性食管炎，非萎缩性胃炎，脂肪肝，高脂血症，希望用中医调理。

【刻下症】　心慌气短，动则加剧，肢倦乏力，不思饮食，时有反酸，食后易饥，一年内腹围增加0.2尺，体重增加10千克，口干咽燥，眼睛酸痛，寐差健忘，早醒难眠，关节疼痛，二便自调。

【检查】　舌暗红，苔薄黄，舌下络脉增粗青紫，脉细弦。24小时动态心电图示：心律不齐，心动过速，最高心率106次／分。血生化检查：胆固醇7.45mmol/L，低密度脂蛋白4.87mmol/L，甘油三酯2.6mmol/L。腹部超声示：脂肪肝。

【辨证】　患者年过花甲，心气不足，故心慌气短，劳则耗气，故动则加剧；脾气亏虚，则肢倦乏力；脾失健运，则不思饮食，且体重增加；胃气上逆，则有反酸；胃火亢盛，则食后易饥；阴血亏虚，心失濡养，脑窍失养，则失眠健忘；血虚不荣，不荣则痛，故关节疼痛；"肝开窍于目"，肝血不足，眼睛酸痛；血虚阴亏，虚火上炎，见口干咽燥，舌暗红，苔薄黄；舌下络脉增粗青紫，脉细弦为气血不足、血脉瘀滞之证；病位在心、脾；证属心脾两虚，心脉失养。

【诊断】

中医诊断：①心悸；②不寐；③反酸。

西医诊断：①心律失常，心动过速；②失眠；③反流性食管炎；④非萎缩性胃炎；⑤血脂异常症；⑥脂肪肝。

【治法】　益气健脾，宁心止悸。

【方药】　沈氏女科经验方"三参饮"合"止悸丸"加减。

【处方】

太子参 10g	苦参 5g	丹参 30g	山茱萸 30g
刘寄奴 10g	生牡蛎 30g	蒲公英 10g	珍珠母 30g
炒酸枣仁 30g	夜交藤 50g	红花 10g	石韦 10g
仙鹤草 10g	麦冬 10g	山药 30g	神曲 20g
百合 10g	白及 10g	白花蛇舌草 10g	

上方每日 1 剂，水煎分 2 次服，连服 14 剂。

【二诊】 心慌气短减轻，体力渐复，未再反酸，余症仍存，尿液检查：尿潜血阳性。舌淡暗，苔薄黄，脉细弦。效不更法，守法易药。上方去生牡蛎、蒲公英、白花蛇舌草；心慌仍甚，补气滋阴的太子参改为 30g，清心止悸的苦参改为 10g，补益心脾之气的仙鹤草改为 15g，加补气活血的红景天 10g，醒脾行气的砂仁 5g，凉血止血的白茅根 30g。同服中成药稳心颗粒。续服 30 剂。经加减治疗 3 月余，心慌气短已无，体力恢复如常，食纳已香，体重减轻，偶有早醒，醒后易眠，余症减轻，生活质量提高。

【按语】《类证治裁·怔忡惊恐论治》中指出："心脾气血本虚，而致怔忡惊恐……"本案患者肢倦乏力，不思饮食，脾虚在先，水谷精微无以化生为气血，而致心气血虚，心气不足，鼓动无力，心失所养，发为心悸失眠，故投经验方"三参饮"（党参、丹参、苦参），取其益气活血、健脾养心之效。党参补气，但燥热，以太子参易之，益气健脾，气阴双补；丹参活血化瘀，苦参清心止悸。《本草经百种录》载有"苦参专治心经之火"且药理研究表明苦参具有降低心率的作用，但其苦寒易伤胃，一般用 5g ~ 10g，不宜久服。合"止悸丸"（山茱萸、刘寄奴）以增止悸之功；炒酸枣仁、夜交藤等养心安神，神曲、山药、砂仁等健脾开胃；气虚推动无力，血脉瘀阻，瘀久易化为湿热，丹参、刘寄奴、红花活血化瘀，石韦、白茅根利尿通淋，且能引热下行，使湿热从小便而出；生牡蛎、蒲公英是治疗反酸的要药；白及、百合健脾和胃，且白及可以保护消化道黏膜，防止出现溃疡。

心脾两虚，一般治疗无非补益心脾投以"归脾汤"加减。中医临证，一定要辨证准确，本案患者心悸气短严重，先用"三参汤"合"止悸丸"加减，益气健脾，宁心止悸，后注重解决主症，祛邪扶正兼顾，纵观全方，遣方精当，用药特殊，一药多用，疗效显著。

（韩超 韩学杰）

验案六　眩晕合并心悸

王某，女，51 岁，2002 年 6 月 12 日初诊（芒种）。

【主诉】 心悸头晕 2 月余，加重 2 周。

【病史】 2 个月前，无诱因突发头晕心悸，血压升高，心率加快伴发早搏，近 10 余天症状明显加重。血压在 150 ～ 190/100 ～ 110mmHg 之间波动，心率在 100 ～ 140 次 / 分，频发室性期前收缩，10 ～ 16 次 / 分，最多 20 次 / 分。经多家医院诊治，曾服用"硝苯地平、盐酸普奈洛尔、心律平、单硝酸异山梨酯缓释片"等西药疗效不显，现服用"乙胺碘呋酮"每日 9 片，控制病情。既往患糖尿病 3 年，绝经 4 年。经人介绍，遂来门诊求治。

【刻下症】 头晕头重，心中悸动不安，胸闷气短，后背疼痛，心烦易怒，口干渴饮，眠中易醒，眠浅多梦，大便干燥，食纳尚可。

【检查】 舌暗红，苔黄腻，舌边有瘀斑，舌下络脉增粗，双脉沉细。血压：160/105mmHg，心率 108 次 / 分，早搏 12 次 / 分。空腹血糖 10.1 ～ 12.3mmol/L。形体肥胖，颜面潮红。

【辨证】 患者平素形体肥胖，多痰多湿，痰湿中阻，上蒙清窍，则头晕头重；痰浊盘踞，胸阳不展，则胸闷气短；痰湿阻滞，经络不通，不通则痛，则后背疼痛；痰浊易热化，痰火上扰，则心中悸动不安，夜寐不安，梦多易醒，心烦易怒，颜面潮红；痰热伤津，则口渴多饮，大便干燥；舌暗红，苔黄腻，亦为痰湿内阻之征，舌边瘀斑，舌下络脉增粗，为血脉瘀阻之象；脉虽沉细，症脉不符，舍脉从舌，病位在心。证属痰瘀互结，毒损心络。

【诊断】

中医诊断：①眩晕；②心悸；③消渴。

西医诊断：①高血压；②室性心律失常；③糖尿病。

【治法】 祛痰化瘀，解毒通络。

【方药】 沈氏女科经验方"降压四味汤"合"玉锁丹"加味。

【处方】

钩藤 15g（后下）　　泽泻 10g　　　川芎 10g　　　莱菔子 10g

天麻 10g	葛根 10g	丹参 30g	苦参 6g
石菖蒲 10g	郁金 10g	五倍子 10g	生龙骨 30g
生牡蛎 30g	藿香 10g	泽兰 10g	车前草 30g

上方每日 1 剂，水煎分 2 次服，连服 7 剂。

【二诊】 上方服用第 1 剂约 3 小时后血压降为正常，自测血压 120/80mmHg，7 剂服完，头晕头重已除，血压稳定，未再升高，心悸胸闷减轻，自感早搏减少，自行停服西药；偶有气短，后背掣痛，早醒梦多，口干燥热，大便偏干 2 日一行，情绪易急。舌暗红，有瘀斑，苔薄黄腻，舌下络脉显露，脉仍沉细。效不更法，守法易药。上方去藿香、泽兰、车前草，苦参改为 10g 加大祛痰泻火之功，加瓜蒌 30g，薤白 10g，白酒半两，仙鹤草 15g，石韦 10g，夜交藤 30g，珍珠母 30g，牡丹皮 10g，野菊花 10g。连服 14 剂。

【三诊】 背痛已止，胸闷已解，心悸明显减轻，动则气短，口干减轻，大便已调，近期劳累，心悸频作，气短频发，胸闷不舒，情绪低落，夜眠欠佳，食纳不香。舌暗红，有瘀斑，苔薄黄，舌下络脉显露，双脉沉细。血压 120/85mmHg，心率 98 次 / 分，早搏 4 次 / 分。予《金匮要略》"瓜蒌薤白白酒汤"合沈氏女科经验方"三参饮"加味，清热祛痰，益气养阴。

瓜蒌 30g	薤白 10g	太子参 10g	丹参 30g
苦参 10g	泽泻 10g	石菖蒲 10g	郁金 10g
生龙骨 30g	生牡蛎 30g	葛根 10g	石韦 10g
珍珠母 30g	仙鹤草 15g	牡丹皮 10g	野菊花 10g
夜交藤 30g	炒酸枣仁 10g	黄芩 10g	车前草 30g

上方每日 1 剂，水煎分 2 次服，连服 7 剂。

【四诊】 胸闷已除，早搏已无，心情舒畅，夜眠转佳，食纳尚可，心悸气短偶发。舌暗红，有瘀斑，苔薄黄，舌下络脉增粗，双脉细。血压 115/80mmHg，心率 76 次 / 分，空腹血糖 8.2 ～ 9.5mmol/L。效不更法，上方去泽泻、生牡蛎；加黄芪、生杜仲、五倍子各 10g 益气滋阴，泽兰 10g 活血化瘀。连服 7 剂。无明显不适，停服中药。后陪其家人就诊时述：服药 1 次治愈高血压，调治 1 月余彻底根除早搏，近 20 年来从未反复，病告痊愈。

【按语】 高血压属于中医"眩晕"范畴，《丹溪心法·头眩》曰"无痰不作眩"，本案患者高血压初发，头晕、头重、胸闷、形胖、苔腻，均为痰浊内阻之证，加之舌边瘀斑，舌下络脉瘀紫增粗，证属痰瘀互结之象。痰瘀互结，损伤心络，出现心悸怔忡、胸痹心痛等一系列心系病证。治疗以沈氏女科经验方"降压四味汤"（钩藤、泽泻、川芎、莱菔子）祛痰为主，生龙骨、生牡蛎软坚祛痰，石菖蒲、郁金豁痰透窍，佐以丹参、郁金等活血化瘀，痰瘀同治；泽兰、车前草、莱菔子通利二便，给邪以出路；同时配合苦参祛痰泻火，止心悸。诸药共用，血压降低，心悸减轻。《血证论》曰："痰入心中，阻其心气，是以心跳不安。"复诊效不更法，方用"瓜蒌薤白白酒汤"祛除胸膈之痰浊，宽胸理气止痛。合用沈氏经验方"三参饮"（党参、丹参、苦参），起补虚、活络、清热之效；又因患者有糖尿病史，党参有升高血糖之弊，故用太子参代之，气阴兼顾，是治疗心律失常常用方剂；在辨证论治的同时，选加炒酸枣仁、夜交藤养血安神，珍珠母、生龙骨、生牡蛎重镇安神，养心以止悸；选加石韦、苦参、葛根、野菊花等药理具有抗心律失常作用的药物，提高疗效。且选加五倍子、生龙骨、葛根、黄芪等兼顾降糖，调治1月余，血压正常，室性早搏痊愈，血糖下降。

本案中，三维七要法则主要应用了三维六要，三维即时间维度、空间维度和频率维度。患者为绝经期后3年的女性，此次出现高血压、心动过速表现，问询既往史、现病史，梳理疾病发生发展过程；询问心悸发作的频次以及心率情况，判断属于快速型还是慢速型心律失常，辅助诊断和用药；患者头晕易怒与心悸气短并存，说明要从虚和实两个层面综合分析病情。五要包括生理生活要素、病因要素、病理要素、部位要素、功能要素以及特殊要素。患者为女性，年龄51岁，除了关注患者的主要症状，还询问了患者的饮食、睡眠等症状以及体重、舌、脉等体征，尤其要询问是否处于绝经前后。分析本案患者症状，其病因在于体胖，导致痰浊内生，继而引发瘀血阻络，痰瘀互结，毒损心络。治疗的要点是先控制心率和血压，稳定患者情绪。

本案病症，韩师突破既往从肝论治的旧框，法随证变，祛痰化瘀。调治1月余，患者心悸早搏悉除，血糖明显下降，疗效显著，且近20年病情未反复。

（韩超　韩学杰）

验案七　心悸

王某，女，61岁，2020年7月11日初诊（小暑）

【主诉】　心前区憋闷伴心悸间断性发作5年，加重1个月。

【病史】　5年前因生活琐事争执后出现心律不齐，心动过缓，心率约为40次/分，西医建议安装心脏起搏器，本人不愿做植入手术，故来门诊求治。

【刻下症】　前胸憋闷，心慌不宁，形寒畏冷，手足心热，烘热汗出，心烦易躁，头目不清，食眠尚可，二便自调。

【检查】　舌尖红，舌暗红，苔薄黄微腻，脉细弦。双手大鱼际皲褶，大拇指根部发青。血压：135/75mmHg，心率：40次/分。24小时动态心电图示：心律不齐，窦性心动过缓，房性早搏，最慢心率34次/分，平均心率46次/分。冠状动脉CTA示：冠状动脉粥样硬化，左前降支、回旋支轻度狭窄。

【辨证】　患者年逾花甲，心慌不宁，形寒畏冷为心肾阳气亏虚，血脉不畅，心失所养所致；心阳亏虚，虚久必瘀，心脉瘀阻，故前胸憋闷，大拇指根部发青；阳损及阴，阴虚内热，见手足心热，烘热汗出，心烦易躁；阳气不足，阴血亏虚，不能上荣于脑，髓海失养，故头目不清；舌暗红，苔薄黄微腻，脉细弦为血瘀痰浊，日久化热之象；大鱼际皲褶为心气亏虚之征。病位在心、肾，证属心肾阳虚，心脉瘀阻。

【诊断】

中医诊断：心悸。

西医诊断：①心律失常；窦性心动过缓；②冠状动脉粥样硬化。

【治法】　补益心肾，活血通络。

【方药】　《内外伤辨惑论》"生脉饮"合沈氏女科"益气养心散"化裁。

【处方】

西洋参5g（另煎兑服）	麦冬10g	五味子10g	三七粉3g（冲服）
赤灵芝10g	山茱萸30g	刘寄奴10g	丹参30g
天麻10g	葛根10g	羌活10g	桑枝20g
木瓜20g	浮小麦30g	生杜仲10g	桑寄生10g

上方每日 1 剂，水煎分 2 次服，连服 14 剂。同时服用中成药双丹颗粒，每日 2 次，每次 1 袋。

【二诊】 自测心率 45～50 次/分，烘热汗出已除，身体渐暖，情绪渐平，心悸减少，偶发头痛，自感不舒。舌尖红，舌暗红，苔薄黄，脉细弦。效不更法，守法易药，增加益气养血，活血通脉之力。上方去桑枝、木瓜、浮小麦、桑寄生；加补气的生黄芪 10g，仙鹤草 10g，益气活血的红景天 10g，养血活血的当归、赤白芍各 10g，疏肝理气的佛手 10g。续服 28 剂。同服中成药双丹颗粒，每日 2 次，每次 1 袋。

【三诊】 前胸憋闷、心慌不宁均减轻，近半个月遇事而致情绪不畅，心率趋缓，自测心率 41～46 次/分，睡眠不佳，仍形寒畏冷，手足心热，时发头痛。舌尖红，舌暗红，苔薄黄，脉细弦。心阳不足凸显，畏寒肢冷再现，故增温阳散寒之力。投"麻黄附子细辛汤"合"生脉饮"加减。

生麻黄 5g	制附子 10g（先煎）	细辛 3g	西洋参 5g（另煎兑服）
五味子 10g	麦冬 10g	赤灵芝 10g	羌活 10g
山茱萸 30g	刘寄奴 10g	天麻 10g	葛根 10g
生杜仲 10g	仙鹤草 20g	赤芍 20g	白芍 20g
红景天 20g	丹参 30g	佛手 10g	川牛膝 15g
炒酸枣仁 30g			

上方每日 1 剂，水煎分 2 次服。同服双丹颗粒，每日 3 次，每次 1 袋。

【四诊】 续服 14 剂，自感舒适，情绪平稳，身体转暖，偶有心悸胸闷，自测心率在 55 次/分左右，血压：135/80mmHg。心率增至 60 次/分，故上方去生麻黄、制附子、细辛、川牛膝；加生黄芪 10g，当归 10g，仙鹤草改为 10g，红景天改为 10g，山茱萸改为 20g。此方两日 1 剂，每日 1 次，续服 14 剂，症状消失，停服汤药。改用沈氏女科经验方"益气养心散"：西洋参 3g，三七粉 3g，赤灵芝 3g 代茶饮，同服双丹颗粒 1 个月，巩固其效，未再复诊。

【按语】《伤寒明理论·悸》云："其气虚者，由阳气内弱，心下空虚，正气内动而悸也。"本案病机为心肾阳虚，心阳不振，阴寒凝滞，心脉瘀阻，振奋心阳乃取效之本。治疗时，以补虚为主，兼以化瘀，首诊选用"生脉饮"合沈氏女科"益气养心散"加味，佐以活血化瘀之品。初见疗效后，又因情志所伤，病情反复，忧郁较甚，非大热大补之品不能解除，故用“麻黄附子细辛汤”，此为温阳散寒重剂，辛热之性可温通十二经脉，使身体转暖，心悸少发，心率恢复正常，但使用时间不可过长，易耗伤阴液，故中病即止。方中麻黄需生用，防麻黄发汗太过，用量仅为5g，且用五味子、麦冬滋阴，防其燥热。现代药理研究表明麻黄、附子均有提高心率、升高血压的作用，本案患者心率、血压平稳，故应及时停用。

生脉饮具有益气复脉、养阴生津之功；西洋参有大补心气之力，抗心律失常及心衰有特效，三七养血和血，赤灵芝补五脏之虚，三药相配补而不滞；阳虚必伴气虚，为了加强补气之力故加仙鹤草、红景天、生黄芪、山茱萸；阴血同源，配当归、麦冬、五味子、白芍养阴补血；羌活温通心阳，提高心率；肾为元气之根，升发五脏阳气，用生杜仲、桑寄生调肾阴阳，温补肾阳以增心阳，温而不燥，以助心阳振奋；“气为血之帅，血为气之母，气行则血行”，故气虚必血瘀，缓亦致瘀，加之情志不畅，则血脉瘀滞，气机不通；用桑枝、木瓜、佛手调畅气机，气行则血行；用丹参、刘寄奴、赤芍、川牛膝、三七等活血化瘀之品以助血行，改善心脏微循环。天麻配葛根是治疗头痛的有效药对。山茱萸配刘寄奴是笔者用治心病的药对，病情重时山茱萸用至30g，善补心肾之阴血，是其特殊用法，屡试屡验；丹参既能活血又能养血以安神定志，引药入心经，抗心律失常，除心脉瘀阻。全方温通心肾，提升心率，疗效显著。本案虽属难治，但辨证准确，用药精当，同样可以奏效，使患者免受手术之苦。

（韩超　韩学杰）

验案八　心悸合并胸痹

马某，男，81岁，2020年8月5日初诊（大暑）。

【主诉】心慌胸闷反复发作3年，加重2月余。

【病史】3年前因劳累后出现心慌胸闷。心电图检查显示：窦性心律不齐，频发室性早搏。服用“美西律、乙胺碘呋酮”等药，1年前因担忧西药副作用大，故停西药，改服中成药"参松养心胶囊"，疗效不显。2个月前，症状加重，心情郁闷。2020年5月25日24小时动态心电图显示：频发室性期前收缩（室早3385次）；偶发室上性期前收缩，短阵性室上性心动过速（最快心率的连发116次/分）。超声心动诊断报告示：升主动脉瓣钙化，升主动脉增宽，二尖瓣轻度返流。冠状动脉CT诊断报告示：冠状动脉重度钙化；冠状动脉粥样硬化：左前降支中段管壁钙化、非钙化斑块，管腔狭窄50%~69%；左回旋支近段管壁钙化斑块，管腔狭窄25%~49%。恰逢在《养生堂》节目中看到韩学杰主任用沈氏女科"三参饮"治疗室性早搏的成功病例，自行服用此方20剂，症状有所缓解，故来门诊诊治，以求根除病症。

【刻下症】 心慌悸动发作频繁，胸闷不舒，夜寐欠佳，头晕头痛，周身畏寒，口干口渴，纳谷不香，二便自调。

【检查】 舌暗红，苔黄腻，舌下络脉增粗青紫，左脉沉细，右脉弦滑，双手大鱼际凹陷，左手大拇指根部青筋明显。血压134/65mmHg，心率60~78次/分。

【辨证】 患者年逾八旬，脏腑虚衰，气血不足，劳则气血亏耗更甚，心脉失养，故发心慌悸动，胸闷不舒；血不养神，则夜寐欠佳；"气主煦之"，气虚温煦功能减退，则周身畏寒；气虚推动无力，清阳不升，则头晕头痛；气虚脾胃健运失司，故食纳欠佳；痰湿内阻，郁而化热，则口干口渴，舌暗红，苔黄腻；气虚血行不畅，则见舌下络脉增粗青紫；左脉沉细，双手大鱼际凹陷，左手大拇指根部青筋明显，均为心脉气虚血瘀之征。病位在心，证属气虚血瘀，痰湿内阻，为虚实夹杂之证。

【诊断】

中医诊断：①心悸；②胸痹。

西医诊断：①心律失常；②冠状动脉粥样硬化性心脏病。

【治法】 益气活血，祛痰利湿。

【方药】 沈氏女科经验方"三参饮"合韩师经验方"止悸丸"加减。

【处方】

| 西洋参10g（另煎兑服） | 苦参10g | 丹参30g | 山茱萸10g |
| 刘寄奴10g | 白扁豆10g | 山药10g | 炒酸枣仁30g |

葛根 10g   天麻 10g   红花 10g   藿香 10g

白花蛇舌草 10g   珍珠母 30g   芦根 10g

上方每日 1 剂，水煎分 2 次服，配合服用双丹颗粒，每日 2 次，每次 1 袋，活血化瘀、通络止痛。

【二诊】 连服 14 剂，精神转佳，心悸发作频次减少，胸闷明显减轻，畏寒略有缓解，余症仍存，黄痰量多难咯，舌暗红，苔黄腻，左脉沉细，右脉弦滑。虚证缓解，痰湿加重，补虚易恋邪，上方西洋参减为 5g 另煎兑服，加生牡蛎 30g，生龙骨 30g 增加软坚祛痰，重镇安神之功；佩兰 10g，白蔻仁 10g 增加祛痰化湿，开胃消食之力；桑白皮 10g 清肺化痰。上方每日 1 剂，水煎分 2 次服。继续同服双丹颗粒。

【三诊】 连服 14 剂，心悸胸闷明显改善，头晕头痛缓解，盗汗眠差，动则汗出加重，痰多难咯，食欲不振，舌暗红，苔黄腻，左脉沉细，右脉弦滑。效不更法，加大祛痰利湿力度，一诊方去白扁豆、芦根，炒酸枣仁改为 50g；加夜交藤 50g 增加宁心安神功效，麦冬 10g 清心除烦，益胃生津，浮小麦 30g 益心气，敛心阴，除热止汗；加白豆蔻 10g，生薏苡仁 10g，炒苦杏仁 10g，调畅三焦气机，祛痰利湿，桑白皮 10g 清肺化痰，焦神曲 20g 消食和胃。

【结果】 连服 14 剂，自觉舒适，胸闷已无，偶有心悸，头晕头痛已除，睡眠改善，盗汗减少，痰多难咯不解，食纳不香，舌暗红，苔黄腻，双脉弦滑。随症加减 2 月余，苔腻脉滑，纳呆痰多，痰湿较重，配合竹茹 10g，枳壳 10g，云茯苓 10g，陈皮 10g 清热祛痰；苔薄脉沉，腰凉腰酸，肾虚显现，配合生地黄 10g，黄精 10g，生杜仲 10g，桑寄生 10g 调肾阴阳。偶发心慌憋闷，选加牡丹皮 10g，石韦 10g 清热凉血，红景天 20g 益气活血，药理均有抗心律失常、改善心功能的作用。食纳不香，选加生鸡内金 30g，生山楂 10g，山药 30g，神曲 30g 健脾开胃；夜寐不安，加肉桂 2g，黄连 5g 交通心肾，珍珠母 30g 重镇安神。

加减治疗 2 月余，2020 年 12 月 4 日 24 小时动态心电图显示：室性早搏降为 170 次。血压：115/70mmHg，心率 66～70 次/分。诸证悉平，心理压力已除，情绪舒畅，特写表扬信一封（室性早搏见奇效），表达自己身体康复的喜悦心情。为巩固疗效，丸药缓图，嘱续服双丹颗粒和稳心颗粒 3 个月。1 年后电话随访，仅间断服用稳心颗粒，自感身体舒适。

【按语】　各种原因引起的心律失常，临床表现为心中悸动不安，心搏异常，可因情志波动或劳累过度诱发，且常伴有胸闷不舒、心烦寐差、头晕乏力等症状，属于中医"心悸""怔忡"范畴。《证治准绳·惊悸恐》曰："人之所主者心，心之所养者血，心血一虚，神气失守，失守则舍空，舍空而痰入客之，此惊悸之所由发也。"本案即是。

患者年过八旬，年老体弱，劳累后气血阴阳亏乏，心失所养，发为心悸胸闷。气虚推动无力，痰湿内停，郁久化火，上扰心神，进一步加重心悸不安、心烦失眠等症状，为虚实夹杂之证。治疗投以沈氏女科经验方"三参饮"合韩师经验方"止悸丸"加减，益气活血，祛痰利湿，虚实兼治。"三参饮"由党参、丹参、苦参组成，因本案患者年事已高，心气不足尤甚，以西洋参易党参增加补气强心之效，丹参活血化瘀，清心除烦，苦参清热燥湿，药理研究表明均具有明显的抗心律失常作用，合用韩师"止悸丸"，山茱萸、刘寄奴益气滋阴，活血通脉，为临证治疗心律失常的常用效方。

在此基础上，患者苔腻脉滑，痰湿较重，实证明显时，配合《温病条辨》"三仁汤"或《三因极一病证方论》"温胆汤"加减，清热祛痰；患者苔薄脉沉，腰凉腰酸，肾虚显现时，配合沈氏女科"调肾阴阳方"加减，阴阳双补。选加炒酸枣仁、夜交藤、珍珠母、肉桂、黄连等宁心安神，调整睡眠；选加白扁豆、山药、生鸡内金、山楂、神曲等健脾开胃，振奋食欲，健运气血生化之源，并截生痰之源；佐以刘寄奴、丹参、红花、红景天活血化瘀，以助气血平和；藿香、佩兰清热化湿，为暑期时令用药。恢复期，再以丸药缓图巩固疗效，系韩师治疗慢性病或疑难症的一贯宗旨，以防病情反复。

本案虽有苔腻之象，但韩师不拘泥于"苔腻温胆，苔薄杞菊"的治疗法则，而是考虑患者年老，心气虚损为本，治以益气止悸为主，佐以祛痰利湿化瘀之品，虚实兼治，且注意顾护脾胃，既助气血化生，又截生痰之源，论治灵活，用药轻灵，调治得当，加减治疗4月余，24小时室性早搏由3385次降为170次，患者3年的心律失常得以控制。

本案特色：①患者年龄较大，严重心率失常，有心率骤停之象，所以治疗时应突出急症救命，补虚为主，泻实为辅；②老年人脾胃功能虚弱，用药原则应重视安全可靠，顾护脾胃，兼治它症；③临证妙药：山茱萸补益心肾、炒酸枣仁养血安神，二味均有收涩作用，山茱萸应用可抗各种心律失常、心衰，炒酸枣仁有降低心肌耗氧量、增加心肌收缩力的作用，辨证结合药理，体现了病、证、症一体化的治疗思路。

（韩超　韩学杰）

验案九　肺胀

马某，男，57岁，2019年10月10日初诊（寒露）。

【主诉】　咳嗽咯痰反复发作8年，加重伴呼吸困难，心悸气短2周。

【病史】　8年前患过敏性鼻炎引发哮喘，口服西药及吸入激素治疗5年，1月前自行停用激素，诱发肺源性心力衰竭，在当地三甲医院住院，给予吸氧、抗感染、解痉平喘、止咳化痰、强心利尿、扩张血管等对症治疗，病情日渐加重，求医无助之际，恰从《养生堂》节目中看到韩学杰主任为其母治愈多年的肺心病，遵照节目中给出的经验方"益气养心散"，自行服用7日后病情略有好转，能下床，坐轮椅前来救治。

【刻下症】　咳嗽咯痰，咯大量白色泡沫样黏痰，夜间尤剧，喘息难卧，呼吸困难，心悸气短，不能活动，动则气喘，心烦寐差，头晕昏沉，恶心呕吐，腹胀纳差，口干口渴，下肢浮肿，小便量少，大便正常。

【检查】　舌暗红，苔黄腻，舌下络脉增粗青紫，脉弦滑。双手大鱼际扁平皱褶，大拇指根部青筋显露，大鱼际及手指色青，小鱼际色红。形体消瘦，颜面暗红，唇及甲床紫绀，颈静脉怒张，精神萎靡。检查示 WBC：14.4×10^9/L，SaO_2：90%，血压：125/100mmHg，心率：102次/分。

【辨证】　患者久病，肺肾两虚。肺主气，司呼吸，肺之宣降功能失司，气逆于上而为咳；肾为气之根，肾虚不能纳气，则呼吸困难，喘息难卧；肺为水之上源，脾主水湿，肺气郁滞，脾失运化，津液运行失司，故咯大量白色泡沫痰；湿热内蕴见痰质发黏，津液不能上乘，则口干口渴；湿为阴邪，则夜间加剧；肺朝百脉，心主血脉，心脉上通于肺，肺虚病及于心，心气不足，血脉不畅故心悸气短，心烦寐差，动则气喘。肺病及脾，子盗母气，脾失健运，痰湿中阻，则恶心呕吐，腹胀纳差；湿久化热，气机升降失司，清阳不升则头晕昏沉；肾主水液，肾虚水泛，水湿不化则小便量少，下肢浮肿；舌暗红，苔黄腻，舌下络脉增粗青紫，脉弦滑为痰瘀内阻之象；双手大鱼际扁平皱褶为心肺气虚，大鱼际及大拇指根部青筋显露为心脉瘀阻，小鱼际色红为湿热内蕴；唇及甲床紫绀，颈静脉怒张等均为血瘀之征。此案病位主要在肺、肾。证属脏腑虚弱，痰瘀互结。

【诊断】

中医诊断：①肺胀；②咳嗽；③心悸；④眩晕。

西医诊断：①肺源性心脏病；②心衰3级；③呼吸衰竭；④心动过速；⑤高血压。

【治法】 益气养心，祛痰化瘀。

【方药】《温病条辨》"三仁汤"及《韩氏医通》"三子养亲汤"合韩师经验方"益气养心散"化裁。

【处方】

杏仁 10g	白蔻仁 5g	生薏苡仁 10g	紫苏子 10g
炒葶苈子 30g（包煎）	生莱菔子 10g	西洋参 10g（另煎兑服）	赤灵芝 10g
三七 5g	苦参 5g	丹参 30g	川贝粉 2g（冲服）
紫菀 10g	桑白皮 10g	红花 10g	连翘 10g
牡丹皮 10g	夏枯草 10g	珍珠母 30g	白花蛇舌草 30g

上方每日1剂，水煎分2次服，每次100mL，连服7剂。

【二诊】 服至第4剂，夜间咳嗽已止。服药7剂，呼吸困难已除，心悸气短减轻，能右侧卧位休息，夜眠大约6小时，日间咳嗽伴呕，咯痰较前减少，痰黏难咯腥臭，头晕昏沉，口咽干燥，头痛耳鸣，烘热汗出，每日可行走30～40米，纳差尿少，舌暗红，苔黄腻，舌下络脉增粗青紫，脉弦滑。血压：125/100mmHg，心率：96次/分。效不更法，守法易药，上方去夏枯草、牡丹皮、三七、珍珠母；加地龙10g，蒲公英10g，生磁石30g，浮小麦30g，苦参改为10g，桑白皮改为30g，生莱菔子改为20g。上方续服7剂。

【三诊】 精神较前好转，已能平卧休息，日间咳嗽咯痰均减少，眠前及夜间醒后咯痰，质黏量少，每日可行走 200 米，动则气喘，颈部汗出，食纳增加，小便正常，舌暗红，苔黄腻，舌下络脉增粗青紫，脉弦滑。血压：120/90mmHg，心率：94 次 / 分。诸症改善，守法易药续进，上方去连翘、蒲公英、白花蛇舌草；加全瓜蒌 30g，薤白 10g，红景天 10g，芦根 30g。上方每日 1 剂，泡药时倒入 5mL 白酒，续服 7 剂。

【四诊】 心悸气短明显减轻，汗出已止，睡眠改善，颜面色暗略退，咳嗽咯痰仍存，偶有头晕昏沉，尿量较少，排便无力，每日可行走 400 ~ 500 米，舌暗红，苔黄腻，舌下络脉增粗青紫，脉弦滑。血压：110/90mmHg，心率：90 次 / 分。顽痰未祛，易药增效。上方去全瓜蒌、薤白、浮小麦；加茵陈 15g 后下，生牡蛎 30g，白花蛇舌草 15g，桑枝 20g，生草决明 30g，利湿化痰，分利二便，祛除顽痰。上方续服 7 剂。

【五诊】 患者诸症明显减轻，随症加减调方，带 30 剂药回东北家中调养。之后连续视频就诊，治疗过程中亦用到"温胆汤"等祛除痰湿。痰湿已祛，以"四君子汤"等健脾益气，连续服药半年，于 2020 年 4 月 4 日视频就诊述：激素用量减半，咳嗽咯痰减少，仅快走时气喘，皮肤过敏瘙痒，头痛心慌，眼睛干涩，食寐好转。舌暗红，苔薄黄，舌下络脉增粗。复查血象指标均正常。脾肾互根，以调肾易健脾，投沈氏女科"调肾阴阳方"加味。随症加减，皮肤瘙痒选加紫草、白鲜皮等清热凉血、祛风止痒；血压升高选加钩藤、天麻、珍珠母、石决明等平肝降压；头痛选加生蔓荆子、白芷、川芎等清利头目。7 个月后，2020 年 11 月 4 日，患者及家属乘坐飞机来医院当面感谢韩主任及其团队对患者的救命之恩。复诊自述其诸症基本消除，7 月份已上班，可以爬楼梯上 4 楼，9 月份已停西药激素，体重由患病时 60 千克增至 83 千克。血压：100 ~ 110/65 ~ 72mmHg，心率：60 ~ 70 次 / 分，生活接近正常，希望继续用中药调治。于 2021 年 1 月 30 日无明显不适，自行停服中药。患者共服用中药治疗 15 个月。电话随访，现在每天能多次提 25 千克重物上 5 层楼而未有不适，工作生活如常。

【按语】 肺源性心脏病是由于支气管—肺组织或肺动脉血管病变所致肺动脉高压引起的心脏病，临床常见咳嗽、咳痰、气急，活动后心悸、呼吸困难、乏力和劳动耐力下降等症状，属中医学"肺胀""喘证""咳嗽""痰饮"等范畴。本案患者初期病位在肺，日久累及心脏，正如《脉因证治》中所说："肺伤日久，必及于心……肺病血瘀，必损心气。"患者舌暗红，苔黄腻，舌下络脉瘀紫虽为痰瘀互结之象，但其心脏受累严重，合并出现心力衰竭、呼吸衰竭等危急重症，病势危重。韩师审时度势，且缓治病，而急保命，命存而病可徐图也。故治疗以益气养心补虚为主，兼以祛痰化瘀泻实，补虚泻实同治。方用韩师"益气养心散"，西洋参加量至10g另煎兑服，大补心气之力，三七增量至5g养血活血，赤灵芝10g益五脏之气，养五脏之血，共奏益气养心、活血通脉之效。且西洋参配伍丹参、苦参亦为治疗心动过速的效方；用"三仁汤"宣上、畅中、渗下利三焦痰湿，又因胃热明显，故白蔻仁仅用5g；合"三子养亲汤"清化痰热，而原方系温化痰饮之剂，白芥子的温热之性，不宜化热痰，以炒葶苈子代替白芥子，便成清化痰热之剂；葶苈子性寒味辛，其功为泻肺祛痰，降气平喘，利水消肿。生用葶苈子有致泻作用，故宜炒用，以防其峻烈之性。现代药理研究证实葶苈子所含"黑芥子苷""毒毛花苷元"均有明显的强心作用，加之其祛痰利水之功，正合心衰的喘息水肿诸症，是治疗心衰水肿的效药；川贝配紫菀是治咳喘有效药对。正气渐复，痰湿未除，用"温胆汤"清热祛痰，健脾和胃；"瓜蒌薤白白酒汤"祛除胸膈之痰浊；茵陈加大化湿祛痰之力；生牡蛎软坚散结，祛除顽痰；痰浊易化热，以桑白皮、连翘、牡丹皮、夏枯草、紫草等清热；痰瘀常互结，以丹参、川芎、三七、红花、地龙等活血化瘀。佐以白花蛇舌草祛湿利小便，莱菔子、全瓜蒌、草决明通腑祛痰，使邪从二便而出，给邪以出路。痰湿已祛，病情稳定，纳差咳喘仍存，以"四君子汤"加减培土生金；食纳好转，健脾不如调肾，用沈氏"调肾阴阳方"加减，以固本培金。

本案中，三维七要法则主要应用了三维五要。三维强调了时间维度、空间维度和频率维度，从时间维度梳理了咳嗽咯痰、胸闷气短发生发展的过程、治疗用药的经历；从空间维度分析了主诉中咳嗽咯痰与心悸气短先后出现的关联性，即肺朝百脉、心主血脉之间的关系；频率维度则重点关注心率的快慢，明确是快速型心律失常还是慢速型心律失常，以辅助精准用药。五要包括生理生活要素、病因要素、病理要素、部位要素和功能要素，辨证过程中注意到患者久病，服用激素等药物5年余，症状进行性加重，使用多种治疗方法后，仍可见咳嗽、心悸、水肿、腹胀等属于中医多个脏腑功能失调的表现，辨证以虚为主，因虚致实，故急则治其标，缓则治其本，以挽救生命为治疗的要点。

本案病机复杂，病情严重，危及患者生命，韩师发挥中医辨证论治的优势，论治灵活，证法相应，用药得当，挽救患者生命。通过此案充分证实"中医不是慢郎中"，只要辨证准确，治疗急危重症，亦可获得奇效。

（韩超　韩学杰）

验案十　眩晕合并不寐

范某，女，47 岁，2020 年 12 月 9 日初诊（大雪）。

【主诉】 头晕头痛伴入睡困难半年。

【病史】 半年前因劳累，血压升高，伴发失眠，恐惧服用西药。12 年前剖宫产大出血后月经停闭，服用西药建立人工周期，间断治疗 3 年，药停经闭，8 年前自行停服西药，闭经至今。经友介绍，前来门诊求治。

【刻下症】 头晕头痛，入睡困难，心烦多梦，心慌气短，口干口苦，急躁易怒，手足心热，汗出较多，腰酸乏力，尿赤便干。

【检查】 舌暗红，苔薄黄，左脉细弦，右脉弦滑。双手大鱼际皱褶，小鱼际泛红，口唇紫黯，颜面潮红。血压：146/96mmHg，心率：84 次 / 分。

【辨证】 患者剖宫产失血过多，营阴亏耗。肝主藏血，体阴而用阳，其性主升主动，肝肾阴血亏虚，阴不制阳，阳亢于上，则见头晕头痛，急躁易怒，颜面潮红；肝失濡养，疏泄不利，气机郁结化火，风阳扰动，热扰心神，则入睡困难，心烦梦多，心慌气短；阴虚阳亢，虚热内生，则口干口苦，手足心热，汗出较多，尿赤便干；冲任血少，胞脉空虚，则月经停闭。舌暗红，苔薄黄，左脉细弦，右脉弦滑，双手大鱼际皱褶，小鱼际泛红，均亦为阴虚阳亢之征。病位在肝、肾、心、胞宫。证属阴血亏虚，经脉瘀阻。

【诊断】

中医诊断：①眩晕；②不寐；③闭经。

西医诊断：①高血压；②失眠；③卵巢功能低下。

【治法】 补益肝肾，养血活血。

【方药】《中医内科杂病证治新义》"天麻钩藤饮合"《医垒元戎》"桃红四物汤"化裁。

【处方】

天麻 10g	钩藤 30g（后下）	石决明 30g（先煎）	生杜仲 10g
桑寄生 10g	夜交藤 30g	炒酸枣仁 30g	赤灵芝 10g
桃仁 10g	红花 10g	当归 10g	赤芍 10g
枸杞子 10g	白菊花 10g	生地黄 10g	黄精 10g
山茱萸 30g	刘寄奴 10g	丹参 30g	葛根 10g
浮小麦 30g	麦冬 10g		

上方每日 1 剂，水煎分 2 次服，连服 7 剂。因患者家在外地，看诊不便，嘱若见行经，量少时服用至月经第 4 天；如见量多，及时停药；下次月经前 7 ~ 10 天继续服。

【结果】 2021 年 2 月 24 日复诊，患者自述工作繁忙加之畏惧药苦，自行将上方每剂水煎 2 次，每日服 1 次，服用至第 5 剂，月经即至，月经量多，停服汤药，入睡困难已无，每晚 7 ~ 8 小时，眠浅梦多，血压不稳，时高时低，余症减轻。下次月经前 7 天继续服用上方，每日 1 次，按时行经，经量适中，经色暗红，夹有血块，服用至月经第 4 天，之后未再服药。间断服用 3 个月，头晕头痛已无，血压稳定，睡眠好转，每月按时行经，末次月经 2 月 16 日，量可色红，偶有腰酸乏力，微有口干，余症悉平，舌质暗红，苔薄黄，左脉细弦，右脉弦滑。血压：110/85mmHg，心率：80 次 / 分。上方去红花，赤芍；加菟丝子 10g 滋补肝肾，泽兰 10g 活血调经，芦根 10g 生津止渴。每日 1 剂，水煎分 2 次服，连服 14 剂。同服中成药强力定眩片，降压止眩，每日 2 次，每次 4 片。未再复诊，半年后电话随访，自觉无明显不适，自行停药，血压稳定，维持在 110 ~ 120/85 ~ 90mmHg，心率：76 ~ 84 次 / 分，月经正常。

【按语】《临证指南医案》曰："肝为风脏，因精血衰耗，水不涵木，木不滋荣，故肝阳偏亢。"本案患者产后失血过多，精血亏虚，失于调养，导致肝肾亏虚，涉及于心，出现月经停闭，头晕头痛，血压波动，心慌寐差诸症，舌暗红，苔薄黄，左脉细弦，右脉弦滑，亦为阴虚阳亢之象，故治疗投以"天麻钩藤饮"化裁，补益肝肾，养血活血。天麻、钩藤、石决明平肝降逆，生杜仲、桑寄生增加滋补肝肾之力，滋水涵木，辅以夜交藤养血安神、祛风通络，伍炒酸枣仁、浮小麦养心安神、收敛止汗；现代药理研究亦证明，钩藤、天麻、葛根、生杜仲、白菊花、石决明等均有明显的降压作用，为肝阳偏亢所致眩晕失眠之良剂。

《妇人规》云"不论有滞无滞，多兼开导之药，其有甚者，则专以桃仁、红花之类，通利为事"。故合用"桃红四物汤"加减，选用桃仁、红花、当归、赤芍、丹参、刘寄奴、泽兰等养血活血，祛瘀通经，瘀血祛新血生，血海充盈，经脉通助血下行，经血调畅，经病自愈。佐以枸杞子、白菊花、生地黄、黄精、山茱萸等取"杞菊地黄汤"之意，滋补肝肾之阴，补而不腻；菟丝子滋补肝肾、益精养血，为平补阴阳之品，泽兰温通行滞，功善活血调经，配伍当归、赤芍、白芍等为治疗产后瘀滞兼血虚经闭之效药，且菟丝子配泽兰为沈氏家传调经效对。沈氏女科主张"妇人百病，皆自心生"，调治月经病注重养心，山茱萸、刘寄奴为临床治疗心病的有效药对。诸药合用，只此一方，清平养并用，心肝肾同治，仅月经之前至经期4天日服1次，间断服药3个月，不仅血压平稳，睡眠改善，更令患者感到神奇的是12年的闭经史得以痊愈。

本案患者属于肝肾阴虚，经脉瘀阻，涉及肝、肾、心、胞宫，表现的症状为高血压、失眠、闭经，所以治疗时应异病同治，再结合引经药，达到病所，诸多看似不相关的症状同时好转，充分体现了中医整体治疗的奇效。

（韩超　韩学杰）

验案十一　胃痛

张某，女，69岁，2020年11月12日初诊（立冬）

【主诉】胃脘胀痛反复发作6年，加重1月余。

【病史】6年前生气后出现胃胀痛，1年后行胃镜检查确诊为慢性萎缩性胃炎伴重度肠上皮化生，经中西医治疗后症状时轻时重，每逢心情不畅时不适症状加重，近 1 月又因家事烦闷，病情加重且服中西药不能控制，并呈逐渐加重趋势，遂来就诊。

【刻下症】　胃脘胀痛，生气或食后尤甚，嗳气频频，心烦易怒，头晕昏沉，疲倦乏力，畏寒肢冷，食纳减少，二便自调。

【检查】　舌暗红，苔黄腻，有裂痕，舌下络脉紫暗，左脉细弦，右脉弦滑。双手大鱼际及掌心色青。2020 年 10 月 12 日胃镜示：胃窦、胃角黏膜散在片状红斑，水肿糜烂。诊断：慢性萎缩性胃炎伴肠化，轻度非典型增生。病理诊断：（胃窦）表浅胃黏膜轻度慢性炎症，重度肠化生，小凹上皮增生；（胃角）轻度慢性胃炎，中度肠化，中度萎缩，小灶腺体轻度非典型增生。

【辨证】　肝主疏泄，畅达气机，促进和协调脾胃之气的升降运动。肝气郁结，疏泄失常，故见烦躁易怒；横逆犯胃，胃气郁滞，则胃脘胀痛，情志不畅时加重；肝失疏泄，气机郁滞，易致脾失健运，胃失受纳，则饮食减少，食后胃脘胀痛尤甚；胃气上逆，胃失和降，则嗳气频频；气机不畅，聚湿生痰，痰湿中阻，清阳不升，则头晕昏沉，疲倦乏力；且舌暗红，苔黄腻，舌下络脉紫暗，左脉细弦，右脉弦滑亦为痰浊中阻，气血运行不畅，经脉瘀滞，郁而化热之象。时值立冬，寒邪外侵，进一步加重血脉瘀滞，气血难达肢末，故见畏寒肢冷，双手大鱼际及掌心色青。病位在肝、胃、脾；证属肝胃不和，痰湿中阻。

【诊断】

中医诊断：胃痛。

西医诊断：慢性胃炎（慢性萎缩性胃炎伴重度肠上皮化生）。

【治法】　理气祛痰，和胃止痛。

【方药】《三因极一病证方论》"温胆汤"加减。

【处方】

竹茹 10g	炒白术 10g	云茯苓 10g	陈皮 10g
浙贝母 10g	赤芍 20g	白芍 20g	佛手 10g
木香 10g	砂仁 10g	紫苏梗 10g	玫瑰花 5g
百合 10g	白及 10g	乌梅 10g	蒲公英 10g
神曲 20g	生鸡内金 30g	天麻 10g	葛根 10g
芦根 10g	白花蛇舌草 10g		

每日 1 剂，水煎分 2 次服。

【二诊】服用 14 剂，嗳气已止，头晕已解，胃脘胀痛减轻，食纳略增，情绪好转，神疲乏力、畏寒仍存，余无明显不适。舌暗红，苔薄黄，有裂痕，舌下络脉增粗色紫，左脉细弦，右脉弦。痰湿渐祛，上方去竹茹、天麻、紫苏梗；加太子参 10g 补脾气，养胃阴；片姜黄 5g 行气止痛，且能活血。

【三诊】服用 14 剂，畏寒肢冷已除，昨日因家事生气后，胃脘胀痛反复，两胁胀痛，胸闷气短，纳差口苦，舌暗红，苔薄黄，有裂痕，舌下络脉增粗色紫暗，双脉细弦。肝气郁结明显，上方去太子参、云茯苓、炒白术、陈皮；加柴胡 10g，黄芩 10g 一散一清，调和肝胃；夏枯草 10g 清肝火，散郁结；蚕沙 15g（包煎）和胃化湿以止痛。

【四诊】服用 14 剂，服药期间仅生气一次，生气后胃痛反复，左侧腋下淋巴结稍大，近期情绪平稳，两侧胁肋胀痛已无，大便 2～3 次 / 日，余无明显不适，舌暗红，苔薄黄，有裂痕，舌下络脉瘀紫，左脉细弦，右脉弦。二诊方去神曲、白花蛇舌草，片姜黄改 10g 增加行气止痛之力；加夏枯草 15g 清肝散结；蚕沙 15g（包煎），木瓜 20g 和胃化湿，舒筋活络；三七块 5g 活血止痛，善入肝经血分，化瘀不伤正；赤灵芝 5g 益气补虚，以助气血运行。续服 14 剂，诸症缓解，随症加减治疗 6 月余。2021 年 6 月 8 日复查胃镜示：胃窦、胃角黏膜欠光滑，散在红斑隆起。诊断：慢性萎缩性胃炎。病理诊断：（胃窦）少许破碎表浅胃黏膜，轻度肠化；（胃角）表浅胃黏膜轻度慢性炎。继续调治，胃痛已无，无明显不适，停服中药。

【按语】《沈氏尊生书·胃痛》曰："胃痛，邪干胃脘病也……唯肝气相乘为尤甚，以木性暴，且正克也。"肝气横逆犯胃，胃失和降，故胃脘胀痛、嗳气频频；若土气壅滞，痰湿壅脾，不但不受木之所克，反而侮木，致使肝气不得疏达。治疗应以运脾祛邪除湿为主。本案患者症见胃脘疼痛，生气或食后加重，疲倦乏力，食纳不佳，舌暗红，苔黄腻，均为脾失健运，胃失受纳，痰湿中阻之象。故投以《三因极一病证方论》"温胆汤"加减，理气祛痰，和胃止痛。选加木香、砂仁醒脾开胃，行气止痛，且木香提取物对急、慢性胃溃疡具有显著的抑制作用；紫苏梗理气宽中以止痛；神曲、生鸡内金健胃消食以和胃，健运脾胃，以绝生痰之源；痰湿渐祛，脾胃气虚显现，方取"香砂六君子汤"之意，益气化痰，扶土以抑木。因其舌苔薄黄，有裂痕，胃阴不足，且痰湿易热化伤津，故以太子参易人参，益气健脾，养胃生津，补而不助热；若见肝气郁结明显，可增加疏肝理气之力，柴胡疏泄气机之郁滞，黄芩清热燥湿，白芍养血柔肝，缓急止痛，佛手疏肝理气，和胃止痛，即"治胃痛不理气非其治也"。诸药合用，透散清泄以和解，使枢机得利，胃气调和。

本案应用了三维七要中的二维五要，二维是时间维度和空间维度，从发病时间角度梳理了疾病发生发展过程，判断患者发病的趋势和严重程度；从空间角度分析了情绪失常与胃痛之间的关联，体现在肝和脾、木与土之间的关系；五要主要体现了病因要素、病理要素、部位要素、功能要素以及情志要素，明确患者发病起因在于情志不遂，胃部不适，每逢心情不畅时不适症状加重，发病机理在于肝主疏泄，畅达气机，促进和协调脾胃之气的升降运动，水液代谢异常，而见诸症，分析病位在肝、胃、脾；病性虚实夹杂，病机是肝气反胃，脾失健运；治则疏肝和胃，健运脾土。

本案特殊用药：①白及入肝、胃经，药理作用显示白及粉对胃黏膜损伤有明显保护作用，具有止血、促进伤口愈合、抗胃溃疡、抗菌、抗肿瘤等作用，对胃及十二指肠穿孔亦有明显治疗效果。②痰湿热化居多，沈氏女科常佐加蒲公英、芦根、白花蛇舌草等性味甘、寒之品，清热不伤胃，且蒲公英对胃黏膜损伤有保护作用，尤对中焦湿热者效果更佳，还具有抑制幽门螺旋杆菌的作用。③药理研究表明乌梅具有促进细胞修复的作用，对消化系统的修复主要体现在对已破坏的胃肠黏膜的修复和改善炎症环境等方面，临床中对慢性萎缩性胃炎具有良好的临床疗效。

韩师治疗肝胃不和之胃脘疼痛并非单纯的疏肝理气为主，而是注意到痰湿中阻为本案病机之关键，"疏肝和胃"或"扶土抑木"，论治灵活，以祛痰除湿，健运脾胃，以助气机畅达，气血调和，通则不痛。加减治疗8月余，诸症悉平，复查胃镜慢性萎缩性胃炎重度肠化转为慢性萎缩性胃炎轻度肠化，降低了癌变概率。

（韩超　韩学杰）

验案十二 急黄合并杨梅疮

王某，男，47岁，2021年3月1日初诊（雨水）。

【主诉】 心悸气短4月余，间断发热2个月，加重伴全身黄染及皮下红疹7天。

【现病史】 4月前患者因锻炼过度出现心悸气短，2月前，行主动脉瓣置换术后感冒，反复发热；7天前症状加重并突发全身黄染及皮下红斑药疹。

【既往史】 患者2020年6月开始每日健步运动10公里以上，11月出现神疲乏力，心慌憋气，逐渐加重，12月15日于医院行胸部CT检查示：主动脉瓣二瓣化畸形，全心增大，心功能不全改变，肺气肿。2020年12月24日在北京某医院行主动脉瓣置换术。曾有2年多的吸毒史，已戒7年。术前首次检测出梅毒阳性，注射三针长效青霉素后，因心慌胸憋，咳嗽气促，咯白色泡沫痰，行动困难，病情危重急行手术，手术发现心脏主动脉根部有梅毒赘生物。2021年1月8日洗澡后发热，在当地医院住院治疗，诊断为心内膜炎，心包积液，用哌拉西林、他唑巴坦等药物治疗，病情加重，高热不退并伴发全身丘疹红斑。2月10日转至省级三甲医院，用激素治疗后体温正常，丘疹红斑消退，2月21日出院。出院2天后再次发热，2月23—26日体温在37℃～38.3℃左右波动，每日服用大量激素后热退，停药后发热又现，26日出现全身黄染及皮下布满红色药疹，急诊收住省级三甲医院，诊断为突发急性肝衰竭，不明原因发热，药物超敏综合征，下达病危通知，并告知家属仅有10%的治愈希望。因其亲属相信中医，故从网上向韩师求助，以期中西医结合救治患者，挽救其性命。

【刻下症】 发热反复发作，周身畏寒，全身红色皮疹，层叠隆起，瘙痒不已，神识昏蒙，心悸气短，动则气喘，不能行走，心烦难眠，胁肋疼痛，口干烦躁，口苦口臭，脘闷腹胀，两日未食，双腿浮肿，五心烦热，溲热量少色黄，大便秘结，四日未行。

【检查】 舌暗红，苔黄腻，舌下络脉增粗色黑。双手掌色红，大小鱼际扁平皱褶，大拇指根部青筋显露。体温38.5℃，血压：150/90mmHg，心率：102

次／分。神志昏蒙，形体消瘦，颜面青黄，目睛黄染，全身皮肤发黄且皮下密布红色大小不一的皮疹，重叠隆起，偶有皮肤表层起褶脱落。皮肤病理诊断：考虑药疹可能性大，直接免疫荧光阴性。血生化分析：谷丙转氨酶6156U/L，谷草转氨酶525U/L，谷氨酰转肽酶542U/L，总胆红素42.05umol/L，直接胆红素20.98umol/L，间接胆红素21.09umol/L，血磷1.92mmol/L，尿素氮14.78mmol/L，尿酸562umol/L，血糖7.26mmol/L，乳酸脱氢酶1835U/L。凝血指标：纤维蛋白原4.2g/L，凝血酶原时间18.3S，凝血酶原活动度18.5%。尿常规检查：尿蛋白（+++），尿隐血（+++），尿白细胞48.2，尿红细胞803.9。梅毒检测阳性，滴度1：128。

【辨证】 本案患者感染梅毒疫疠之气，日久伤于心肺，心气不足，肺气失宣，则心悸憋闷，咳嗽气促，咯白色泡沫痰，张口抬肩，动则加剧，实为危候，命在旦夕，急行手术。术后正气更虚，痰停血瘀，阳盛于内，格阴于外，阴阳格拒，故反复发热，周身畏寒；药伤肝胆，蕴毒化火，则口干烦躁，口苦口臭，胁肋疼痛，舌下络脉增粗色黑，颜面青黄，目睛黄染；热毒蕴肺，疹发全身，瘙痒不已；热毒伤营扰心，则神识昏蒙，心烦难眠，精神萎靡；痰湿中阻，脾失健运，则脘闷腹胀，形体消瘦；久病伤营耗气，则大小鱼际扁平皱褶，气虚推动无力，水湿停滞，故双腿浮肿；肝肾同源，肝损及肾，肾阴亏虚，则五心烦热；阴虚内热，消灼津液，见溲热量少色黄，大便秘结；舌暗红，苔黄腻，舌下络脉增粗色黑、大拇指根部青筋显露均为痰瘀互结之象；蕴而化热则双手掌色红。本案病位在心、肝、肾，波及五脏，为本虚标实之证，证属脏腑虚衰，痰瘀化毒。

【诊断】

中医诊断：①急黄；②发热；③怔忡；④肾衰病；⑤杨梅疮。

西医诊断：①急性肝衰竭；②不明原因发热；③梅毒性心内膜炎术后，心力衰竭；④急性肾衰竭；⑤梅毒。

【治法】 祛痰化瘀解毒，健脾益气通腑。

【方药】 "星蒌承气汤"合韩师经验方"益气养心散"化裁。

【处方】

胆南星10g　　瓜蒌30g　　生大黄10g（后下）　　西洋参3g（另煎兑服）

赤灵芝 10g	白菊花 10g	当归 10g	板蓝根 30g
玫瑰花 5g	白及 5g	丹参 30g	葛根 10g
山药 30g	焦神曲 30g	佛手 10g	紫草 10g
牡丹皮 10g	麦冬 10g	芦根 10g	白芍 50g

上方每日1剂，水煎分2次服，每次100mL，7剂口服，如不能口服则灌肠。

【二诊】上方药服2剂，大便一日3行，前2次偏干，第3次成形，尿量较前增多，能喝一碗米粥；服药第3剂，大便溏稀，上半日已三行，尿频次及量均增多，改为每剂药加生姜3片同煎，每日服1次；服药第4剂，大便溏稀加重，一日多行，尿量色正常，停服后便溏即止。服药3剂后血生化分析：谷丙转氨酶由6156U/L降至1032U/L；凝血指标：凝血酶原活动度由18.5%升至38.8%；其余各项化验指标均向趋好；梅毒检测阳性，滴度1：8。继续西医激素抗炎、保肝、抽心包积液等治疗，病情稳定，3月31日出院。4月2日再次网上就诊，发热及皮肤黄染已退，诸症减轻，食纳稍增，小便自调，大便成形，一日1~2行，精神体力略有好转，心悸气短，无法活动，皮疹渐退，瘙痒减轻，口鼻干燥，寐浅不实。舌暗红，苔薄黄，舌下络脉增粗青紫。体温36.5℃，血压：128/76mmHg，心率：98次/分。实毒渐祛，虚证凸显，予益气养心健脾，佐以清热解毒利湿，投韩师经验方"止悸丸"合"益气养心散"化裁。

山茱萸 30g	刘寄奴 10g	赤灵芝 10g	西洋参 10g（另煎兑服）
连翘 5g	葶苈子 30g	白茅根 30g	丹参 30g
山药 30g	焦神曲 30g	佛手 10g	紫草 10g
牡丹皮 10g	麦冬 10g	芦根 10g	白芍 10g
葛根 10g	白及 5g		

上方每日1剂，水煎分2次服，每次100mL，连服7剂。

【三诊】4月4日因按医嘱减服激素后发热，自行加倍服用激素，全身再发红色皮疹，4月7日发热37.5℃，偶有38℃，服用激素后热退，再次收住省级三甲医院。患者腹泻不止10余日，多种西药止泻无效，下达病危通知。2021年4月15日再次网上就诊，持续发热，腹泻不止，虚弱无力，心悸气短，平卧气憋，不能行走，胃寒腹胀，多日未食，腿脚浮肿，手脚冰凉，皮疹渐退。血生化分析：谷丙转氨酶342.1U/L；总胆红素79.3umol/L，直接胆红素

43.2umol/L，间接胆红素 36.1umol/L；血常规化验：白细胞 2.27×10⁹/L，红细胞 2.52×10¹²/L，血红蛋白 81g/L，血小板 84×10⁹/L；凝血指标：凝血酶原活动度 46.10%；胸部 CT 示：胸水，心包少量积液。心脾虚损，气阴亏虚，投《内外伤辨惑论》"生脉饮"合沈氏经验方"升血散"加减。

西洋参 10g（另煎兑服）	五味子 10g	麦冬 10g	石韦 10g
鸡血藤 10g	赤灵芝 10g	三七 5g	山茱萸 30g
刘寄奴 10g	白茅根 30g	丹参 30g	山药 30g
焦神曲 30g	佛手 10g	紫草 10g	牡丹皮 10g
白芍 10g	石斛 10g	连翘 5g	板蓝根 10g
白及 5g			

上方每日 1 剂，水煎分 2 次服，每次 100mL，连服 14 剂。

【四诊】　上方药服 3 剂，腹泻渐止，皮疹趋退；服用 7 剂，诸证悉平，大便已调，皮疹已消，病情稳定。西医多科会诊意见：发热原因不明，给予激素和保肝治疗，效果不佳，加服中药后，热退出院。3 天后再次发热，伴发红色皮疹，发热日渐加重。4 月 29 日再次网上就诊，持续发热，全身红色皮疹，偶发心悸气短，食纳夜寐改善，精神体力渐复，每日能慢走 100 米。舌尖红，舌暗红，苔薄黄，有裂痕。药效明显，守法易药。故上方去牡丹皮、连翘、板蓝根、焦神曲；加青蒿（后下）10g，败酱草 15g，泽兰 20g，葶苈子 30g，红景天 10g，西洋参改为 5g，续服 14 剂。

【五诊】　上方药服 3 剂，发热即退，未再反复，未发新疹；两周后，皮疹渐消，手微颤抖，眉间偶痛，发作 1 次胸痛，心悸气短偶发，腿脚浮肿已消，仅有眼睑浮肿，食寐香甜，二便自调，日行走 3 ~ 3.5 千米，可短途开车。舌暗红，苔薄黄根部微腻，舌下络脉略粗微紫。大鱼际扁平皱褶。体温 36.7℃，血压：116/72mmHg，心率：74 次 / 分。激素已减至每日 2 片。胸部 CT 示：无胸水；心脏超声示：无心包积液。2021 年 5 月 13 日复查，血常规化验均正常：白细胞 9.31×10⁹/L，红细胞 3.79×10¹²/L，血红蛋白 122g/L，血小板 34×10⁹/L；血生化分析：谷丙转氨酶 123U/L，谷草转氨酶 50U/L，谷氨酰转肽酶 140U/L，尿酸 481umol/L，其余生化指标均正常；凝血指标：凝血酶原活动度 38.3%；尿常规检查：尿蛋白（+++），尿隐血（+++）。梅毒检测阳性，滴度 1∶4。发热已退，皮疹渐消，故上方去青蒿、败酱草，加板蓝根 15g，仙鹤草 30g，续服 14 剂。

患者自感体力精神渐复，每日可以自行多次上下 5 楼，做简单的家务，西药逐步减量。2021 年 6 月 16 日血生化分析指标均正常。凝血指标：凝血酶原时间 17.9S，凝血酶原活动度 40%；尿常规检查：尿蛋白（＋），尿隐血（＋），尿白细胞 14.40，尿红细胞 379.4，梅毒检测已转阴。

【按语】 本案患者素有梅毒，毒伏日久，正气尚足，邪未发作，运动过量，耗气伤津，邪毒侵袭，积聚心络，心失所养，导致主动脉瓣二瓣化畸形，危在旦夕，行主动脉瓣膜置换术后元气大伤，痰瘀湿热存内，又感受风寒外邪，兼挟药物毒素，肝胆蕴毒化热，致反复发热，遍布药疹，脏腑受损，引发心、肝、肾三脏衰竭等并发症。韩师认为本案虚实错杂，痰瘀湿热已化为毒，毒损五脏，病势危重，标本同治，祛痰开胃，以复气血生化之源，利尿通腑，给邪以出路，使痰瘀热毒之邪从二便解。用王永炎院士经验方"星蒌承气汤"合韩师经验方"益气养心散"化裁，以祛痰通腑泻毒为主，兼以清热解毒化瘀，共奏泻实；辅以益气养血、健脾开胃、滋阴生津，共用补虚，虚实同治。方中胆南星豁痰燥湿，清化痰热，为治疗一切痰证的要药；瓜蒌清热涤痰，宽胸散结，润燥滑肠；生大黄苦寒峻下，荡涤胃肠积滞，药理研究亦证实大黄有抗病毒、抗菌作用，且利胆退黄保肝，还有利尿作用。因本案患者正气虚损，不可过泻，以防伤正，故韩师弃用芒硝，合用沈氏女科常用的润肠通腑有效药对白菊花配当归；服药3 剂，大便通泻，转氨酶降低，诸症减轻，转危为安；处方合用"益气养心散"补虚，西洋参从 3 克为起始量，加量至 10g 另煎兑服，大补心气，赤灵芝 10g 益五脏之气，养五脏之血，三七养血和血，共奏益气养心、活血通脉之效；山茱萸、刘寄奴是韩师用于治疗心悸的效对。"得胃气则生"，用山药、焦神曲益气健脾开胃，玫瑰花疏肝解郁活血，芳香醒脾和胃，服药 2 剂，能进米粥，气血周流，痰瘀解散，邪去而正渐复。丹参活血祛瘀，凉血消痈，清心除烦，养血安神，引药入心经，抗心律失常，药理研究发现其能使肝细胞的修复和再生速度加快，可以很好地促进肝功能恢复，增加存活率。石韦配鸡血藤，是沈氏家传提升血象的效对；阴血同源，佐以当归、麦冬、五味子、白芍、葛根、芦根、石斛等养阴补血。泽兰利水消肿，活血行气；白茅根、石韦清热利尿，使邪从小便而出。

本案中，三维七要法则主要应用了二维六要，二维强调了时间维度和空间维度，从时间维度全面梳理了患者发病以来的治疗情况、疾病变化情况等，分析既往疾病与当前临床表现的关系；从空间维度分析了疾病标本轻重缓急，患者急性肝衰竭，神识昏蒙，多项生化指标高于正常值，属于急危重症，同时伴随心悸、胁肋胀痛等多种症状，急则治其标，要抓住主要矛盾，以醒神、清热、开胃为第一要务。六要包括生理生活要素、病因要素、病理要素、部位要素、功能要素和特殊要素，患者有吸毒病史，而后感染梅毒，是发病的主要原因，主动脉瓣置换术后引发系列表现，包括恶寒、发热、红疹、尿少、心悸、不能饮食等，属于中医五脏俱虚，以心、肝、肾为主，尤其是心主神明、肝主疏泄、肾主水的功能失调，而见诸症。治则通腑泻热，开窍醒神，扶正固本，恢复元气，以挽救生命为本，兼治其他症状。

本案特色：①患者虽正气大伤，病势危重，但邪毒内盛，治疗不可一味妄补，遵循祛邪不伤正、补虚不恋邪原则，以"星蒌承气汤"祛邪泻实，"益气养心散"扶正补虚，虚实同治。②板蓝根、青蒿清热凉血解毒，且药理研究发现均有抗炎、抗菌、抗病毒、保肝，提高免疫力的作用，对于肝功能受损引起的药疹、发热、转氨酶异常等具有明显疗效。③葶苈子性寒味辛，本案用30g加大其泻肺利水、清肺之上源、强心利尿之功，正合心衰的喘息水肿诸症，是治疗心衰胸水、心包积液的效药。

患者经过中西医配合救治4月余，每在病情危重之际，发挥中药挽救患者起死回生之功。首诊服药3剂，大便通畅，泻热排毒，转氨酶骤降，转危为安；患者腹泻不止，多种西药止泻无效时，服药3剂，腹泻渐止，服药7剂，大便已调，病情稳定；当发热反复，患者焦虑恐惧之时，仅服含青蒿汤药3剂，从此未再发热，极大地增加了患者对中医药的信任，提高了疗效。

本案病因病机繁杂，医院多次下达病危通知，韩师辨证之准，论治之活，遣药之巧，法证相应，挽救了患者生命，急危疑难重症终获奇效。通过此案充分证实：中医在救治急难杂症中，只要辨证准确，论治灵活，均能奏效，此案便是明证。

（韩超　韩学杰）

验案十三　崩漏合并虚劳

王某，女，36岁，2019年10月9日初诊（寒露）。

【主诉】　月经淋漓不尽，间断发作20余年，加重5年。

【病史】　患者自23年前月经初潮起，经期延长，月经淋漓不断，平素经期10余天干净，最长持续60余天，月经周期亦紊乱，时有一月两行，或两月一行，经多家医院治疗无效，至今未婚。2014年12月因劳累导致行经时大出血7天，血红蛋白降为26g/L致昏迷，经输血、清宫等抢救治疗。曾服用"妈富隆"调节人工周期。2018年12月再次因劳累大出血，B超显示：子宫内膜异常。行刮宫术，病理诊断为子宫内膜异常增厚。2019年9月因2个月未行经，在当地服中药致经行量多，经期延长，经人介绍前来诊治。

【刻下症】　月经量多，淋漓不断，末次月经9月25日，行经15天未净，色淡质稀，夹有血块，周身畏寒，小腹冰凉，手脚心热，上身汗多，心悸不安，倦怠乏力，食少眠可，二便自调。

【检查】　舌质淡暗，舌体胖大，苔薄白，舌下络脉青紫增粗；左脉沉细，右脉细弦。双手苍白且青筋明显，颜面青黑，甲床、睑结膜、口唇及口腔黏膜均显苍白。血常规化验检查：血红蛋白79g/L。血压：125/80mmHg；心率：88次/分。

【辨证】　肾为先天之本，元气之根，主藏精气，又为天癸之源。患者肾气未充，肾阳偏虚，不能温煦冲任之脉，故月经初潮起即周期不定；肾阳亏虚，封藏失司，冲任不固精血失守，故月经淋漓不断；肾阳不足，血失温煦，故色淡质稀，夹有血块；阳虚不能温养肢体，故周身畏寒，小腹冰凉；颜面青黑，舌质淡，舌体胖大，苔薄白亦为肾阳亏虚、血脉失养之象；肾阴亏虚，虚火内生，则手脚心热，上身汗多；"汗为心之液"，汗多及月经淋漓不断而致心阴不足，心失所养，故见心悸不安；左脉沉细，右脉细弦为阴阳不足之脉象；阴阳两虚，推动无力，血脉瘀阻，则舌下络脉青紫增粗，双手青筋明显；出血不止，营血亦虚，故倦怠乏力，双手、甲床、睑结膜、口唇及口腔黏膜均显苍白。病位在肾、胞宫。证属阴阳两虚，冲任不固。

【诊断】

中医诊断：①崩漏；②虚劳。

西医诊断：①异常子宫出血；②贫血。

【治法】 调肾阴阳，固冲止血。

【方药】《中医方剂临床手册》"二仙汤"化裁。

【处方】

淫羊藿 5g	补骨脂 5g	知母 5g	黄柏 5g
茜草 10g	藕节炭 10g	仙鹤草 30g	生牡蛎 30g
石韦 10g	鸡血藤 10g	升麻 10g	葛根 10g
白芍 10g	赤灵芝 10g	白豆蔻 10g	芦根 10g
山茱萸 10g	红景天 10g	阿胶 5g（烊化）	

上方每日 1 剂，水煎分 2 次服，连服 14 剂。

【二诊】 服药 5 剂后经血已止，仅白带夹有血丝，小腹仍凉，烦热汗多，心悸不安，食欲不振，精神萎靡，舌质淡暗，舌体胖大，苔薄白，舌下络脉青紫增粗；左脉沉细，右脉细弦。效不更法，守法易药。上方去白豆蔻，增加滋阴降火之力，知母、黄柏均改为 10g，加温经散寒的乌药 5g，益气补血的红芪、当归各 10g，健脾消食的生鸡内金 30g，清退虚热的青蒿（后下）10g。上方每日 1 剂，水煎分 2 次服，连服 14 剂。

【三诊】 服药后精神明显好转，白带正常，月经未行，余症仍存。因经血全止，故上方去茜草、藕节炭、仙鹤草、生牡蛎；阿胶改为 10g，加丹参 30g，赤芍 15g 养血活血，通利血脉，加菟丝子、泽兰各 10g 温补肾阳，活血调经。上方每日 1 剂，水煎分 2 次服，同服益气活血、通脉止痛的中成药诺迪康胶囊，每日 3 次，每次 2 粒。

【四诊】 连服 21 剂，食欲大增，体力复常，畏冷烦热已无，心悸不安已除，汗出减少，小腹转暖，月经未行，情绪急躁，双手麻木，舌质淡暗，舌体胖大，苔薄黄，舌下络脉紫粗减轻，双脉细弦。加大益气养血之力，守法易方，改用《内外伤辨惑论》"当归补血汤"合沈氏女科"调肾阴阳方"加减。

红芪 10g	当归 10g	生地黄 10g	黄精 10g
生杜仲 10g	桑寄生 10g	菟丝子 10g	泽兰 10g

石韦 10g	鸡血藤 10g	丹参 30g	赤芍 15g
升麻 10g	葛根 10g	白芍 10g	赤灵芝 10g
芦根 10g	山茱萸 10g	红景天 10g	阿胶 10g（烊化）
佛手 10g	桃仁 10g		

上方每日 1 剂，水煎分 2 次服，续服 28 剂。配合中成药红花逍遥片，每日 2 次，每次 2 片。

【五诊】 上方服用 17 剂，12 月 17 日行经，第 3、4 天经量多，第 5、6 天量减少，经期 8 天，白带夹有血丝。12 月 28 日从外地来京就诊，行程劳累，行经第 12 天又见少量经血，腰腹凉痛，口咽干燥，舌质淡暗，舌体胖大，苔薄黄，舌下络脉紫粗减轻，双脉细弦。宗前法调肾阴阳，升提止血，投沈氏女科"调肾阴阳方"加减。

生地黄 10g	黄精 10g	生杜仲 10g	桑寄生 10g
茜草 10g	藕节炭 10g	仙鹤草 30g	生牡蛎 30g
石韦 10g	鸡血藤 10g	升麻 10g	葛根 10g
白芍 10g	赤灵芝 10g	白豆蔻 10g	芦根 20g
山茱萸 10g	红景天 10g	阿胶 5g（烊化）	川续断 10g
珍珠母 30g			

上方每日 1 剂，水煎分 2 次服，服用 2 剂后经血止，诸症减轻。随症加减治疗 4 个月后，月经周期为 45～50 天一行，经期 5～7 天，经量较前明显减少。连续治疗，2021 年 4 月 24 日血常规化验检查示血红蛋白已调至 114g/L，体重增加 5 千克，体力恢复，精神正常，颜面亮润，口唇略暗，已无明显不适。

【按语】 崩漏属西医功能失调性子宫出血范畴，宋·严用和《济生方》曰："崩漏之疾，本乎一证，轻者谓之漏下，甚者谓之崩中。"《妇科玉尺》曰："崩漏，究其源共六大端：一由火热，二由虚寒，三由劳伤，四由气陷，五由血瘀，六由虚弱。"本案之证：一是虚寒，二是虚弱而致月经量大不止，标本同治，故用沈氏经验方"二仙汤"为主方，按照治崩三法"塞流、澄源、复旧"施治，以达调肾温阳、益气养血、固涩升提、凉血摄血之效。①塞流。方中凉血止血的茜草、收敛止血的藕节炭、补气止血的仙鹤草、敛阴固涩的生牡蛎四药配伍增强止血功效；佐以补血止血的阿胶，收敛固涩的山茱萸，养血调经的白芍；

"有形之血不能速生，无形之气所当急固"，方中红景天、赤灵芝、黄精等益气养血，固冲摄血，共奏塞流；升麻取其轻清之性，升举阳气。②澄源。当归配红芪，补血养血；石韦配鸡血藤升提血象；白豆蔻、生鸡内金等健脾消食；乌药、佛手温经散寒行气；生地黄、知母、黄柏、芦根、葛根滋阴清热；阿胶、丹参、泽兰、赤白芍、桃仁等养血活血调经。③复旧。用沈氏"调肾阴阳方"、菟丝子、川续断、山茱萸等，调肾以固其本。

本案患者辨证应用三维五要，三维即时间维度、空间维度和频率维度，患者初潮始即月经不调，发病时间20余年，缠绵难愈，并且出现过2次大出血，从时间维度分析疾病发生发展过程；从频率维度收集月经周期、经期、经量等情况，辅助中医辨证和用药；患者月经不调伴怕冷等相关症状，从空间维度分析病位在胞宫，而其根源在于先天之肾。五要包括病因要素、病理要素、部位要素、功能要素和特殊要素，患者为女性，独有的经孕胎产等信息的采集，对于辨证具有非常重要的作用。患者月经不调无明显诱因，从肾与天癸的关系入手，考虑肾为先天之本，天癸之源，病位为肾、胞宫，综合伴随症状，如手足心热、周身畏寒等临床表现，定性为肾阴阳两虚。治则塞流澄源，止血为本，调肾阴阳，补益气血。

本案患者先天禀赋不足，阴阳两虚，冲任不固而致崩漏，治则为阴阳双调、升阳举陷，选用"二仙汤""调肾阴阳方"，运用"塞流、澄源、复旧"的治崩三法，使肾之阴阳平衡，诸症随之改善，血循常道，月事以时，经量调适。虽为多年顽疾，但韩师辨证精准，施治得当，疗效显著。

（韩超　韩学杰）

验案十四　月经先期合并不孕症

邓某，女，26岁，2020年1月8日初诊（小寒）。

【主诉】月经提前，约16天一行10余年，伴发不孕1年。

【病史】13岁月经初潮后半年，月经周期由28天缩短为16天左右至今，经期 5~6 天，妇科超声及激素六项检查诊断为：多囊卵巢综合征。经中西医治疗，曾就诊多位中医妇科名家，服汤药及中成药"乌鸡白凤丸、当归补血颗粒、葆宫止血颗粒、裸花紫株胶囊"等均未见效；西医用"黄体酮、醋酸甲强孕酮片、达英–35"等药物建立人工周期，停药后周期仍为 16 天。患者急欲怀孕，服用克罗米芬促排后，卵泡发育不佳而受孕失败。现备孕 1 年无果，经人介绍前来就诊。平素月经 16 天左右一行，末次月经 12 月 7 日（服达英–35），量色尚可，无痛经，阴道炎反复，情绪时而烦躁时而低落。

【刻下症】 月经先期，白带异味，量多色黄黏稠，外阴瘙痒，头晕目眩，周身畏寒，心悸不安，口咽干燥，盗汗频作，纳谷不香，神疲乏力，小便色黄，大便自调。

【检查】 舌尖红，舌质淡暗，苔薄黄腻，双脉细弦。双手青筋明显，掌心发青，前额青黄，面色晦暗，素体消瘦。

【辨证】 患者素体消瘦，先天禀赋羸弱，肾精不足。肾为脏腑之本，肾亏则脏腑功能失调，"肾—天癸—冲任—胞宫"生殖轴功能紊乱则出现多囊卵巢，难以受孕；肾阴亏虚，阴虚内热，热扰冲任，经血妄行，遂致月经提前而至，量少色红；虚火炎上，则口咽干燥，迫津则盗汗严重；肾水不济，无以滋养心阴，心火内扰，则心悸不安；热移小肠，则小便色黄；肾精不足，脑窍失养则神疲乏力，头晕目眩；肾虚阳衰，无以温煦脾阳，脾运失健，则面色晦暗，周身畏寒，纳谷不香；脾虚易生痰湿，痰湿热化，流注下焦故白带异味，量多色黄黏稠，外阴瘙痒；舌尖红，舌质淡暗，苔薄黄腻，脉细弦亦为阴阳失调之象。病位在肾、胞宫。证属阴阳两虚，胞脉失养。

【诊断】

中医诊断：①月经先期；②带下病；③全不产。

西医诊断：①月经过频（黄体功能不足），多囊卵巢综合征；②阴道炎；③原发性不孕。

【治法】 调肾阴阳，调经止悸。

【方药】《中医方剂临床手册》"二仙汤"合经验方"止悸丸"加减。

【处方】

补骨脂 5g　　　淫羊藿 5g　　　知母 5g　　　黄柏 5g

菟丝子 10g	泽兰 10g	山茱萸 10g	刘寄奴 10g
赤灵芝 10g	赤芍 10g	白芍 10g	鹿角霜 10g
山药 10g	焦神曲 20g	丹参 30g	鸡内金 10g
桑枝 20g	木瓜 20g		

上方每日 1 剂，水煎分 2 次服。嘱其停服达英 -35。

【二诊】 服药 14 剂，末次月经 1 月 9 日（服达英 -35），量色正常。停服达英 -35，月经间期微有出血，色红量少，食欲转佳，盗汗已无，心悸不安明显缓解，咽干口热，痰多黄稠，余症减轻，舌尖红，舌质淡暗，苔薄黄，脉细弦。效不更法，易药增效。上方去活血通络的丹参、桑枝。加大调肾之力，二仙汤用量均改为 10g；加龟板 10g 益肾滋阴，石斛 10g 滋阴清热，牛蒡子 10g 祛痰，薄荷 10g 后下利咽，仙鹤草 10g 补气止血，紫草 10g 凉血止痒。服法同前。

【三诊】 续服 28 剂，末次月经 2 月 4 日，色量正常，月经周期 25 天，经间期出血已无，心悸不安已解，头晕目眩已除，纳谷香馨，心情愉悦，咽干口热减轻，痰少易咯，但仍带下色黄量多，有异味，外阴瘙痒难耐，西医给予抗生素治疗效果不佳。现腰酸腰痛，眠浅梦多，大便黏腻，舌质淡暗，苔薄黄，脉细弦。下焦湿热证显，急则治标，宗《丹溪心法》"二妙丸"合沈氏女科经验方"止痒三子汤"加减。

炒苍术 10g	黄柏 10g	地肤子 10g	蛇床子 10g
炒葶苈子 10g（包煎）	菟丝子 10g	泽兰 10g	肉桂 2g
老鹳草 10g	鸡血藤 10g	丹参 30g	紫草 10g
赤灵芝 10g	炒酸枣仁 10g	藿香 10g	山茱萸 10g
山药 10g	仙鹤草 10g		

上方每日 1 剂，水煎分 2 次服。

【四诊】 连服 28 剂，末次月经 2 月 29 日，色量正常，月经周期 26 天，白带正常，已无异味，外阴瘙痒偶发，腰酸腰痛已除，眠已改善，近期因工作劳累，乏力加重，白天犯困，脱发尤甚，口咽干燥，手足不温，食纳欠佳，大便 1 ~ 2 日一行，成形。缓则治本，继续调肾阴阳，故用首诊方，去菟丝子、泽兰、丹参、赤芍；加白扁豆 10g 健脾益气，芦根 15g 清热生津，仙鹤草 20g 补气止血，续服 28 剂。随症加减，月经周期稳定在 24 ~ 26 天左右，口干咽燥严重，加薄荷、芦根、牡丹皮等清热生津；月经间期仙鹤草、茜草、藕节炭收敛止血；头晕头痛加天麻、葛根等通经活络；便秘加白菊花、当归、生决明子等润肠通便。加减治疗 9 个月，补益精血选加紫河车、鹿角霜、川续断、巴戟天等；滋阴用龟板、黄精、麦冬、石斛、百合等；养血用白芍、当归、阿胶、石韦、鸡血藤等；益气用白术、山药、白扁豆、山茱萸、仙鹤草等。2020 年 12 月 12 日检测早早孕试验阳性，于 2021 年 9 月 13 日顺产一女孩，6 斤 9 两，母女体健。

【按语】《女科要旨》曰："妇人无子，皆由经水不调。"肾为天癸之源，肾气既盛，天癸泌至，经调而有子嗣。本案患者即为肾之阴阳亏损，脏腑功能失调，而发月经先期，多囊卵巢综合征，经水不调，难以怀孕。"经水出诸肾"，调经必调肾。故投《中医方剂临床手册》"二仙汤"化裁，调理肾之阴阳，又因心为五脏六腑之大主，心气下通于肾，水火既济，方能阴阳平衡，月事如常，故合经验方"止悸丸"加减，以治疗心悸不安。菟丝子温补肾阳，泽兰活血利水，现代药理研究证实有调整内分泌功能，故为妇人调经助孕要药。又因脾有统摄血液、固摄胞宫之权，且为气血生化之源，故选用山药、神曲、鸡内金、炒白术等健运脾胃，《景岳全书·妇人规》亦曰："调经之要，贵在补脾胃以资气血之源，养肾气以安血之室。"治疗期间患者出现下焦湿热，带下量多，外阴瘙痒难耐，影响生活，法随证变，遵循"急则治标，缓则治本"原则先祛邪，改为《丹溪心法》"二妙丸"合沈氏女科经验方"止痒三子汤"加减，为治疗湿热带下之常用方剂。邪祛则续治其本，继服"二仙汤"加减，滋肾阴，温肾阳，是沈氏女科治疗月经病及不孕证属阴阳失调的典型方剂。

本案实属难治之症，病情复杂，病程绵长，但韩师抓住"不孕首当调经，调经首先调肾"之法，连续治疗共计 11 月余，以不变应万变，万变不离其宗，方证对应，用药精当，方使患者成功怀孕，顺利产子。

（韩超　韩学杰）

验案十五　月经后期

李某，女，20岁，2019年9月28日初诊（秋分）

【**主诉**】 月经延后伴颜面痤疮近1年。

【**病史**】 患者2019年1月因卵巢畸胎瘤行腹腔镜手术，术后月经周期紊乱，易延后，最长3个月未行经，伴发颜面痤疮。子宫双附件彩超示：双侧卵巢多囊样改变。颜面肤色潮红，并见散在丘疹，少量发为白色粉刺脓疱，局部微肿，体重增加，十分苦恼，故来门诊求治。末次月经2019年8月底，月经量多，色暗夹块，小腹坠痛。

【**刻下症**】 月经易延迟，量多，痛经，颜面色红，丘疹大小不一，散发粉刺脓疱，上火口渴，体胖痰多，食眠尚可，二便自调。

【**检查**】 舌质暗红，舌苔薄黄，双脉细弦。身高164cm，体重147斤，BMI：27.3。

【**辨证**】 患者行畸胎瘤术后，耗气伤阴，气血运行不畅，痰湿内生，下注冲任，壅滞胞脉，血海不能按时满溢，遂致经行错后，甚则经闭不行；痰湿壅滞，瘀阻胞宫，则发为痛经，经色暗红有血块；痰湿内困，则体胖痰多；痰湿蕴而化热，热扰冲任，破血妄行，则月经量多；发于肌肤则颜面色红，痤疮脓疱；热灼津液，故上火口渴；舌质暗红，舌苔薄黄，双脉细弦为痰湿蕴热之象。病位在肾、肺、胞脉；证属虚实夹杂，本虚标实，肾虚为本，痰湿蕴结、胞脉瘀阻为标。

【**诊断**】

中医诊断：①月经病（月经后期、痛经、闭经）；②肺风粉刺。

西医诊断：①多囊卵巢综合征；②寻常性痤疮；

【**治法**】 清热祛痰，活血调经。

【**方药**】《医垒元戎》"桃红四物汤"合韩师经验方"元参汤"化裁。

【**处方**】

桃仁 10g	红花 10g	赤芍 10g	白芍 10g
玄参 10g	陈皮 10g	云茯苓 10g	枳壳 10g

菟丝子 10g	泽兰 10g	丹参 30g	穿山甲 3g
蚕沙 15g（包煎）	三七 3g	山慈菇 10g	芦根 10g
紫草 20g	皂角刺 10g	升麻 10g	葛根 10g
山药 10g	白花蛇舌草 10g		

上方每日 1 剂，水煎分 2 次服。

【二诊】 连服 12 剂，2019 年 10 月 11 日行经，正值月经第 2 天，腹痛腹坠，痤疮加重，自觉面热，大便干结，舌质暗红，舌苔薄黄，双脉细弦。上方去桃仁、红花、三七、枳壳、白花蛇舌草；升麻改为 30g，葛根改为 30g，加大升提透疹之力；加败酱草 30g 清热解毒，生蒲黄 10g（包煎）化瘀止痛，枳实 20g 消积导滞，行气止痛，生草决明 15g 通腑泻热。

【三诊】 续服 14 剂，面颊痤疮明显消退，下颌部痤疮仍存，肢倦乏力，大便已调，舌淡红，苔薄黄，脉细弦。痰湿瘀热渐除，本虚显现，法随证变，上方去"元参汤"、丹参，加"四君子汤"健脾益气，山茱萸 10g 补益肝肾。随症调理 3 个月，月经按期而至，经量适中，痛经较前明显减轻，颜面痤疮减少，粉刺脓疱已无，口干腹胀，舌淡暗，苔薄黄，脉细弦。实证渐退，调肾固本，投沈氏女科"调肾阴阳方"合《阎氏小儿证》"升麻葛根汤"加减。

生地黄 10g	黄精 10g	生杜仲 10g	桑寄生 10g
升麻 30g	葛根 30g	白芍 30g	厚朴 10g
赤芍 20g	芦根 20g	蚕沙 15g（包煎）	皂角刺 10g
白菊花 10g	当归 10g	穿山甲 3g	三七粉 3g（冲服）
山慈菇 10g	生山楂 10g	牡丹皮 10g	紫草 20g
败酱草 30g	山茱萸 10g		

上方每日 1 剂，水煎分 2 次服，连服 30 剂。

因疫情原因不能复诊，停服中药。2020 年 5 月 16 日陪朋友来门诊就医，告知服药诸症悉平，妇科超声结果正常，月经周期 30～35 天，末次月经 2020 年 5 月 2 日，经期 5 天，经量适中，痛经已除，颜面痤疮基本痊愈，体重减轻 10 斤，腹胀已消，食眠正常，二便自调。

【按语】 多囊卵巢综合征（PCOS）是青春期及育龄期女性最常见的内分泌疾病之一，可归属于中医学"月经病"中的"月经后期""痛经""闭经"等范畴。痤疮亦为其常见临床表现，中医称为"肺风粉刺"。本案患者卵巢畸胎瘤术后，肾气损伤，肾虚为本，治疗本应以调肾之阴阳为主，但其术后脏腑功能失调，导致痰湿内盛，蕴而化热，痤疮严重，加之体胖、月经失调，"急则治其标"，治疗初期当以祛痰消疮、活血调经为主。方选"桃红四物汤"化裁，活血调经，合经验方"元参汤"，此方多用于舌苔薄黄，津乏口渴，阴虚痰热，虚实夹杂之证，正合本案。配伍升麻、葛根取"升麻葛根汤"之意，二药相配，量轻10g以内，轻扬升散，通行肌表内外，因势利导，引药达面，透达未透之疮；量重30g，可清热解毒以消疮。治疗中期，痰湿渐除，痤疮渐消，方用"四君子汤"加减，健脾祛痰，以助祛除痰湿。治疗后期，治病求本，方用沈氏女科"调肾阴阳方"调肾阴阳，配合升麻、葛根、皂角刺、山慈菇、败酱草等清热解毒，消疹散结，辅以赤芍、白菊花、紫草、牡丹皮等清热凉血，活血化瘀以增其效。经过4个多月的治疗，患者月经周期规律，经量适中，痛经消除，体重下降，痤疮痊愈未见复发。

本案首先清除痰湿蕴热、胞脉瘀阻导致的临床诸症，再改善脏腑功能，补虚扶正，诸药合用，论治灵活，月事以下，痤疮得消，取桴鼓相应之效，证实中医治疗该病有显著优势。

（韩超 韩学杰）

验案十六 崩漏合并不孕症

杨某，女，25岁，2020年8月25日初诊（处暑）。

【主诉】 月经淋漓不断，反复发作8个月，加重半月。

【病史】 患者婚后试孕2年未能成功，西医检查子宫偏小，大小约为40mm×33mm×38mm，子宫内膜回声增厚不均（约12mm），宫颈管积液，未给予治疗。平素易疲倦乏力，14岁月经初潮，经期5~6天，月经周期28天，8个月前因劳累导致月经紊乱，非时而下，淋漓不尽，最长1个月未止，或时有闭经，最长半年未行。末次月经8月10日，量少色淡，月经淋漓至今未止，经亲友介绍，遂来门诊求治。

【刻下症】 月经淋漓不净，量少色淡，腰膝酸软，心烦身热，神疲乏力，口咽干燥，易发口腔溃疡，纳谷不香，大便偏稀日1次，睡眠尚可。

【检查】 舌尖红，质暗红，苔薄黄，双脉细弦，形体偏胖，BMI：26。

【辨证】 肾主藏精，主司人体的生长发育、生殖，患者平素体倦乏力，禀赋不足，肾精亏虚，胞脉失养，则子宫偏小，不能受孕；加之劳累耗损气血而伤冲任，冲任不固，故经期延长，淋漓不净，量少色淡；肾阴亏虚，不能上济制约心阳，则心烦，舌尖红；阴虚火旺则身热，口咽干燥，易发口腔溃疡；阴精亏虚，外府不荣，作强无力，则腰酸腿软。阴虚日久耗损阳气，肾阳亏虚不能温助脾阳，则大便偏溏，体型肥胖；脾气运化失常，则纳谷不香；其病位在肾、脾、胞脉。证属阴损及阳，冲任不固。

【诊断】

中医诊断：①崩漏；②全不产。

西医诊断：①功能失调性子宫出血；②原发性不孕。

【治法】 养阴清热，固冲调经。

【方药】 经验方"元参汤"加减。

【处方】

玄参10g	炒白术10g	陈皮10g	云茯苓10g
菟丝子10g	泽兰10g	龟板10g	仙鹤草10g
赤灵芝10g	山药10g	白扁豆10g	芦根10g
连翘10g	薄荷10g（后下）	藿香10g	

上方每日1剂，水煎分2次服。

【二诊】 服用7剂，因家在外地，视频就诊自述，服用2剂经血即止，自觉诸症缓解，大便已调，身热口干已无，口腔溃疡未发，食纳好转，仍觉神疲乏力，久行后腰膝酸软，下肢怕凉，情绪易急。舌质暗红，苔薄黄。虚热渐除，增加补肾之力，阴阳双调，投《中医方剂临床手册》"二仙汤"化裁。

| 淫羊藿10g | 补骨脂10g | 知母10g | 黄柏10g |
| 菟丝子10g | 泽兰10g | 川续断10g | 鹿角霜10g |

龟板 10g	丹参 30g	赤芍 20g	白芍 20g
赤灵芝 10g	生山楂 10g	桑枝 20g	木瓜 20g
佛手 10g	白茅根 15g		

上方每日 1 剂，水煎分 2 次服。嘱月经见红后服用 4 天，停药 1 周继续服用。

【三诊】续服 28 剂，视频就诊自述，末次月经 9 月 16 日，行经 7 天即止，月经量少，经色暗红，有血块，下肢转暖，腰痛膝软已无，情绪平稳，食纳尚可，劳累后神疲乏力，心慌气短，大便不成形，1～2 次／日，舌质暗红，苔薄黄。上方去川续断、鹿角霜、桑枝、木瓜、佛手、白茅根；加炒白术 10g，白扁豆 10g 增加健脾止泻之力；山茱萸 10g 补肾固脱，刘寄奴 10g 活血调经。服法同前。

【结果】续服 14 剂，视频就诊自述，自觉精神体力转佳，劳累后偶有气短，余无明显不适，舌质暗红，苔薄黄。正值经前 5 天，上方加红花 10g，地龙 10g 增加活血通经之功，以通利之法增加月经量。嘱月经见红后续服 4 天，停药换方。随症加减，间断治疗 8 月余，月经正常，行经量增加，色暗红，有血块，7 天即止，复查子宫双附件彩超：子宫大小约为 47mm×34mm×36mm，较前增大，月经正常，末次月经 2021 年 6 月 1 日，2021 年 7 月 12 日子宫双附件彩超：子宫大小约为 58mm×47mm×52mm，宫腔内见 8mm×5mm×6mm 无回声区，未见胚芽、原始心管搏动及卵黄囊。中药保胎一周，2021 年 7 月 20 日子宫双附件彩超：子宫大小约为 63mm×50mm×48mm，宫腔内可见一妊娠囊 21mm×15mm×18mm，可见微小胚芽及微弱原始心管搏动。无明显不适，未再保胎。于 2022 年 3 月 5 日顺产一男孩，3400 克，母子体健。

【按语】《女科经纶·嗣育门》引朱丹溪语："妇人久无子者，冲、任脉中伏热也……其原必起于真阴不足。真阴不足，则阳热胜而内热，内热则荣血枯，故不孕。"《沈氏女科辑要笺正·淋漓不断》亦曰："经事延长，淋漓不断，下元无固摄之权，虚象显然。"一般治疗月经淋漓不尽多以收敛止血为主，然本案患者为真阴不足导致婚久不孕，加之劳累后肾阴亏虚进一步加重，虚火内动，冲任不固，而致月经淋漓不尽，故治疗应以滋补肾阴为本，以达调经止血的目的。又因患者纳谷不香，滋阴太过易于碍胃，以临床常投经验方"元参汤"加减，玄参滋阴降火为主药，滋阴不碍胃；枳壳理气行滞可通腑，本案患者大便溏稀故换为炒白术健脾止泻，且能开胃；云茯苓、陈皮健脾而不腻；对于舌尖红，口咽干燥，易发口腔溃疡等虚火上炎者，选加芦根、连翘、薄荷等清热不伤胃。"求子之道，莫如调经"，菟丝子平补阴阳，泽兰活血调经，二药配伍为沈氏女科调经之有效药对；仙鹤草收敛止血，且补虚力强，具有扶正培本之功；山药、白扁豆补气健脾，以后天养先天。诸药共用，肾阴渐复，冲任得固，月经淋漓即止。

"调经种子重在补肾"，虚火渐消，遂增加补肾之功，肾为水火之脏，阴阳互根，故用"二仙汤"加减，方中仙茅温燥有小毒，以补骨脂代之；淫羊藿、补骨脂温补肾阳，知母、黄柏滋阴泻火，阴阳双调。龟板滋阴清热，固冲止血，鹿角霜温肾助阳，收敛止血，二者均为血肉有情之品，补肾固冲之力较强；选加泽兰、赤白芍、生山楂、刘寄奴、红花、地龙等活血以调经；随症加减间断治疗8月余，肾精得充，子宫较前增大，月经正常，顺利受孕生子。

（韩超　韩学杰）

验案十七　不孕症

张某，女，31岁，2019月10月19日初诊（寒露）。

【主诉】　试孕4年未果，伴卵巢功能低下。

【病史】　患者2015年4月行右侧卵巢囊肿剥离术，病理诊断为畸胎瘤。2015年7月开始试孕4年未能成功受孕，2019年5月在北京某三甲医院诊断为卵巢功能低下性不孕症，开始行促排卵治疗，7月取3个卵子但卵泡质量欠佳，受精发育成功1个胚胎，但试管婴儿失败。9月再促排卵，无优势卵泡，被告知试管婴儿成功率较小，患者未再行移植，希望中西医配合助孕，经朋友推荐，遂来门诊求治。患者末次月经9月25日，月经周期35天左右，量少色暗，有血块，无痛经，5天净。

【刻下症】　月经量少，色暗夹块，周身畏寒，腰腹凉甚，疲倦乏力，急躁易怒，口干口渴，眠浅梦多，大便偏干，2～3日一行，纳谷馨香。

【检查】 舌淡暗，苔薄白，脉细弦，双手青筋明显。

【辨证】 卵巢畸胎瘤术后，气血不足，冲任虚衰，不能摄精成孕，导致婚久不孕，疲倦乏力。气损及阳，肾阳亏虚，阳虚内寒，冲任不调，则月经推迟，35 天一行，月经量少，色暗夹块；肾阳亏虚，外府失于温煦则周身畏寒，腰腹凉甚；久病阳损及阴，真阴耗损，虚火上扰则眠浅梦多，急躁易怒；阴虚内热，灼津伤液，则口干口渴，大便偏干；舌淡暗，苔薄白，脉细弦，双手青筋明显为阳虚经脉运行不畅之征。病位在肾、胞宫。证属阴阳两虚，胞脉瘀阻。

【诊断】

中医诊断：①不孕症；②癥瘕。

西医诊断：①卵巢功能低下性不孕症；②右侧卵巢囊肿剥离术后。

【治法】 调肾阴阳，活血通经。

【方药】《中医方剂临床手册》"二仙汤"化裁。

【处方】

知母 5g	黄柏 5g	淫羊藿 5g	补骨脂 5g
当归 10g	菟丝子 10g	泽兰 10g	穿山甲 3g
白菊花 10g	浙贝母 10g	赤芍 10g	白芍 10g
丹参 30g	山茱萸 10g	刘寄奴 10g	炒酸枣仁 15g
赤灵芝 10g	牛蒡子 10g	桃仁 10g	白花蛇舌草 10g

每日 1 剂，水煎分 2 次服。配合服用加味逍遥丸疏肝解郁，每日 2 次，每次 1 袋。

【二诊】 连服 14 剂，末次月经 10 月 30 日，经量适中，经色转为鲜红，血块减少，腰腹仍凉，手脚怕冷，口咽干燥，大便已调，舌暗红，苔薄黄，脉细弦。上方去白花蛇舌草；淫羊藿改为 10g，补骨脂改为 10g；加鹿角霜 10g 增强温阳之力，石斛 10g 滋阴生津，益母草 10g 活血调经。继续同服加味逍遥丸。

【三诊】 续服 14 剂，畏寒减轻，食欲不振，劳则腰酸，口咽微干，舌质暗红，苔薄白，脉细弦。"胃气为本"，上方去淫羊藿、补骨脂、知母、黄柏；加党参 10g，炒白术 10g，云茯苓 10g，陈皮 10g，益气健脾；神曲 20g 消食和胃。配合服用香砂养胃丸健脾开胃，行气化滞，每日 2 次，每次 1 袋。

【四诊】 续服 14 剂。食纳好转，因工作原因，停药 2 周，末次月经 2019

年 12 月 5 日，量可，有血块，无痛经，因工作压力大，熬夜偏多，疲劳乏力，手脚仍凉，夜寐梦多，口干咽干，食纳尚可，舌质淡暗，苔薄白，脉细弦。继续调肾之阴阳，以治其本。随症加减，共计治疗 8 月余，诸症悉平。2020 年 6 月行促排卵治疗，取卵 2 个且卵泡质量佳，2020 年 8 月 3 日移植 2 个 8A 的胚胎，发育良好。

2020 年 9 月 5 日移植 33 天，孕期出血，色红量少，神疲乏力，时而发冷，纳差厌油，舌暗红，苔薄白，双寸脉小滑，余脉细弦。证属脾肾两虚，胎元不固。治以健脾固肾保胎，投《医级》"杞菊地黄汤"加减。

枸杞子 10g	野菊花 10g	生地黄 10g	黄精 10g
生杜仲 10g	桑寄生 10g	升麻 10g	葛根 10g
生牡蛎 30g	生龙骨 30g	黄芩 10g	砂仁 5g
山药 30g	赤灵芝 10g	神曲 20g	仙鹤草 30g
茜草 10g	藕节炭 10g	紫苏梗 10g	珍珠母 30g

每日 1 剂，水煎分 2 次服，连服 14 剂。

服药后阴道出血已无，眠中多梦，偶有皮肤瘙痒，舌淡暗，苔薄白，双寸脉滑，上方去枸杞子、生牡蛎；加山茱萸 30g 补虚固摄，炒酸枣仁 20g 宁心安神，紫草 10g 凉血止痒，服用 14 剂，无明显不适，停服中药。于 2021 年 4 月 8 日孕 38 周剖宫产一对龙凤胎，女孩重 2900 克、男孩重 2400 克，身体均健。

产后 1 月，前来看诊，乳汁量少，恶露淡红，倦怠乏力，心悸胸闷，双手浮肿，情绪低落，大便干结，食眠尚可。舌暗红，苔薄黄，脉弦滑。证属肾气亏虚，乳络失养。治以调肾阴阳，通络下乳。投《医级》"杞菊地黄汤"合《增补万病回春》"涌泉散"化裁。

生地黄 10g	黄精 10g	生杜仲 10g	桑寄生 10g
王不留行 10g	龟板 10g	当归 10g	路路通 10g
炒橘核 10g	佛手 10g	丹参 30g	红景天 10g
山茱萸 10g	刘寄奴 10g	麦冬 10g	白菊花 10g
桑枝 20g	木瓜 20g		

上方每日 1 剂，水煎分 2 次服。连服 14 剂。乳汁较前增多，虚劳明显减轻，

大便已调，诸症改善。随症调理 2 个月，乳汁较前翻倍增加，诸症缓解，嘱其饮食营养均衡，切勿过度劳累，放松心情，停服汤药。

【按语】《圣济总录》曰："妇人所以无子，由冲任不足，肾气虚寒故也。"本案患者卵巢畸胎瘤术后，气血不足，气损及阳，阳损及阴，导致阴阳两虚，婚久不孕，投《中医方剂临床手册》"二仙汤"化裁，其中，仙茅温燥有小毒，以补骨脂代之；菟丝子性平温润，平补阴阳，代替单纯补阳的巴戟天。方中淫羊藿、补骨脂温补肾阳，知母、黄柏滋阴泻火，菟丝子平补阴阳，当归调理冲任。调孕必调经，选加泽兰、丹参、赤芍、穿山甲、桃仁、益母草等活血调经；浙贝母、穿山甲散结消癥，防止卵巢病变复发；桃仁还可润肠通便，加白菊花和当归增液行舟增加润肠通腑之效；白花蛇舌草清热利尿，引药下行；赤灵芝补益气血，扶正以助调经通络。另外，女子以肝为本，且肝肾同源，配合服用加味逍遥丸疏肝解郁，调畅情志，提高疗效。三诊，患者出现食欲不振，沈氏女科重视"胃气为本"，主张"开胃纳谷为治病之首要"，患者苔薄纳呆，治疗以健脾开胃为主，方用四君子汤化裁，待食欲振奋后，继续治病求本，调肾培精，成功受孕。

孕早期，"胎脉系于肾，胎气载于脾"，脾肾亏虚，胎元不固，出现阴道出血，疲倦乏力，畏寒纳差等症，养胎之法重在健脾固肾，投以杞菊地黄汤补肾安胎，加升麻、葛根升举阳气，山药、神曲健脾和胃，砂仁化湿开胃，理气安胎，生牡蛎、生龙骨、仙鹤草、茜草、藕节炭收敛止血；胎前易清，首选黄芩清热安胎，防止胎热动血。保胎 1 月，无明显不适，孕期平稳，顺利生产。

产后气血大伤，乳汁化生不足，无乳可下。《景岳全书·妇人规》曰："妇人乳汁，乃冲任气血所化，故下则为经，上则为乳。若产后乳迟乳少者，由气血不足，而犹或无乳者，其为冲任之虚弱无疑也。"肾为先天之本，脾为后天之本，治虚两者皆不可偏废，宜从脾肾着手，韩师传承沈氏女科论治精髓：健脾不如补肾，补肾重在调肾，故仍以"杞菊地黄汤"合"涌泉散"加减，补肾健脾，通络下乳。加路路通、炒橘核通经下乳。"脾胃为气血生化之源"，加山药健脾补肾益气，且补而不滞；赤灵芝补益气血，补而不腻；红景天益气活血；桑枝配木瓜疏通经络；诸药共用，益气养血，乳脉通畅，乳汁化源充足，乳量自然增加。

本案属西医难治性不孕症，但韩师辨证论治，方证对应，随证加减，调治8月余，促排后出现质量上佳的卵泡，移植优质胚胎，患者得以怀孕。孕期中药保胎，患者顺利诞下一对龙凤胎，母子体健。患者产后体虚，乳汁不足，自古多有下乳的良方妙药，为中医药的优势治疗病种，及时用中药调理，既扶正又增加产乳，产妇身体快速恢复。此病案为卵巢功能低下不孕症的成功病例，体现了中西医配合治疗不孕症的重要性。

（韩超　韩学杰）

验案十八　月经量少合并不孕症

杨某，女，38岁，2018年月8月30日初诊（处暑）。

【主诉】流产术后月经量减少3年，试孕2年未果。

【病史】2015年9月孕12周自然流产，宫腔瘀血未净，行刮宫术后月经量较前减少一半。2016年10月孕9周胎停育，行刮宫术后至今未能受孕，且月经量更少，日用卫生巾1片，经行3天干净。末次月经8月25日，月经量少，经色暗红。彩超监测卵泡发育不良，急于怀孕，前来门诊求治。

【刻下症】月经量少，两三天即净，腰膝酸软，情绪郁闷，心悸气短，下肢麻木，食纳不香，神疲体倦，二便自调。

【检查】舌暗红，苔薄黄，舌下络脉增粗青紫，双脉弦。颜面掌心青黄，两颧色斑。

【辨证】两次刮宫术后，肾气损伤，精血亏少，冲任气血亏虚，胞宫失养，致月经渐少；气血不足，难以受孕；气血大伤，气虚不布，血虚不荣，故神疲乏力，心悸气短，下肢麻木，颜面掌心青黄；腰为肾之府，肾虚则腰膝酸软；女性以肝为本，素多忧郁，加之久试不孕，肝气郁结，疏泄失常，故情绪郁结，双脉弦；肾气亏虚，木郁克土，脾运失健，则食纳不香；气虚日久，血脉瘀阻，见舌下络脉增粗青紫，两颧色斑。病位在肝、肾、胞宫。证属肝肾亏虚，胞脉瘀阻。

【诊断】

中医诊断：断绪。

西医诊断：继发性不孕。

【治法】 滋肾养肝，活血通脉。

【方药】 《医级》"杞菊地黄汤"化裁。

【处方】

枸杞子 10g	野菊花 10g	生地黄 10g	黄精 10g
生杜仲 10g	桑寄生 10g	菟丝子 10g	泽兰 10g
山茱萸 10g	刘寄奴 10g	赤灵芝 10g	红景天 10g
桑枝 10g	木瓜 10g	穿山甲 3g	丹参 30g
白豆蔻 10g	山药 20g	白扁豆 10g	白花蛇舌草 10g

上方每日 1 剂，水煎分 2 次服。加服疏肝养血、解郁清热的加味逍遥丸，每日 2 次，每次 1 袋。嘱男方服药同调，且避孕半年。

【二诊】 上方连服 14 剂，情绪好转，月经将至，手脚不温，余症缓解。效不更法，因平素月经量少，在补肾的同时，加大活血通经之力，上方去"杞菊地黄汤"，加知母 5g，黄柏 5g，补骨脂 5g，淫羊藿 5g，川续断 10g 增加温补肾阳之功；红花 10g 活血调经。每日 1 剂，水煎分 2 次服，嘱月经见红后服 4 天，第 5 天停用红花。

【三诊】 连服 14 剂，末次月经 9 月 16 日，经量较前增多，经色暗红，食纳增加，劳则心悸气短加重，因求子心切，患者情绪低落，舌暗红，苔薄黄，双脉弦。上方去红花；白豆蔻改为 5g，山茱萸改为 20g；加仙鹤草 10g 补益心气；桃仁 15g 活血化瘀。每日 1 剂，水煎分 2 次服。同服疏肝理气活血的红花逍遥片，每日 3 次，每次 4 片。

【四诊】 连服 28 剂，食欲振奋，心悸气短减轻，末次月经 10 月 13 日，经期 5 天，经量明显增多，经色鲜红，腰酸腰痛，情绪平稳，舌暗红，苔薄黄，双脉细弦。上方去白豆蔻、仙鹤草；加鸡血藤 10g，老鹳草 10g 活血调经，舒筋活络，为沈氏女科治疗腰痛有效药对。每日 1 剂，水煎分 2 次服。

【五诊】 续服 28 剂，腰酸腰痛已除，心悸气短已无，下肢麻木已解，颜面亮润，色斑变淡，末次月经 11 月 8 日，经期 5 天，无小腹凉痛，量色正常，手脚仍凉，舌暗红，苔薄黄，双脉弦。随症加减，月经量少者加生山楂、红花等活血调经；情绪低落者加香附、玫瑰花、佛手等疏肝解郁；手脚及腰腹凉甚者，鹿角霜、补骨脂、淫羊藿等加大温补肾阳之力；胃脘胀满加木香、砂仁理中和胃。

【结果】 治疗半年，超声监测有优势卵泡，继续调理，嘱其试孕，并嘱家属帮助患者转移注意力，消除顾虑和担心，鼓励患者多参加感兴趣的活动，保持心情舒畅配合治疗。2019 年 10 月 12 日妊娠试验阳性，未再保胎。孕 34 周，胎儿臀位，不愿行剖宫产，电话求治，嘱其艾灸至阴、三阴交、合谷穴，对准双侧穴位距离 0.4 ~ 0.6 寸远，以温热感为度，灸 10 ~ 15 分钟，每日 1 ~ 2 次，7 日为一个疗程，至胎位转正即可停止。治疗 2 周，胎位转正。于 2020 年 7 月 15 日顺产一子，重 9 斤 1 两，母子体健。

【按语】 朱丹溪《格致余论》曰："精成其子，血成其胞，胎孕乃成。今妇人无子，率由血少不足以摄精也。血之少者，固非一端，然欲得子者，必须补其精血，使无亏欠，乃可成胎孕。"张景岳《妇人归·子嗣类》亦语："产育由于气血，血气由于情怀，情怀不畅，则冲任不充，冲任不充则胎孕不受。"本案患者刮宫术后，肾虚精血衰少，冲任不足，胞脉失养，加之多次流产后久试不孕，情志不畅，肝气郁结导致月经亏少，难以成孕，形成肝肾亏虚，胞脉瘀阻之证，治疗应平调肝肾，方用"杞菊地黄汤"加减，滋肾养肝。配伍丹参、穿山甲、泽兰、刘寄奴、红花等活血调经，疏通经络；赤灵芝、红景天补气活血，以助冲任气血运行。后阳虚之证显现，手脚及腰腹凉甚，用补骨脂、淫羊藿、鹿角霜、川续断、菟丝子等温而不燥、补而不腻之品，增加温补肾阳之力。如《本草便读》语："鹿角霜能温补肾脉，添精益血。如精血不足，而可受腻补，则用胶；若仅阳虚而不受滋腻者，则用霜可也。"使肾气得充，胞脉得畅。同时佐以疏肝理气之药，并以情志疏导，肝郁得解。诸药共用，治疗一年余，经量正常，气血充足，阴阳平衡，情绪平稳，如愿怀孕，顺利产子。

本案患者本属高龄，自然流产 1 次，胎停育 1 次，月经量少，卵泡发育不良，实属难孕病患，加之求子心切，情绪波动大，情志不畅，怀孕愈发困难。韩师立法叩证，辅佐妙配，情绪疏导，治疗一年余，取得出奇制胜之效，终于怀孕。产前艾灸纠正胎位，顺产一子，母子体健。药疗结合意疗、艾灸，为综合调治的特色医案。

（韩超 韩学杰）

验案十九 痛经合并不孕症

王某，女，33 岁，2019 年 11 月 10 日（立冬）。

【**主诉**】 经行腹痛 20 余年，试孕 3 年未果。

【**病史**】 20 年前月经初潮，行经腹痛，结婚 5 年，试孕 3 年未能成功，曾在北京多家三甲医院检查及治疗，西医诊断：双侧输卵管通而不畅，染色体核型分析不排除微小结构异常及小比例嵌合。3 次试管婴儿均未着床，月经周期 30 天，末次月经 11 月 1 日，月经量可，经色暗红，行经 5 天净。急于怀孕，由其婆母陪同前来就诊。

【**刻下症**】 行经腹痛较甚，周身畏寒，神疲肢倦，偶有心慌，食纳不香，睡眠尚可，二便自调。

【**检查**】 舌淡暗，苔薄白，双尺脉沉细。掌心发青，双手大鱼际色青。

【**辨证**】 肾主藏精，为生命之本，元气之根，主宰人体生长发育和生殖，胞络系于肾。肾阳亏虚，冲任虚寒，胞脉失煦，则周身畏寒，不能成孕；肾阳虚衰，寒从内生，血脉凝涩，则双侧输卵管通而不畅，行经腹痛，双手大鱼际色青；脾土运化，赖于肾阳温煦，火不暖土，脾失健运，则神疲肢倦，纳谷不香，掌心青黄；肾阳亏虚，心阳不振，偶发心慌；舌淡暗，苔薄白，双尺脉沉细为阳虚之证。病位在肾、胞脉。证属肾阳亏虚，胞脉失养。

【**诊断**】

中医诊断：①痛经；②全不产。

西医诊断：①原发性痛经；②原发不孕症；③双侧输卵管通而不畅。

【**治法**】 温补肾阳，活血通脉。

【**方药**】《中医方剂临床手册》"二仙汤"化裁。

【处方】

知母 5g	黄柏 5g	补骨脂 5g	淫羊藿 5g
菟丝子 10g	泽兰 10g	丹参 30g	焦神曲 20g
赤灵芝 10g	赤芍 20g	白芍 20g	生薏苡仁 10g
山茱萸 10g	刘寄奴 10g	山药 10g	蚕沙 15g（包煎）
穿山甲 3g			

上方每日 1 剂，水煎分 2 次服。

【二诊】 服用 14 剂后，检测早早孕试验弱阳性，形寒肢冷，食纳不佳，精神倦怠，睡眠尚可，舌淡苔白，寸脉小滑，余脉无力。已孕在身，养胎之法重在健脾固肾，故投《医极》"杞菊地黄汤"化裁保胎。

枸杞子 10g	白菊花 10g	生地黄 10g	黄精 10g
生杜仲 10g	桑寄生 10g	山茱萸 10g	赤灵芝 10g
黄芩 10g	紫苏梗 10g	仙鹤草 15g	升麻 10g
葛根 10g	山药 10g	神曲 10g	白豆蔻 10g

上方每日 1 剂，水煎分 2 次服，续服 7 剂。

【三诊】 已孕 5 周，全身畏寒，胃脘腹凉，手脚尤凉，眠浅易醒，恶心干呕。舌淡暗，苔薄黄，寸脉小滑，余脉弦滑。孕酮值 14.48ng/mL。脾肾阳虚之证仍显，上方山药改为 30g 增加健脾补气之力，加鹿角霜 10g 温补肾阳，川续断 10g 补肾安胎，白芍 10g 养血柔肝，炒酸枣仁 10g 养血安神，芦根 10g 清热止呕，还可佐温阳之燥热。连服 7 剂，每剂水煎分 2 次，日服 1 次，1 剂两日。

【四诊】 服用 14 天，已孕 7 周，畏寒渐轻，疲倦乏力，纳差食少，食入即吐，饮水亦吐，心烦寐差，头痛烦躁，小腹偶痛。舌淡暗，苔薄黄，寸脉小滑，余脉弦滑。妊娠早期，胃气上逆。上方去枸杞子、升麻、白豆蔻；神曲改为 20g 加大消食和胃之功，白芍改为 20g，养血柔肝止痛，加砂仁 10g，木香 10g 醒脾和胃，天麻 10g 息风平肝，引药上行。每剂水煎分 2 次，日服 1 次，1 剂两日。上方连服 14 剂后，因疫情未再复诊。电话随访，服药后无明显不适，停药。于 2020 年 8 月 15 日剖宫产一女孩，体重 3350 克，母女体健。

【按语】《圣济总录·妇人血气门》曰："妇人所以无子者，冲任不足，肾气虚寒也。"本案患者即是，肾阳不足，温煦无力，胞脉失养，欲孕无果；试管婴儿失败 3 次，耗气伤血，致肾阳愈发虚损，难以受孕。看诊之时正值两次月经中间，即氤氲之时，《女科证治准绳·胎前门》曰"天地生物，必有氤氲之时，万物化生，必有乐育之时……于此时逆而取之则成丹，顺而施之则成胎矣"，故以阴阳双调为主的沈氏女科"二仙汤"化裁顺而施之，合用菟丝子、泽兰温阳活血，配伍血肉有情的穿山甲，具有通补奇经之效，共奏促卵生成和滋养胞宫。《医学衷中参西录》云："穿山甲，味淡性平，气腥而窜，其走窜之性，无微不至，故能宣通脏腑，贯彻经络，透达关窍，凡血凝血聚为病，皆能开之。"现代研究显示，穿山甲具有明显的促排卵作用，尤其适用于排卵不佳、经闭或月经较少的不孕患者。选加丹参、刘寄奴、赤芍、白芍等活血养血、调经通脉之品，利于冲任气血运行。且山茱萸、刘寄奴补益心气，活血通脉，为治疗心慌的有效药对；加赤灵芝增强补益气血之功。山药、神曲健脾益气，蚕沙和胃化湿，健运脾胃以资气血生化之源。诸药共用，仅服 14 剂，即成功受孕。二诊已孕，重在养胎，"胎脉系于肾，胎气载于脾"，故养胎之法，重在健脾固肾，改投以"杞菊地黄汤"加减，阴阳双调，选加山茱萸、川续断、鹿角霜等药增加补肾之力，且温补而不燥；选加山药、神曲、白豆蔻、木香、砂仁等健脾安胎。脾肾同调，所谓"肾固而胎安，脾健则胎不坠也"。另入紫苏梗，一则安胎降胃气，二则补而不滞。胎前宜清，首选黄芩；升麻、葛根升举清阳，兼以安胎。保胎一月余，胎气稳定，停服中药，后顺利生女，彰显中医治疗不孕症的明显优势。

（韩超 韩学杰）

验案二十 月经量多合并不孕症

李某，女，37 岁，2020 年 5 月 16 日初诊（立夏）。

【主诉】 月经量多，伴小腹包块 7 年余，加重半年，试孕 1 年未果。

【病史】 14 岁初潮，月经量多，甚者一夜用 2 个安全裤。2013 年 5 月超声示：多发子宫肌瘤，体积较小。2017 年偶发月经紊乱，血红蛋白最低至 90g/L，曾服铁剂和艾灸治疗，贫血治愈且月经周期正常。2018 年子宫肌瘤在半年内增长约4cm，7—8月西医采取注射促性腺激素释放激素（GnRH）2支（使肌瘤体积缩小，减少子宫血流，利于实施手术）；10月行宫腔镜子宫肌瘤切除术，切除7个肌瘤。2019年9月和2020年1月两次检查性激素和抗缪勒管激素及评估卵巢功能，结果均显示：卵巢功能不全。建议"借卵"生子。近半年，子宫肌瘤复发，体积较大，经量更多，月经错后，时有2月一行，末次月经5月5日。试孕1年未成功，急欲怀孕，希望中医助孕，经朋友推荐来门诊求治。

【刻下症】 月经量多，色暗夹块，周期延后，小腹包块，外阴瘙痒，体寒肢凉，倦怠乏力，纳谷不香，心慌气短，眠浅易醒，醒后难眠，急躁易怒，大便偏干，2～3日一解。

中医检查：舌暗红，苔薄黄，关脉弦，尺脉弱。大鱼际青，掌心青黄。精神不振，颜面青黄。

西医检查：血压：90/60mmHg，心率：92次/分。2019年9月血生化分析：FSH:33.20mIU/mL，AMH:0.04ng/mL，超声示：窦卵泡4个，均为5.0mm以下；2020年1月血生化分析：FSH:26.83mIU/mL，AMH:0.13ng/mL；超声示：窦卵泡3个，均为5.0mm以下，术后复发性多发子宫肌瘤，最大约4.9cm×4.2cm。宫颈细胞学检查诊断：未见上皮内病变，高危型人乳头瘤病毒（HPV39）核酸检测阳性。

【辨证】 患者脾肾阳虚，脏腑失于温养，血为寒凝，久致癥瘕；气虚阳微，统摄无力，经行量多，色暗夹块，体寒肢凉，尺脉弱；寒凝血脉，见大鱼际青，掌心青黄；加之术后耗气伤血，血海不能按时满溢，遂致月经延迟而行；气虚寒凝，而致不孕；血虚失润，燥而化风，则外阴瘙痒；中阳不振，则倦怠乏力，纳谷不香；脾为心之子，"子病及母"，脾气既虚，心气亦伤，则心慌气短；血不养心，则眠浅易醒，醒后难眠；阳损及阴，阴虚火旺，故急躁易怒，舌暗红，苔薄黄，关脉弦；气虚推动无力，阴液不足，则大便偏干。病位在脾、肾、胞宫。证属脾肾阳虚，寒凝胞脉。

【诊断】

中医诊断：①月经过多；②癥瘕；③全不产。

西医诊断：①多发子宫肌瘤；②卵巢功能不全；③原发性不孕。

【治法】 补肾温阳，养血调经。

【方药】《医级》"杞菊地黄汤"合《金匮要略》"当归芍药散"化裁。

【处方】

生地黄 10g	黄精 10g	生杜仲 10g	桑寄生 10g
白菊花 10g	当归 10g	赤芍 10g	白芍 10g
生薏苡仁 10g	丹参 30g	山茱萸 10g	刘寄奴 10g
山慈菇 10g	三七块 5g	菟丝子 10g	泽兰 10g
石韦 10g	鸡血藤 10g	炒酸枣仁 30g	神曲 20g
山药 20g			

上方每日 1 剂，水煎分 2 次服。加服疏肝养血、解郁清热的加味逍遥丸，每日 2 次，每次 1 袋。

【二诊】 因疫情不能及时复诊，上方连服 28 剂，睡眠好转，大便已调，纳谷香馨，情绪平稳，外阴瘙痒已无，体寒肢凉减轻，偶发心慌气短，月经未行，口舌溃疡，乏力加重。舌尖红，质暗红，苔薄黄，脉弦。血常规检查：血红蛋白 108g/L。阳虚渐复，阴虚火旺之证显现，法随证变，则前方去"杞菊地黄汤"、生薏苡仁、神曲、山药，加牡丹皮 10g，连翘 10g 加大清热之力，仙鹤草 10g 增加补气之功，藿香 10g 化湿和中。

【三诊】 口舌溃疡已除，乏力仍存，腰酸腰痛，劳则加剧，双手麻胀，末次月经 6 月 27 日，月经量多，色红无块。舌暗红，苔薄白，脉细弦，颜面略黄。虚火已无，肾虚显现，继续转为调肾，首诊方去丹参、赤芍、生薏苡仁；加阿胶珠 10g，紫草 10g，仙鹤草 10g，木瓜 10g，赤灵芝 10g，续服 28 剂。

【四诊】 食欲振奋，体重增加 3 斤，体寒肢凉已解，劳则心慌气短，乏力减轻，腰痛腰酸，月经未行，否认怀孕，口唇起疱。舌暗红，苔薄黄，脉细弦。血常规检查：血红蛋白 109g/L。虚证仍存，守法易药，上方去神曲、山药、山慈菇；加补脾益气的白扁豆 10g，清热解毒的连翘 5g，软坚散结的生牡蛎 30g，续服 28 剂。

【五诊】 服药后诸症明显减轻，情绪稳定，月经未行。舌暗红，苔薄白，脉细弦，颜面亮泽。血压：105/65mmHg，心率：76 次 / 分。血常规检查：血红蛋白 119g/L。妊娠试验阴性。加大调肾之力，改投《中医方剂临床手册》"二仙汤"加味。

知母 5g	黄柏 5g	淫羊藿 5g	补骨脂 5g
菟丝子 10g	泽兰 10g	赤芍 20g	白芍 20g
红花 10g（包煎）	地龙 10g（包煎）	山茱萸 10g	刘寄奴 10g
三七块 5g	石韦 10g	鸡血藤 10g	赤灵芝 10g
白菊花 10g	当归 10g	生山楂 10g	紫草 10g

上方每日 1 剂，水煎分 2 次服，嘱月经见红即停服红花、地龙。

【六诊】连服 14 剂，2020 年 9 月 27 日妇科超声检查，结果显示：宫内早孕，多发子宫肌瘤，最大约 6.0cm×4.4cm。服药 4 个月内子宫肌瘤增长了约 1.1cm。自述：因 3 个月未行经，不知已孕在身，其间大量运动，如每周跳绳 2 次，有时一天跳 2 次，每次至少 500 个，每周 1 次高强度瑜伽练习，服红花、地龙等活血通络药，喝酒、艾灸等。现孕酮 15.9ng/mL，希望继续服中药保胎，给予健脾补肾，益气安胎，清热止呕，投《太平惠民和剂局方》"升麻葛根汤"合《医级》"杞菊地黄汤"加味。

升麻 10g	葛根 10g	白芍 10g	生地黄 10g
黄精 10g	生杜仲 10g	桑寄生 10g	砂仁 10g
紫苏梗 10g	黄芩 10g	山茱萸 10g	赤灵芝 10g
天麻 10g	山药 20g	神曲 20g	生牡蛎 30g
仙鹤草 15g			

【结果】 治疗 1 个月，胎气正常，停服中药。未再做宫颈细胞学检查。2021 年 5 月 26 日超声示：多发子宫肌瘤，右宫底结节可见 2 个较大肌瘤，大小分别为 8.6cm×4.5cm×3.5cm、8.4cm×7.7cm×5.8cm。于 2021 年 5 月 29 日顺产一女，重 3130 克，母女体健。

【按语】《女科经纶》云："女子二七天癸至。若冲任不足，肾气虚寒，不能系胞，故令无子。"本案患者脾肾阳虚，气虚寒凝血瘀，而致周期延后，经期量多，癥瘕积聚；加之手术伤阴耗气，诸症愈重，难以受孕。

妇人不孕，当以调经为先，调经又当分清虚实，实证当祛痰化瘀；虚证当调肾为主。本案以虚为本，首诊调肾，用"杞菊地黄汤"；因其气血亏虚，经量又多，虽有癥瘕，不可大量活血化瘀，恐愈伤其正，仅佐以丹参、赤芍、三七等养血活血之品；神曲、山药健脾消食，促进食欲；白菊花、当归，增液行舟，润肠通腑；配加味逍遥丸疏肝理气，调节情绪。二诊现舌尖红，口舌溃疡，阴虚火旺之证，主方换用清热凉血、滋阴泻火的"元参汤"，加牡丹皮、连翘增强清热凉血、消肿解毒之功。虚火已祛，续用"杞菊地黄汤"，加阿胶珠、仙鹤草、赤灵芝增大养血补气之力。月经2月未行，换用"二仙汤"增加调肾之功，佐以红花、地龙、生山楂活血化瘀，疏通胞络。"二仙汤"和"杞菊地黄汤"为沈氏治疗女科疾病的两个常用方剂，在肾中阴阳失调、纳谷不香的前提下，可用"杞菊地黄汤"化裁；若食纳香馨，可用"二仙汤"；且两方可以换用以提高疗效。本案有两个沈氏家传药对：菟丝子配泽兰，有调节内分泌，促进卵子成熟，提高卵子质量的功效，为妇科调经要药。石韦配鸡血藤，可提升血象，是治疗各种原因引起的贫血的效对。紫草、生薏苡仁、连翘清热凉血，消肿解毒，韩师临证发现，三药能发挥除宫颈病毒之功；山慈菇、三七、生薏苡仁、生牡蛎散结消肿，活血消癥。保胎用"升麻葛根汤"升举清阳；砂仁、紫苏梗、黄芩，是沈氏女科保胎常用的要药。

　　本案患者月经错后，月经量多，卵泡发育不良，术后复发性多发子宫肌瘤，西医建议再次手术切除肌瘤，借卵生子。经韩师治以调肾阴阳，佐以养血活血，软坚散结之品，服药4个月，阴阳平衡，气血调和，带瘤怀孕，孕期胎安，顺利产女，母女体健。

（韩超　韩学杰）

验案二十一　产后病

李某，女，31岁，2019年4月3日初诊（春分）。

【主诉】　产后多汗，遇风头痛，神疲乏力4年，伴胸闷气短加重2个月。

【病史】　4年前，产后2个月出现汗多，夏季或活动后尤甚，遇风头痛，神疲乏力，易于感冒，未曾就医，近2个月诸症加重，伴有胸闷气短，经间期出血，经友介绍前来就诊。末次月经3月27日，量可色红，无痛经，经期腰酸腹凉。

【刻下症】 全身汗出，动则尤甚，遇风头痛，胸闷疲乏，口干口渴，不喜饮水，手足冰凉，食眠尚可，二便自调。

【检查】 舌淡暗，苔薄白根部微腻，舌边齿痕，脉细弦。

【辨证】 产后伤血，气随血耗，气血不足，肺卫不固，则汗出、怕风、易于感冒；动则耗气，或夏季炎热，暑性升散，腠理大开，汗出尤甚；"汗为心之液"，汗多日久，津液大伤，耗伤心之正气，则胸闷乏力，口干口渴；正气不足，易受风邪，轻扬开泄，易袭阳位，"上先受之"，则遇风头痛；肾气亏虚，气不摄血，则经间期出血；气虚阳衰，温煦无力，则手足冰凉，经期腹凉；舌淡暗，苔薄白，舌边齿痕亦为阳气亏虚之象。舌苔根部微腻，脉细弦为阳虚气化无力、痰湿内阻之征。病位在肺、脾、肾、心，证属气虚不固，痰湿内阻。

【诊断】

中医诊断：①产后病（产后汗证）；②头痛。

西医诊断：①多汗症；②痛。

【治法】 益气固表，祛痰化湿。

【方药】《究原方》"玉屏风散"合《温病条辨》"三仁汤"加减。

【处方】

生黄芪 10g	白术 10g	防风 10g	杏仁 10g
白豆蔻 10g	生薏苡仁 10g	生牡蛎 30g	浮小麦 30g
桑叶 10g	天麻 10g	葛根 10g	山茱萸 10g
藿香 10g	佩兰 10g		

上方每日 1 剂，水煎分 2 次服。

【二诊】 连服 7 剂，服用至第 5 剂，外出受风，感冒发热 2 天，昨日退热，头痛减轻，咽干咽痛，咳嗽乏力，口干口渴，舌暗红，苔黄腻，舌下络脉增粗，脉细弦。外感风热，上方去生黄芪、防风、白术，加薄荷 10g（后下）疏散上焦风热，清头目、利咽喉；川贝粉 2g（冲服），紫菀 10g 清热润肺，化痰止咳，二药相伍，无论外感内伤、寒热虚实之咳嗽皆可应用；芦根 10g 清泻肺热，生津止渴，石斛 10g 生津止渴，滋阴清热。

【三诊】 连服 7 剂，外感诸症减轻，头痛未发，咳嗽、汗出均减少，痰少易咳，咽干口渴仍有，排卵期阴道少量出血，疲乏无力，舌暗红，苔黄腻，脉细弦。上方去薄荷、紫菀、浮小麦；加赤灵芝 10g 补虚安神，兼以止咳；仙鹤草 15g 收敛止血，且能补虚；茜草 10g 凉血止血，藕节炭 10g 收敛止血，二药均有止血而不留瘀的特点。

【四诊】　连服 7 剂，胸闷疲乏已无，汗出减少，偶有咳嗽，痰黏难咯，口干口渴，经间期出血已止，末次月经 4 月 19 日，正值经行第 6 天，量少色暗，腹凉微有，舌暗红，苔黄腻，脉细弦。二诊方去"三仁汤"、生牡蛎、薄荷、浮小麦；加竹茹 10g，枳壳 10g，云茯苓 10g，陈皮 10g 增加清热祛痰之力；菟丝子 10g，泽兰 10g，乌药 5g 温肾调经；赤灵芝 10g 补虚安神，兼以止咳。

【五诊】　连服 28 剂，后背汗多时有反复，头痛已除，咳嗽已愈，偶有少量白痰，易于咯出，口干口渴缓解，末次月经 5 月 22 日，月经正常，经间期未见出血，经期前后腰膝酸软，舌暗红，苔薄白，脉细弦。痰湿已祛，肾虚显现，宗沈氏女科"调肾阴阳方"加味。

生地黄 10g	黄精 10g	生杜仲 10g	桑寄生 10g
菟丝子 10g	泽兰 10g	浮小麦 30g	赤灵芝 10g
桑叶 10g	天麻 10g	葛根 10g	山茱萸 10g
藿香 10g	佩兰 10g	川贝粉 2g（冲服）	牡丹皮 10g
石斛 10g	芦根 10g	白豆蔻 10g	白芍 10g
赤芍 10g			

上方每日 1 剂，水煎分 2 次服。同服中成药加味逍遥丸，疏肝清热，健脾养血，每日 2 次，每次 1 袋。

【六诊】　连服 14 剂，汗出明显减少，久站时有腰酸腰痛，余无明显不适，舌暗红，苔薄白，脉细弦。上方去白豆蔻、佩兰，加老鹳草 10g，鸡血藤 10g 舒筋通络，为治疗腰酸腰痛有效药对。同服中成药六味地黄丸增加补肾之力，每日 2 次，每次 6 克。

【七诊】　连服 14 剂，汗出正常，末次月经 6 月 26 日，月经正常，偶有上楼腿酸乏力，无其他不适，舌暗红，苔薄白，脉细弦。上方去老鹳草、鸡血藤，加桑枝 10g，木瓜 10g 通经活络，川牛膝 15g 填精补肾，且引药下行。续服 7 剂，无明显不适，停服汤药。嘱服一个月中成药六味地黄丸和诺迪康胶囊，丸药缓图，巩固疗效。一年后电话随访，诸症痊愈，精力充沛。

【按语】《产孕集》曰："盖产后气虚血少，经脉空乏，肢体懈怠，腠理开张，皮毛不实，营卫不固，血道易虚，气道易滞，故致疾之易。"产后气血耗伤，失于调理，迁延日久，正虚难复，演变为虚劳，出现全身汗出，倦怠乏力，胸闷气短，劳则加重，畏寒肢冷等症，本案即是。虚劳为病，气血阴阳虚衰，病变可涉及五脏。《医述》曰："治虚有三本，肺、脾、肾是也。肺为五脏之天，脾为百骸之母，肾为性命之根，治虚之道毕矣。"又因本案舌苔根部微腻，脉细弦为气虚痰湿不化之证，"盖肺主一身之气，气化则湿亦化"，故投以《究原方》"玉屏风散"益气实卫、固表止汗；合用《温病条辨》"三仁汤"加减宣畅三焦，祛痰化湿。经加减治疗，舌暗红，苔薄白，痰湿已化，投"调肾阴阳方"加减，补肾固本为主。

"汗为心之液"，虚证止汗除了收敛固涩外，还应注重养心，故佐以生牡蛎收敛止汗，重镇安神；浮小麦养心敛液、固表止汗；山茱萸敛汗固脱，滋养心阴，亦为防止元气虚脱之要药。《本草崇原》记载："盖谓桑叶主治能除寒热，并除出汗也。恐人误读作发汗解，故表而明之。"故加桑叶以止汗，为临床治疗汗证之良药。天麻、葛根为沈氏女科治疗头痛的有效药对；藿香、佩兰和中化湿。二诊又逢外感，故以祛邪为主，以免闭门留寇，故去"玉屏风散"，增加清泻肺热的薄荷、川贝、芦根，汗出日久必伤气阴，少佐石斛滋阴清热。配合选用中成药加味逍遥丸、六味地黄丸、诺迪康胶囊，丸药缓图，调和五脏气血阴阳。诸药合用，虚实兼治，补虚固表不留邪，祛痰化湿不伤正。

朱丹溪云："凡产后有病，先固正气。"然本案患者正虚日久，化生不足且推动无力，导致痰湿不化，若单纯补虚固涩，正虚邪恋，则导致疾病缠绵难愈。韩师找准病因，抓住病机，辨证准确，论治灵活，仅治疗3月余，药到病除，充分体现中医整体治疗的优势。

（韩超　韩学杰）

验案二十二　消渴

王某，女，3 岁，2020 年 11 月 5 日初诊（霜降）。

【主诉】 多饮、多食、多尿伴体倦乏力 16 天，加重 7 天。

【病史】 2020 年 10 月 19 日患儿出现口渴多饮，多食易饥，小便频数，精神萎靡，倦怠乏力，午休汗出明显，21 日当地医院诊断为 1 型糖尿病，25 日采用胰岛素泵治疗，效果不佳，出现食欲减退，脚部肿胀，28 日诊为 1 型糖尿病伴酮症酸中毒，中度贫血，治疗后脚部水肿已无，余症不解，经人介绍来求治，因家在外地，受疫情影响，采取线上视频看诊。

【刻下症（父母代述）】 口渴多饮，尿频量多，食欲不振，神疲乏力，活动后背部出汗明显，手心汗出，易烦躁哭闹，夜间尤甚，四肢皮肤粗糙易痒，大便干结。

【检查】 舌红无苔，舌下络脉增粗青紫。双手大鱼际色青，面色苍白，精神萎靡。西医检查：空腹血糖 21mmol/L，糖化血红蛋白 10.2%，尿糖 4+，血红蛋白 92g/L，腹部 B 超示：双肾实质回声增强（皮髓质分界欠清晰，集合系统未见分离，腹腔积气显著，淋巴结探查不清）。

【辨证】 患儿正处幼儿期，脏腑娇嫩，形气未充，肺常不足，恰深秋之时，秋燥最易伤肺，可见气阴两伤；肺为水之上源，肺伤则通调失常，不能输布津液，故口渴多饮；津液不布直趋下行则小便频数；燥热伤及脾胃则多食善饥，脾虚失健可见食欲不振；肺脾气虚，气血生化乏源，则见面色苍白，神疲乏力，贫血；肺气亏虚，肌表不固，则活动后背部汗出；阴虚内热，迫津外泄，则手心汗出，烦躁哭闹，夜间尤甚；"肺主皮毛"，肺燥伤津，则皮肤干燥易痒，肌肤粗糙甲错，为血瘀之象；肺与大肠相表里，阴津不足，肠失濡润，可见大便秘结；舌红无苔亦为阴虚之证；舌下络脉增粗青紫，大鱼际色青均为气虚经络不通之象。病位在肺、脾、胃、肾。证属气阴两虚，热盛伤津。

【诊断】

中医诊断：①消渴；②纳呆；③便秘。

西医诊断：① 1 型糖尿病；②中度贫血。

【治法】 益气养阴，清热生津。

【方药】 沈氏女科经验方"补气降糖方"合"升血散"加减。

【处方】

西洋参 3g（另煎兑服）	生地黄 10g	黄精 10g	葛根 10g
五倍子 10g	山药 20g	石韦 10g	鸡血藤 10g
山茱萸 10g	天花粉 10g	牡丹皮 10g	紫草 15g
菊花 10g	当归 10g	丹参 15g	浮小麦 15g
白茅根 15g	炒神曲 20g		

上方每 2 日 1 剂，水煎频服。

【二诊】 连服 21 剂，电话调方。服用第 13 剂后精神转佳，食量增加，大便已调，活动后汗出仍多，手心潮湿，四肢皮肤偶有瘙痒，大鱼际色青渐退，血红蛋白已升至正常 120g/L。近一周哭闹多且易遗尿，血糖不稳，空腹血糖 4.4 ~ 10.9mmol/L，多次发作低血糖。上方去浮小麦、炒神曲、白茅根；天花粉改为 20g 加大清热生津之力，山茱萸改为 20g 增加收敛固涩之功。加青蒿 10g（后下）清虚热，黄芩 5g 泻肺热；生杜仲 10g 补肾治遗尿；佛手 10g 理气和胃，桑枝 10g 通利四肢经络，引药达四末，泽兰 10g 活血清热利尿。

【三诊】 连服 14 剂，视频看诊，皮肤瘙痒减轻，遗尿减少，胰岛素泵基础率大剂量减少 0.5U（7.55U），空腹血糖 7.3 ~ 9.6mmol/L，血红蛋白 124g/L。近 3 天，食纳较前减少，不思饮食，大便干结，脾气易急，舌红，苔薄黄，舌下络脉增粗青紫。上方去石韦、鸡血藤、生杜仲；加生黄芪 10g 健脾补气，炒神曲 20g 健脾消食，桃仁 10g 活血通腑。

【四诊】 连服 14 剂，视频看诊，血糖稳定，较前明显好转，胰岛素泵基础率大剂量减少 0.3U（7.25U），糖化血红蛋白降为 8.4%。精神转佳，大便已调。近两日四肢皮肤瘙痒加重，颈部、手腕、脚背痒甚，小腿皮肤粗糙，食纳仍差。舌红，苔薄黄，舌下络脉增粗青紫。腹部 B 超示：双肾实质回声略增强（皮髓质分界清晰）。上方去桑枝、青蒿、黄芩、生黄芪、桃仁；山茱萸改为 30g，山药改为 30g，炒神曲改为 30g；加生鸡内金 30g 健胃消食，桑叶 10g 清肺润燥，白鲜皮 10g 清热燥湿止痒，草决明 20g 润肠通便，给邪以出路，红花 10g 活血通脉取"血行风自灭"之意。

【结果】　续服 14 剂。患儿血糖稳定，糖化血红蛋白 6.5%，诸症皆缓，抗拒喝药，间断服药，随症加减治疗 3 个月，服中药 63 剂，诸症悉除，皮肤光滑，舌尖红，苔薄黄，舌下络脉增粗青紫。体重由 12 千克增至 16.5 千克。病情平稳，停服中药，胰岛素泵治疗，1 年后电话随访，患儿诸症未见复发，血糖稳定，生长发育正常。

【按语】《小儿药证直诀》曰"（小儿）五脏六腑，成而未全……全而未壮"，小儿阴阳、脏腑、气血娇嫩稚弱，形与气皆属不足，患病具有发病容易、传变迅速的病理特点，《温病条辨·解儿难·儿科总论》亦语"脏腑薄，藩篱疏，易于传变；肌肤嫩，神气怯，易于感触"。本案患者正处幼儿期，机体功能发育速度加快，对环境气候变化的适应能力、被外感邪毒侵袭后的抗御能力均较差，时处深秋，燥为秋令主气，内应于肺，肺清虚娇嫩，易受邪袭，导致阴津亏损，燥热偏盛，发为消渴，发病之后传变迅速，正气损伤，伤及脾胃与肾，引发虚劳，出现气阴两虚之象。《灵枢·五变》云："五脏皆柔弱者，善病消瘅。"属中医"消渴""虚劳"范畴。

沈氏女科调治儿科疾病多以健脾消食为主，但本案患儿禀赋不足，以肾虚为主，属于气阴两虚之证，故治疗时益气养阴、清热生津为主，同时兼顾脾胃，先后天同调，投以沈氏女科"补气降糖方"加减，西洋参、生地黄、黄精、葛根、五倍子，气阴双补，且药理研究表明，均具有明显降糖疗效。配伍"升血散"提升血象，且石韦清泻肺热，还可降糖，鸡血藤活血补血，可以提高机体免疫功能。加山茱萸既能敛汗固脱，又可固精缩尿，为防止元气虚脱、固精止遗之要药，与黄精、天花粉相配，治疗内热消渴。选加炒神曲、山药、鸡内金消食和胃，以助后天之本，且鸡内金有涩精止遗作用；选加牡丹皮、丹参、紫草凉血活血，使邪热从血分而解；选加白茅根、泽兰清热利尿，草决明、桃仁、菊花和当归，润肠通便，使邪热从二便而出。辨证准确，验方妙用，巧配遣药，服 13 剂，患者脱离险情，共计治疗 5 月余，气阴得补，邪热得消，血象正常，血糖稳定。

本案患者，临证诊断时应用了二维五要。患者为儿童，稚阴稚阳之体，从始发症状三多，到就诊时的贫血、空腹血糖 21mmol/L，以及伴随的不适症状逐渐增多，病情较重，要从时间维度对患者的病情进行系统全面梳理。患儿从多食易饥到食欲不振，要考虑从胃热到脾虚的空间变化。通过收集患者的病因要素、病理要素、部位要素、功能要素和特殊要素，辨证求因，从发病节气、上、中、下三多，神疲乏力，便秘等多个系统的症状，从气、阴的作用和关联入手，分析病因，确定病位在肺、脾、胃、肾，病性为气虚、阴虚、内热。病机为气阴两虚，湿热内盛；治则益气养阴，调理脾胃，以资生化之源。儿童切忌补肾太过。

本案患者为婴幼儿，用药量理应减半，但考虑其属于1型糖尿病，病情复杂危重，并发症较多，故药量未减，嘱其父母让小儿频服，2日服用1剂即可。西医认为本病为人体内源性胰岛素失调导致高血糖状态，并伴随一系列代谢异常症状的内分泌代谢疾病，诊为1型糖尿病，治疗以胰岛素为主，但受患儿年龄小、身体发育尚未成熟、机体免疫力低等多方面因素影响，加之小儿生长发育较快，长期予以胰岛素治疗，其性激素与胰岛素产生对抗，为临床治疗增加了难度。配合中药联合治疗可以有效缓解患儿临床症状，减少胰岛素的用量，充分体现了中西医配合对1型糖尿病的治疗优势。

（韩超　韩学杰）

验案二十三　面游风

康某，女，54岁，2020年1月9日初诊（小寒）。

【主诉】　颜面红疹鳞屑伴瘙痒6年，加重2个月。

【病史】　6年前突发面部红疹，油性鳞屑，伴发瘙痒，近2个月症状加重。停经4个月。经友介绍，前来求治。

【刻下症】　颜面红疹，油性皮屑，瘙痒难耐，寐差早醒，大便偏干，食纳尚可。

【检查】　舌尖红，舌暗红，苔薄黄，双脉弦，大鱼际扁平凹陷，手掌及手指青筋明显。

【辨证】　患者正处围绝经期，脏腑失调，津液代谢失常，阴虚内热，热入营血，浸淫日久，阴伤血燥，蕴阻肌肤，则面部红疹，油性鳞屑，瘙痒难耐，缠绵难愈；热扰心神则寐差早醒；肺主皮毛，与大肠相表里，肺失肃降，大肠传导失常，热结大肠则大便干结；舌尖红亦为心肺蕴热之征，舌暗红，苔薄黄，双脉细弦，大鱼际扁平凹陷，手掌及手指青筋明显均为阴血耗伤、血行不畅之象。病位在肺、肌肤，证属阴虚内热，湿热内蕴。

【诊断】

中医诊断：面游风。

西医诊断：脂溢性皮炎。

【治法】 养阴清热，祛湿止痒。

【方药】 韩师经验方"元参汤"合《太平惠民和剂局方》"升麻葛根汤"加减。

【处方】

玄参 10g	枳壳 10g	云茯苓 10g	陈皮 10g
升麻 10g	葛根 10g	白芍 10g	赤芍 10g
白菊花 10g	当归 10g	桑枝 20g	木瓜 20g
百合 10g	炒酸枣仁 30g	珍珠母 30g	赤灵芝 10g
生草决明 10g	白花蛇舌草 10g		

上方每日 1 剂，水煎分 2 次服，连服 7 剂。嘱忌食辛辣刺激、肥甘厚味和鱼虾海鲜等发物。

【二诊】 服药 2 剂，即见诸症减轻，服完 7 剂，皮肤发红已无，瘙痒明显减轻，夜寐好转，醒后可再入眠，食纳尚可，大便偏干，排便不畅，舌尖红，舌暗红，苔薄黄，脉弦。上方炒酸枣仁减为 20g，生草决明加为 30g 增强润肠通腑功效；加石斛 10g 养阴清热，紫草 20g 凉血活血，止痒消斑，且药理研究发现其对特异性过敏反应具有抑制作用。连服 14 剂，未再复诊，电话随访，共服 21 剂药，诸症悉除，脂溢性皮炎一年未发作。

【按语】 脂溢性皮炎是皮脂溢出部位的一种慢性炎症性皮肤疾患，多发于面部，以皮肤红疹上覆油腻或干燥鳞屑、瘙痒为特征的皮肤病。中医称"面游风""白屑风"。本案患者反复发作 6 年，湿热浸淫日久，伤阴耗血，导致阴虚血热，肌肤失养，面部红疹，油性鳞屑，瘙痒难耐，缠绵难愈，舌脉亦为耗伤阴血之象。故投以经验方"元参汤"合《太平惠民和剂局方》"升麻葛根汤"加减，玄参清热凉血，养阴润燥，枳壳理气宽中，陈皮燥湿化痰，云茯苓健脾渗湿；升麻、葛根解肌透疹，生津除热，二药轻扬升散，通行肌表内外，能因势利导，相配则清热透疹之功彰，赤、白芍益阴和营。二方合用，共奏养阴清热、祛湿止痒之功。辅以百合、石斛增加养阴清热之功；炒酸枣仁、赤灵芝养心安神以助眠，珍珠母重镇安神，引药下行；桑枝、木瓜祛湿且功善通达上下经络，使湿热蕴结之邪得以疏解，药理研究发现两者还具有增强免疫的作用；白菊花、当归、生草决明润肠通便；白花蛇舌草清热利尿，给邪以出路。诸药合用，湿热得祛，阴血得复，标本兼顾，脂溢性皮炎得以痊愈。

（韩超　韩学杰）

验案二十四　胸痹合并湿疮

王某，男，44 岁，2019 年 11 月 28 日初诊（小雪）。

【主诉】 胸闷胸痛，心悸气短 1 年，伴头昏头晕，手部湿疹加重 6 月余。

【病史】 长期熬夜且吸烟 30 余年，1 年前因劳累过度诱发胸闷胸痛，心慌气短。今年 4 月在北京某三甲医院行冠状动脉支架术，放入 3 枚支架，症状仍存，且逐渐加重。10 月看韩学杰主任电视讲座中提及治疗心系疾病的经验方"益气养心散"，自行服用 40 多剂后病情明显好转，既往手部湿疹反复发作 6～7 年，高血压 3 级 1 年，服西药"蒙诺福辛普利钠片"，血压控制不佳，最高 180/120mmHg。高脂血症 2 年，服"阿托伐他汀钙片、依折麦布片、拜阿司匹林"等药。为求进一步治疗，遂来门诊就治。

【刻下症】 胸闷胸痛，心悸气短，劳则加重，神疲乏力，语音低沉无力，头脑昏蒙，眩晕发空，腰膝酸痛，手足麻木，情绪急躁，夜寐不安，口腔溃疡，手部湿疹，瘙痒难忍，食纳正常，二便自调。

【检查】 舌尖红，舌质暗红，苔薄黄，舌下络脉增粗瘀紫，右侧舌边瘀点瘀斑，左脉沉细，右脉弦涩。双手大鱼际扁平，皱褶青筋明显。血压：

110/80mmHg（服降压药后），心率：88 次 / 分，体重 76 千克。

【辨证】　患者长期熬夜劳累，耗气伤血，影响脏腑，伤及心肾；加之冠状动脉支架术后，心脉失养进一步加重，则发心悸气短，神疲乏力，语音低沉无力；肾精亏耗，髓海不足，清窍失养则见头脑昏蒙，眩晕发空；肝肾同源，肾阴亏虚，水不涵木，肝阳上亢则血压升高，情绪急躁，腰膝酸痛；阴血亏虚，虚火上扰则夜寐不安，口腔溃疡；久病耗伤阴血，血虚风燥，发于肌肤，则手部湿疹，瘙痒难耐，日久不愈，反复发作；舌尖红，舌质暗红，苔薄黄亦为虚热内生之象；手足麻木，舌下络脉增粗瘀紫，右侧舌边瘀点瘀斑，均为血脉瘀阻之征。其病位在心、肝、肾。证属阴虚火旺，心脉瘀阻。

【诊断】

中医诊断：①胸痹；②眩晕；③湿疮。

西医诊断：①冠心病稳定型劳累性心绞痛，冠脉支架术后；②高血压 3 级；③慢性湿疹。

【治法】　滋阴清热，活血通脉。

【方药】　经验方"元参汤"合"天麻钩藤饮"加减。

【处方】

玄参 10g	枳壳 10g	云茯苓 10g	陈皮 10g
天麻 10g	钩藤 15g（后下）	葛根 10g	夜交藤 50g
炒酸枣仁 30g	赤灵芝 5g	连翘 10g	佛手 10g
桑枝 20g	木瓜 20g	白芍 20g	赤芍 20g
丹参 30g	牡丹皮 10g	紫草 10g	白扁豆 10g
珍珠母 30g	白花蛇舌草 10g		

上方每日 1 剂，水煎分 2 次服，连服 30 剂。

经验方"益气养心散"西洋参 3g，赤灵芝 5g，三七 5g 每日水煎代茶饮。

【二诊】　上方服用 30 剂，睡眠明显改善，眠后自觉全身轻松，口腔溃疡改善，胸闷胸痛、气短乏力仍有，大便溏稀，日一行，排便后胃肠舒适清爽，手部湿疹改善不明显，舌暗红，苔薄黄，舌下络脉瘀紫，上方去元参汤、连翘、佛手，加生地黄 10g，黄精 10g，生杜仲 10g，桑寄生 10g 增加补肾之功；红景天 10g 益气活血；黄芩 10g 反佐，以清中上焦湿热。

【三诊】 服用30剂，睡眠改善，说话有力，眩晕发空已无，双手麻木已除，情绪急躁易怒改善明显，口腔溃疡反复，手部湿疹缓解，胸闷胸痛发作减少，心悸气短仍存，舌质暗红，苔薄黄，舌下络脉增粗青紫，右侧舌边瘀点瘀斑，左脉细，右脉涩。血压不稳，最高160/100mmHg。故加减药物，加大清热凉血力度，养心安神，活血通络。

玄参10g	生白术10g	云茯苓10g	陈皮10g
山茱萸10g	刘寄奴10g	赤灵芝10g	夜交藤30g
炒酸枣仁30g	钩藤20g（后下）	紫草20	水蛭3g
红花10g	生山楂10g	麦冬10g	白花蛇舌草15g
木瓜20g	牡丹皮10g	连翘10g	蚕沙15g（包煎）
白芍10g			

上方每日1剂，水煎分2次服，连服30剂。嘱停服西药阿司匹林。继续以"益气养心散"代茶饮。

【四诊】 因疫情原因，视频就诊自述：睡眠转佳，眠7~8小时，口腔溃疡已愈，原过敏性鼻炎严重，服药3月未见复发，胸闷胸痛偶有发作，心悸气短少有，情绪渐平，不易生气，手部湿疹药渣泡手2周基本痊愈，第3周又复发，水泡溃烂，持续2周。上方去"元参汤"、蚕沙、连翘，加生地黄10g，黄精10g，生杜仲10g，桑寄生10g阴阳双调，钩藤改为30g（后下），加大清热平肝息风之力，桑枝10g疏通经络，善入上肢；炒白术10g健脾补气，蒲公英10g清热解毒，连服30剂。"益气养心散"持续服用。

【结果】 服药后诸症明显减轻，再次视频就诊，随证调方，之后每月门诊就诊。连续服药7个月，诸症悉平，体重增加4千克，血压：115/75mmHg，心率：64次/分，已停服降压西药。继续调治，汤药2日1剂，每日1次；停服"益气养心散"。治疗共计18个月后停服中药汤剂，诸症均除，血压正常，110~120/75~85mmHg，心率：54~68次/分，身体康复如常人，精力充沛，语声洪亮，骑行畅游，快走日行2万步，无任何不适，情绪平稳，心情舒畅。

【按语】 冠心病心绞痛归属于中医"胸痹""心痛""厥心痛""心悸"等范畴。然"心本乎肾，所以上不宁者，未有不由乎下；心气虚者，未有不由乎肾"，肾为五脏六腑之本，为元气之根，肾阳虚则不能鼓舞心之阳气，致血脉失于温运，痹阻不畅；肾阴虚则不能滋养心之阴液，致心阴内耗，气血运行失畅。本案患者长期熬夜劳累，损伤心肾，以致心脉痹阻。治病求本，治疗应以补肾为主，但患者口腔溃疡、手部湿疹明显，不可一味补肾，以免恋邪助湿，故投以经验方"元参汤"加减，养阴清热，活血通络；合"天麻钩藤饮"加减调补肝肾，降低血压；辅以韩师"益气养心散"扶正祛邪，防止其虚加重，西洋参、三七、赤灵芝补益气血，活血止痛，是治疗冠心病心绞痛的有效经验方，且可防止术后再发冠状动脉梗塞。虚热已除，肾为脏腑之本，"五脏之阴气非此不能滋，五脏之阳气非此不能发"，投"调肾阴阳方"，阴阳双调，以治其本。

心主一身之血脉，"疏其气血，令其条达，而致和平"，辅以活血化瘀之法，通络止痛。气行则血行，选加枳壳、佛手理气以化瘀；丹参、赤芍、刘寄奴、生山楂活血以化瘀；"久病入络"，选加水蛭剔络化瘀，不伤血。配合桑枝、木瓜疏通一身之经络。蚕沙化湿止痛，虚实之痛皆可治。随证加减，连续服药 18 个月，诸症悉平，胸闷气短基本已无，口疮、湿疹痊愈，睡眠 7~8 小时，血压稳定，身体恢复如常人，特写感谢信，表达感激之情。

本案总属本虚标实，虚实夹杂，先清热凉血以祛湿，邪祛后扶正以调养心肾为主，扶正的同时逐渐加大活血祛瘀之力，共奏祛邪不伤正、扶正不留邪之意，加减治疗一年余，诸症悉平。

（韩超　韩学杰）

验案二十五　瘾疹

李某，男，53 岁，2013 年 7 月 28 日初诊（大暑）。

【主诉】间断性全身泛发红色丘疹 30 余年，加重 1 周余。

【病史】30 多年前吃炒花生后，全身散发丘疹风团，西医诊断为荨麻疹。之后反复发作，且随着年龄增加逐渐加重，常年服西药"息斯敏"。1997 年因注射乙肝疫苗，发生过敏性休克 1 次。平素喜吃辛辣肉食，嗜饮烈酒且量大，2003 年和 2005 年均因饱食遇冷风后，出现急性荨麻疹伴过敏性休克。患者自感心慌汗多、呼吸困难、血压下降，因休克住院抢救 2 次。此后，风疹频发，尤以食辛辣后加重，夏季汗出瘙痒难忍，加服西药"西替利嗪、氯雷他定"控制病情，惧怕再次休克，身心焦虑疲惫，严重影响正常生活。多方求医问药效果不佳，经人介绍前来求治。

【刻下症】 皮疹色红，瘙痒难耐，夜间尤甚，全身燥热，心烦易急，神疲肢倦，大便秘结 3 ~ 4 天一解，食眠尚可。

【检查】 舌暗红，苔黄腻，舌下络脉青紫增粗，脉弦滑。全身躯干及四肢散发风疹块，周围红晕，部分融合成片，可见挠痕血痂。

【辨证】 患者平素喜食辛辣之品，嗜饮烈酒，湿热内蕴，"内不得疏泄，外不得透达，拂郁于皮毛腠理之间"，故见全身燥热，泛发红疹团块，瘙痒难耐；湿为阴邪，蕴而化热，故夜间痒甚；湿热壅盛，复感风寒外邪，内外之邪寒热相搏，气机逆乱，发为厥脱；湿阻中焦，伤及脾胃，脾气亏虚，气虚无力，则神疲肢倦；热扰心神则心烦易急；热移大肠，则大便秘结；舌暗红，苔黄腻，亦为湿热之象。病位在脾、胃、肺。证属湿热内蕴，发于肌肤。

【诊断】

中医诊断：瘾疹。

西医诊断：荨麻疹。

【治法】 清热利湿，透肌止痒。

【方药】《三因极一病证方论》"温胆汤"合《太平惠民和剂局方》"升麻葛根汤"加减。

【处方】

竹茹 10g	枳壳 10g	云茯苓 10g	陈皮 10g
升麻 10g	葛根 10g	浙贝母 10g	赤芍 10g
牡丹皮 10g	生栀子 10g	灵芝 10g	紫草 15g
生薏苡仁 10g	生草决明 30g	白花蛇舌草 30g	

上方每日 1 剂，水煎分 2 次服。嘱忌食海鲜、羊肉、香菜、香椿、茴香等辛辣刺激食物，忌喝酒及含酒精的饮料。

【二诊】　服用 28 剂，瘙痒及乏力减轻，发作频次明显减少，燥热便秘仍存。舌暗红，苔黄微腻，舌下络脉青紫增粗，双脉弦。效不更法，守方增药。上方紫草改为 30g，加大清热凉血、解毒透疹之功。加红花 10g，丹参 30g 活血凉血，清心除烦。服法及忌食同前。

【三诊】　连服 21 剂，服药期间，食辣后荨麻疹亦未见发作，大便已调，燥热减轻，头痛健忘，偶有心慌汗出。舌暗红，苔薄黄，双脉细弦。湿热之象渐祛，上方去生栀子、灵芝，紫草减量为 15g。加天麻 10g 祛风通络，升提清阳而滋养脑窍；山茱萸 10g，刘寄奴 10g 补虚通络，为韩师治疗心慌汗出常用药对；赤灵芝 10g 增加补益气血之力。服法及食忌同前。上方续服 21 剂，荨麻疹未再发作，自感体力复常，情绪平稳，精神转佳，自行停服中药，继续按医嘱忌食，加强营养。之后每年来京调理它病，述：自服药始至今 8 年余，未再发过敏性休克，偶有皮肤瘙痒，服西药"氯雷他定"亦可迅速缓解，心情舒畅。

【按语】　本案患者湿热内盛，加之复感风寒外邪，致寒邪郁遏，内热炽烈，则气血逆乱，发为厥证，危及生命，实属危急重症。荨麻疹属于中医"瘾疹""风疹"范畴。《奇效良方》云："以饮炙爆、膏粱浓味、醇酒辛辣之物，日久太过，其味俱厚……湿热之化而上行。"湿邪为病，长夏居多，极易化热，生风动血，其风内不可疏泄，外无法透达，郁于肌肤腠理之间而形成瘾疹，故投《三因极一病证方论》"温胆汤"化裁以治其本，合用《太平惠民和剂局方》"升麻葛根汤"加减，透肌止痒以缓其标。热易入营血，配伍牡丹皮、生栀子、紫草清热泻火，凉血止痒。久病多瘀，舌下络脉瘀紫增粗而为顽疾，加赤芍、红花、丹参等活血化瘀之品，以开气血之郁闷，调畅气血运行，防其逆乱，且具"血行则风自灭"之功。"久病必虚"，佐以灵芝，以养五脏之血，补五脏之气，仅用 1 味补而不滋腻的药物以增强祛邪之功。生草决明、白花蛇舌草通利二便，给邪外出。诸药共用，治疗 3 月有余，使困扰患者 30 余年的顽疾基本治愈。

本案患者，诊断过程中应用了三维六要。患者间断性全身泛发红色丘疹 30 余年，病程较长，全面梳理疾病发生、发展及治疗过程，同时，明确荨麻疹发作的频次和病势，从而判断疾病的严重程度。患者既有皮肤瘙痒肺经症的表现，又有神疲肢倦等脾气虚的表现，要从脾和肺之间的关系入手进行思考。本案辨证过程中全面收集了患者的生理生活要素、病因要素、病理要素、部位要素、功能要素和情志要素，通过了解患者饮食偏嗜、疾病进展过程、风疹发作次数和伴随症状，以及当前的主要临床表现，分析疾病发生原因为平素喜食辛辣之品，嗜饮烈酒，导致湿热内蕴，发为瘾疹，考虑湿热与脾胃的关系，肺与皮毛的关系，确定病位在脾、胃、肺，病性为内湿、内火。病机为肺胃湿热，热毒移肠；治则清热泻火，通便解毒。

本案患者每年随访，已过 8 年余，荨麻疹未曾急性发作，也未出现过敏性休克，仅偶有皮肤瘙痒，服少量西药即可缓解，工作生活如常。

（韩超　韩学杰）

验案二十六　浸淫疮

赵某，男，54 岁，2021 年 1 月 23 日初诊（小寒）。

【主诉】 全身湿疹反复发作 10 余年，加重 7 个月。

【病史】 患者因长期在地下空间工作，平素嗜饮白酒、喜食肥甘厚味而发湿疹 10 余年，未进行正规治疗。2017 年劳累过度，同年 8 月确诊鼻咽癌，行放疗 33 次，化疗 3 次；2019 年 11 月 20 日确诊左肺下叶腺癌，手术切除癌瘤后服靶向药盐酸埃克替尼，服至第 4 个月时湿疹加重，故停服靶向药。7 个月前开始治疗湿疹，口服及外用多种西药疗效不显，改服中药，经多家医院诊治，皮损时好时坏，但皮肤瘙痒未减，痛苦难耐，经朋友介绍前来就诊。

【刻下症】 全身皮肤散在片状红色丘疹，瘙痒难忍，夜间痒甚，烦躁难眠，畏寒盗汗，身体沉重，头重胸闷，口黏纳差，二便自调。

【检查】 舌质淡暗，苔白滑腻，舌下络脉增粗青紫，双脉弦滑；全身皮肤泛发大小不一的片状淡红或暗红丘疹，可见挠痕、血痂及渗液，部分皮肤粗糙肥厚，对称分布，双下肢尤甚。掌心及大小鱼际发红，左手大拇指根部青筋明显，颈部淋巴结肿大。

【辨证】 患者久居寒湿之地，且嗜饮白酒、喜食肥甘厚味，最易伤脾，脾失健运，湿热内蕴，阻于肌肤，故掌心及大小鱼际发红，全身皮肤泛发红色丘疹；痰瘀湿热胶结，蕴而成毒，"肺主皮毛""鼻为肺窍"，邪毒犯肺，毒邪首先伤鼻，则致鼻渊；痰瘀湿热结毒，日久伤及本脏，故致肺积；体内之毒兼夹药毒，而致皮疹加重，瘙痒难忍；病情迁延日久，耗血伤阴，夜间阳虚阴盛，血虚风燥，则夜间痒甚，烦躁难眠；阴损及阳，阴阳失调，故畏寒盗汗；身体沉重，头重胸闷，口黏纳差，苔白滑腻，双脉弦滑，均为痰湿内蕴之征；舌质淡暗，舌下络脉增粗青紫、左手大拇指根部青筋明显均为血脉瘀阻之象。病位在肺、脾、肾，波及五脏。证属痰瘀互结，毒邪蕴肺。

【诊断】

中医诊断：①浸淫疮；②鼻渊；③肺积。

西医诊断：①全身泛发型特重症顽固性湿疹合并化脓性感染；②鼻咽癌放化疗后；③肺癌切除术后。

【治法】　祛痰利湿，活血解毒。

【方药】《三因极一病证方论》"温胆汤"合沈氏经验方"止痒三子汤"加味。

【处方】

竹茹 10g	枳壳 10g	茯苓 10g	陈皮 10g
地肤子 10g	蛇床子 10g	炒葶苈子 10g(包煎)	白鲜皮 30g
紫草 10g	藿香 10g	佩兰 10g	浙贝母 10g
赤芍 10g	白芍 10g	红景天 10g	白扁豆 10g
山药 10g	桑枝 20g	木瓜 20g	珍珠母 30g
丹参 30g	白花蛇舌草 10g		

上方每日 1 剂，水煎分 2 次服。嘱服药期间忌食羊肉、狗肉、鱼虾蟹、芥末、胡椒、香椿、香菜、韭菜、茴香及热带水果如芒果、荔枝等。

【二诊】　服药 14 剂，诸症仍存，瘙痒减轻，夜眠略有改善，食欲不振，舌暗红，苔薄黄微腻，舌下络脉增粗青紫，左脉细，右脉弦滑。上方去赤白芍、藿香、白扁豆；紫草改为 20g 增加凉血活血、解毒透疹之功；山药改为 30g 增加益气养阴之力，平补肺脾肾；加连翘 20g 清热解毒，消肿散结，神曲、生鸡内金各 30g 消食和胃，炒酸枣仁 30g 养心安神。

【三诊】 连服 14 剂，食欲振奋，纳谷增多，畏寒明显减轻，偶有心悸，下肢湿疹较前增多，瘙痒难忍，影响睡眠，夜眠每次时长不超过 1 小时，口干喜饮，舌淡暗，苔薄黄，左寸脉弦，余脉细，右脉弦滑，舌下络脉增粗青紫。痰湿已祛，阴虚内热之证凸显，法随证变，上方去"温胆汤"、神曲、生鸡内金；加韩师经验方"元参汤"加大养阴清热、透邪外出之力。山茱萸 10g，刘寄奴 10g 为临床治疗心悸的有效药对。嘱用第三煎药汁泡澡。

【四诊】 连服 14 剂，身体沉重及头重胸闷已无，心悸已除，双下肢大腿内侧及阴囊处湿疹增多，丘疹色红，部分有渗出液，双脚面新发湿疹连成片状，右脚面更甚且颜色暗红，余处未再新发湿疹，瘙痒明显减轻，夜间减轻更显，每次入眠已能持续 4 ~ 5 小时，情绪稳定，口干痰多，舌暗红，苔黄腻，左脉细，右脉弦滑。湿热蕴毒，肝肾为重，厥阴之邪更甚，湿毒流注肝肾之循行经络处，故用滋肾通关，鼓动命门之火，以除痼疾，祛阴毒。投《温病条辨》"三仁汤"合《兰室秘藏》"滋肾通关散"化裁。

杏仁 10g	白豆蔻 10g	生薏苡仁 10g	肉桂 1g
黄柏 5g	炒苍术 10g	地肤子 10g	蛇床子 10g
炒葶苈子 10g（包煎）	白鲜皮 30g	紫草 20g	佩兰 10g
浙贝母 10g	红景天 10g	山茱萸 10g	刘寄奴 10g
山药 30g	连翘 20g	炒酸枣仁 30g	珍珠母 30g
丹参 30g	白花蛇舌草 10g		

上方每日 1 剂，水煎分 2 次服，连服 14 剂。

【五诊】 服上方 2 剂，膝以下浮肿较甚，减少走路，抬高下肢，仍未缓解，服药 7 剂，双下肢肿胀愈重，皮肤紧绷，肌肉僵硬，行走困难，遵医嘱停服汤药；超声急查双下肢血管无异常，排除深静脉血栓；血生化检查肝肾功能，指标正常。下肢皮肤灼热肿胀，阴囊潮湿瘙痒，夜痒难眠，舌淡暗，苔薄黄微腻，左脉沉细，右脉弦。肾虚之证显现，鼓邪无力，故下肢浮肿加重，治以扶正祛邪，投沈氏女科"调肾阴阳方"合"止痒三子汤"加味。

生地黄 10g	黄精 10g	生杜仲 10g	桑寄生 10g
地肤子 10g	蛇床子 10g	炒葶苈子 30g（包煎）	白鲜皮 30g
紫草 20g	浙贝母 10g	红景天 10g	山茱萸 10g

刘寄奴 10g	山药 30g	连翘 20g	炒酸枣仁 50g
珍珠母 30g	丹参 30g	桑枝 20g	木瓜 20g
白花蛇舌草 30g		白茅根 30g	红花 10g

上方每日 1 剂，水煎分 2 次服。

连服 14 剂，双下肢浮肿明显消退，皮疹逐渐消散，脚踝肿胀仍存，前胸及后背新发湿疹，红色丘疹及水疱，部分皮疹融合成片，瘙痒减轻，随症加减，调治 1 个月，双下肢的皮疹及浮肿完全消退，而上半身又有新发湿疹，部分连成大片状，皮肤溃烂并流血样或黄脓样渗出液，每日需换 3 ~ 5 件内衣，周身畏寒剧烈，夜间上身燥热，瘙痒难眠。阴毒内蕴，损及阳气，脾肾阳虚，治以温阳化湿，消肿排脓，予《金匮要略》"薏苡附子败酱散"合沈氏"止痒三子汤"加味。

生薏苡仁 30g	黑附子 3g（先煎）	败酱草 30g	地肤子 10g
蛇床子 10g	炒葶苈子 30g（包煎）	白鲜皮 20g	丹参 30g
紫草 20g	红花 10g	泽兰 20g	山茱萸 20g
葛根 30g	地丁 10g	连翘 20g	炒酸枣仁 50g
薄荷 10g（后下）	青蒿 10g（后下）	木瓜 20g	珍珠母 30g
白茅根 30g	赤灵芝 10g		

上方每日 1 剂，水煎分 2 次服。

随症加减调服 28 剂，燥热已无，畏寒明显减轻，上半身皮疹消退结痂，皮肤色暗，偶有瘙痒。双手背部及十指缝间湿疹新发，双手背部皮肤破溃红肿渗黄色黏液，口干喜饮，乏力倦怠。故上方去"薏苡附子败酱散"，青蒿、薄荷；加"三仁汤"清利湿热，白扁豆 10g 健脾化湿，石斛 20g 滋阴清热，益胃生津。嘱用第三煎药汁泡手，每日 1 次，平时保持双手干燥，减少刺激。

随症加减服用 35 剂，双手背部糜烂皮肤已结痂，皮损粗糙肥厚伴皲裂，十指部分指缝处仍有少许皮肤未愈，双脚脚面湿疹新发，呈大小不一块状，红肿瘙痒，水湿渗出，阴囊湿疹，畏寒怕风，瘙痒能忍，口干仍存，痰黏难咯，舌淡暗，苔薄黄微腻，左脉细，右脉弦。复查胸和鼻咽头颈部 CT，结果显示无异常征象，颈部淋巴结肿大已无。故上方去"三仁汤"，石斛、白扁豆；加"滋肾通关散"，滋肾清降，泄利渗湿，芦根 20g 清热生津，百部 10g 润肺止咳。嘱用三煎药汁分别泡脚和阴部，每日 1 次。

服用 14 剂，阴囊湿疹已无，手指指缝处湿疹已愈，睡眠转佳，每晚 6 ~ 7 小时，体重由就诊时 90 千克，降至 83 千克，肌肉紧致，身体轻盈。因夏季开空调，遇风受凉时皮肤瘙痒，脚面湿疹破溃化脓。故上方去"滋肾通关散"，加"薏苡附子败酱散"排脓消肿，土茯苓 30g 解毒除湿。上方每日 1 剂，水煎分 2 次服。加减治疗 16 个月，湿疹痊愈，仅皮肤存色素沉着。

【按语】 湿疹是一种具有明显渗出倾向的皮肤炎症。皮疹常为多形性、对称性，可出现红斑、丘疹、丘疱疹、水疱、渗液、糜烂、结痂等，合并感染时可见脓疱、脓痂及脓性渗出。以剧烈瘙痒、慢性化、病程迁延及容易反复发作为临床特征，属于中医学"湿疮""湿毒疮"等范畴，泛发全身者称"浸淫疮"。中医学认为，湿疹是由于素体禀赋不耐，加之饮食失调，七情内伤，湿热内蕴，外感风、湿、热，相搏于皮肤所致。《医宗金鉴》提出其病机"由心火脾湿受风而成"。医家多从风、湿、热、燥、毒几方面来辨证，治疗多以祛风、清热、除湿、解毒、滋阴为主。

本案患者即为痰湿内蕴，蕴久化热，日久蕴毒，而发重症湿疹。患病后未及时正规治疗，久病必瘀，又因劳累过度，正气虚弱，痰瘀湿热化毒，毒壅肺经，先后发鼻咽癌、肺癌，治疗鼻咽癌行放化疗，肺癌行化疗，损伤正气，阴阳两虚，痰瘀蕴毒，致全身泛发特重症顽固性湿疹，合并疮疡。《皮肤病专辑·马莲湘》曰："顽固性湿疹病机关键在血分内伏热毒……"《医宗金鉴·外科心法要诀》亦云："此证初生如疥，瘙痒无时，蔓延不止，抓津黄水，浸淫成片。"本案即是，寒热虚实错杂，病机复杂，临证难辨，如此严重湿疹，临证少见，治疗较为棘手。

早期治疗以祛实为主，法用祛痰化瘀，清利湿热，祛风止痒，方选"温胆汤""三仁汤""滋肾通关散"合"止痒三子汤"。患者久病伤及正气，故需扶正祛邪，红景天益气活血，白扁豆健脾益气，山茱萸补虚固脱，以助祛邪外出。服药 1 月余，舌苔不腻，阴毒实邪渐祛，下肢浮肿如象腿，虚证显现，补虚为主，兼以祛邪，选用"调肾阴阳方""滋肾通关散"，调肾、补命门之火以消阴毒；选加连翘、白鲜皮、紫草、浙贝母清热解毒，利湿散结；白花蛇舌草、白茅根清热利尿，使湿热从小便而出，下肢浮肿渐消。湿热瘀毒之邪渐祛，虚证显现，患者处寒湿之地，阴寒之毒久伏下焦，伤及命门之火，全身畏寒，湿疹流脓，治病求本，扶正祛邪，重剂起沉疴，故用"薏苡附子败酱散"鼓动命门之火，温阳化湿，排脓消肿，祛邪外出，以求痼疾去除；治疗 1 个月，寒湿已祛，湿热凸显，换用"三仁汤"；命门火衰，阴毒显现，法随证变，方用"滋肾通关散"。治疗半年，顽疾基本得以治愈。

本案用药特色：①沈氏"止痒三子汤"：地肤子、蛇床子、炒葶苈子除湿解毒，祛风止痒，是沈师治一切皮肤瘙痒的特效药对，韩师临证常佐以白鲜皮、紫草清热凉血，燥湿解毒，五药共用止痒效果更佳，且现代药理研究认为：白鲜皮、地肤子有明显的抗过敏作用。②"滋肾通关散"：炒苍术易知母，加强燥湿健脾、祛风除湿之力，炒苍术、肉桂、黄柏三药合用有利于鼓动命门之火，以消阴毒。③"薏苡附子败酱散"：生薏苡仁、黑附子、败酱草发挥温阳化湿、排脓消肿之功。生薏苡仁利水渗湿，化脓解毒；附子温阳扶正，散寒祛湿；败酱草清热解毒，祛瘀排脓。④中药外治：清代吴师机提出"外治之理，即内治之理；外治之药，即内治之药，所异者法耳"。故用内服药煮第三煎，用汤药1000 ~ 2000mL 浸渍湿疹处，体现外治法在湿疹治疗中的重要作用。⑤饮食禁忌：《素问·热论》言"病热少愈，食肉则复，多食则遗，此其禁也"。指出合理的饮食禁忌在湿疹治疗中尤为重要。如《金匮要略·禽兽鱼虫禁忌并治》篇"所食之味，有与病相宜，有与身为害。若得宜则益体，害则成疾"。湿疹不宜食用鱼、虾、蟹等海鲜类，羊肉、狗肉等辛甘温的腥膻发物，因味辛甘，性偏温的食物具升发、散气、助火生热的作用，会使丘疹、瘙痒、渗液增多加重。

本案韩师详查病情，谨守病机，辨证精准，用药内外兼顾，标本同治，虽病情复杂难治，但药对病症，使患者 10 年之久的顽疾得以获愈，堪称奇效。

（韩超　韩学杰）

验案二十七　白疕合并血积

张某，男，71 岁，2021 年 3 月 20 日初诊（春分）。

【主诉】 躯干、四肢皮肤散发圆形红色斑疹，伴瘙痒破溃反复发作 30 余年，加重 6 月余，足底刺痛破溃 1 个月。

【病史】 患者 30 余年前无明显诱因地出现躯干、四肢散发红色斑疹，不高出皮肤，瘙痒难忍，皮肤干燥鳞屑，皮损呈红色片状，挠破后可结痂，西医诊断为银屑病，时发时止，时轻时重，缠绵不愈，治疗以外用药膏"百宝露"长期涂抹。23 年前曾患口腔扁平苔藓，连续用大剂量强地松治疗近 3 年痊愈。10 年前因外源性过敏性肺泡炎，在北京某三甲医院住院，检查血象：外周血小板计数 $500 \sim 600 \times 10^9$/L，激素治疗 1 年半痊愈。6 年前因外伤致脑出血，外周血小板计数升高至 600×10^9/L 以上，但身体无异常，未做特殊处理。6 个月前胸部、后背、双上臂内侧、双下肢多处散在血点，个别融合成片状，压之不褪色，发病处皮肤易破损，疼痛瘙痒，见水样渗出液，破损处可见暗红色血痂，检查血小板异常增多，最高达 1600×10^9/L。1 个月前右足跟刺痛，部分皮肤破溃出血，服用止疼类中药治疗，病情加重，反复不愈，经人介绍，前来就诊。

【刻下症】 双下肢及双脚面泛发散在暗红皮疹，部分融合成片状瘀斑，疼痛瘙痒，皮损处伴发水样渗出液，下肢水肿，双下肢静脉曲张，血管迂曲成团，右足跟刺痛剧烈，无法着地，足跟及涌泉穴处皮肤破溃出血，烦热寐差，大便黏腻，一日 1 ～ 2 次，食纳尚佳。

【检查】 舌质紫暗，苔黄腻，有裂痕，舌下络脉增粗瘀紫、迂曲怒张，左脉细涩，右脉弦滑。右足跟及涌泉穴周围硬币大小溃烂面，双下肢及双脚面皮肤多处圆形暗红色斑疹，部分融合成片状血斑，且皮肤破损处渗出水样液。检查报告示：血小板 1309×10^9/L，大型血小板数目 285×10^9/L，白细胞 10.95×10^9/L，低密度脂蛋白 3.33mmol/L。超声显示：颈动脉斑块。

【辨证】 患者壮年之时，机体蕴热偏盛，恣食辛辣肥甘，或感风湿之邪，湿热内蕴，阻于肌肤，蕴结不散而散发红色斑疹；病程日久，气血运行不畅，以致经脉阻塞，气血瘀结，肌肤失养而反复不愈，皮疹色暗红；久病及肾，脚底为足少阴肾经循行的部位，瘀血阻络，肌肤失养则足跟刺痛，皮肤破损难愈；气血运行不畅，水湿停留，故见下肢水肿；瘀阻于下肢经络则见双下肢静脉曲张；内有蕴热，热扰心神，则烦热寐差，热易伤津则舌见裂痕；舌质紫暗，苔黄腻，舌下络脉增粗瘀紫、迂曲怒张，左脉细涩，右脉弦滑，均为痰湿内盛、经络瘀阻之象。病位在脾、肾、肌肤。证属湿热内盛，瘀毒蕴肤。

【诊断】

中医诊断：①白疕；②血积。

西医诊断：①银屑病；②血小板增多症。

【治法】　清热利湿，解毒通络。

【方药】　沈氏女科经验方"止痒三子汤"合《三因极一病证方论》"温胆汤"加减。

【处方】

蛇床子 10g	地肤子 10g	炒葶苈子 10g	紫草 10g
竹茹 10g	枳壳 10g	陈皮 10g	云茯苓 10g
升麻 10g	葛根 10g	肉桂 1g	黄连 5g
三七块 5g	丹参 30g	红花 10g	连翘 10g
桑枝 20g	木瓜 20g	生白术 10g	赤灵芝 10
败酱草 10g	藿香 10g		

上方每日 1 剂，水煎分两次服，连服 7 剂。

【二诊】　服用 7 剂，自觉身体舒适，下肢及足背的红色斑疹明显减少，皮损处已结痂，顽固的皮癣处肤色由暗红变淡红，瘙痒时发，足底疼痛明显好转，下肢水肿仍存。舌质紫暗，舌有裂纹，苔黄微腻，左脉细涩，右脉弦滑。上方去败酱草、藿香；加白茅根 30g，炒葶苈子改为 30g，增加清泻肺热、利水消肿之力。

【三诊】　连服 14 剂，烦热已无，下肢及足背的红色斑疹已退，皮损处已复，足跟疼痛渐除，足底破溃渐愈，下肢水肿较上周减轻一半。皮损处肤色比上周略红，右上臂新发红色扁平小丘疹，时多时少，瘙痒仍存，口干口渴，夜寐不实，大便黏腻偏稀，一日 2 ~ 3 次，舌质紫暗，苔薄黄，有裂痕，双脉细涩。上方去竹茹、生白术、连翘；加太子参 10g 益气健脾，养阴生津，炒白术 10g 补气健脾，燥湿利水；炒酸枣仁 30g 养心安神，敛阴生津，五味子 10g 收敛固涩，益气生津，且能宁心安神，马齿苋 10g 清热解毒。

【四诊】　连服 14 剂，皮疹明显好转，偶发瘙痒，足底破溃痊愈，疼痛已除，右上臂出血点已退，下肢水肿渐消，口干口渴减轻，眠浅梦多，大便已调。

舌质暗红，苔薄黄，有裂纹，双脉细涩。复查血象：血小板 1474×10^9/L，大型血小板数目 340×10^9/L，白细胞 9.92×10^9/L。健脾不如补肾，补肾不如调肾，故投"调肾阴阳方"合经验方"止痒三子汤"加减。

生地黄 10g	黄精 10g	生杜仲 10g	桑寄生 10g
蛇床子 10g	地肤子 10g	炒葶苈子 10g	升麻 10g
葛根 10g	赤灵芝 10g	桑枝 20g	木瓜 20g
三七块 5g	丹参 30g	西红花 1g（冲服）	连翘 10g
五味子 10g	紫草 10g	炒酸枣仁 30g	地龙 10g
白茅根 30g			

上方每日 1 剂，水煎分两次服。

【结果】 连服 14 剂，皮损已愈，偶有皮肤瘙痒，未见新发皮疹，睡眠转佳，余无不适，复查血象：血小板 1252×10^9/L，大型血小板数目 338×10^9/L，白细胞 9.95×10^9/L，患者自觉无明显不适，畏惧药苦，停服中药。

【按语】 银屑病是一种以表皮角质形成、细胞增生为特征的慢性皮肤病，是因环境因素刺激、多基因遗传控制、免疫介导导致的皮肤病，临床以各种圆形、局限性、红斑性、干性、鳞屑性斑为特点，皮损表面被覆灰白色或银白色、叠瓦状或板层状鳞屑，刮去鳞屑有薄膜及露水珠样出血点，局限于一处或全身广泛分布，各年龄段均可发病，具有复发性和持久性，其主观症状如瘙痒或烧灼感等严重影响患者的生活质量。中医称为"白疕""风癣""干癣""松皮癣""银钱疯""蛇虱""白壳疮"等。

《圣济总录》曰："风湿客于腠理，搏于气血，气血痞涩，久则因风湿而变化生虫，故风多于湿，则为干癣。"本病多因内有蕴热，复感风寒或风热之邪，阻于肌肤，蕴结不散而发，由于治疗不当，或外用刺激性很强的药物，或长期大量应用激素后突然停药会引起表皮细胞内及细胞间水肿，真皮浅层水肿，血管扩张充血，周围炎性细胞浸润正常皮肤，导致全身皮肤弥漫性潮红或紫红、肿胀、浸润，大量糠状脱屑，数年不愈。本案患者即是，常年外用药膏，大剂量使用激素，导致银屑病进一步加重，常年不愈。病程日久，气血运行不畅，以致经脉阻塞，气血瘀结，引发血小板异常增多、自发性出血倾向和血栓的形成，瘀毒蕴于肌肤又会加重银屑病的病情，从而导致恶性循环。

治疗应以清热利湿，解毒通络为主。投以沈氏女科经验方"止痒三子汤"清热利湿，解毒止痒，由蛇床子、地肤子、葶苈子组成，加紫草既能凉血活血，又善解毒透疹，为沈氏女科治疗一切皮肤瘙痒的效方；合用"温胆汤"清热利湿，化痰和胃，加丹参、三七、红花、败酱草等活血化瘀，解毒通络；连翘清热解毒，消肿散结为疮家圣药，《药性赋》记载："连翘可以泻诸经之客热，散诸肿之疮疡。"桑枝配木瓜疏通经络，利于气血畅行，血瘀得化，肌肤得复，足痛之症已除；湿热渐祛，改用"四君子汤"化裁，既可增加健脾化湿、利水消肿之力，又可截生痰之源。诸症渐平，遵师训：健脾不如补肾，补肾不如调肾。以"调肾阴阳方"为主方，佐以西红花逐瘀行血，地龙剔络化瘀，升麻、葛根清轻上扬，透疹外出，助皮肤愈合。辨证准确，治疗2月余，患者数十年银屑病得以痊愈，皮损得复，虽血小板计数并未降至正常范围，但已无不适之症，生活如常。

（韩超　韩学杰）

验案二十八　积聚合并虚劳

李某，女，74岁，2018年8月11日初诊（立秋）。

【主诉】 消瘦，疲倦乏力半年，结肠部恶性肿瘤术后16天。

【病史】 患者2018年2月开始体重骤减，3个月下降10多斤，肌肉酸软，体倦无力，面色晦暗，大便变细或稀，未能及时就医，7月20日突发便血，送医院急救，诊断为低血压，重度贫血，给予止血输血治疗，行结肠镜检查提示结肠癌，癌瘤破裂导致大出血。7月27日行结肠癌根治术，术后病理诊断：升结肠溃疡性低分化腺癌，大小为6.0cm×5.0cm×4.0cm，浸润肠管组织，脉管可见癌栓。西医建议行常规化疗，家属考虑到患者年事已高，经历大出血及开腹手术，不能再耐受化疗的副作用，且不愿告知患者病情，故来门诊代述求治。

【刻下症（家属代述）】 头痛头晕，身倦乏力，大便量少，3～4日一行，食欲欠佳，流质饮食，睡眠尚可。

【检查（照片）】舌质暗红，苔黄厚腻有裂痕，舌下络脉瘀紫增粗。形体消瘦，面色苍白，精神萎靡。双手大鱼际皲褶。血生化检查：血红蛋白 78g/L。

【辨证】 患者年过七旬，正气虚衰，脏腑功能衰退，脾主四肢肌肉，为气血生化之源；脾运失健，不能运化水谷精微营养滋润机体，则肌肉失养，酸软无力，身体消瘦；正气亏虚，邪自内生，脾气亏虚，运化水湿无力，则加重痰湿凝结瘀滞于结肠，蕴结成毒，发为结肠癌；癌瘤破裂出血，加之术后气血亏虚加重，清阳不升，故头痛头晕，身倦乏力，面色苍白，精神萎靡；腑气运行无力，且术后进食流质，故大便量少，3～4日一行；双手大鱼际皲褶亦为气血亏虚之象；舌质暗红，苔黄厚腻有裂痕，舌下络脉瘀紫增粗，为痰瘀互结之象。病位在肠、脾、胃、肾。证属气血两虚，痰瘀蕴毒。

【诊断】

中医诊断：①积聚；②虚劳。

西医诊断：①结肠癌Ⅱ期术后；②贫血。

【治法】 健脾和胃，祛痰和血。

【方药】《三因极一病证方论》"温胆汤"合沈氏女科"升血散"加味。

【处方】

竹茹 10g	枳壳 10g	云茯苓 10g	陈皮 10g
石韦 10g	鸡血藤 10g	天麻 10g	葛根 10g
赤芍 10g	白芍 10g	浙贝母 10g	白菊花 10g
当归 10g	佩兰 10g	三七块 3g	赤灵芝 10g
生鸡内金 30g	山药 10g	仙鹤草 10g	白花蛇舌草 10g

上方每日 1 剂，水煎分 2 次服。

【二诊】 连服 14 剂，服药 7 剂头痛头晕已无，乏力减轻，现偶有活动后气短憋气，食纳增加，仍为半流质饮食，体重增加 1.5 千克，大便 3～4 日一行，睡眠香甜，心情舒畅，自觉身体状态良好。舌质暗红，苔薄黄，舌下络脉瘀紫增粗，上方去竹茹、佩兰、天麻；白芍改为 20g 养血和血，仙鹤草改为 20g 收敛止血，解毒，补虚；白花蛇舌草改为 30g 清热解毒不伤胃，增加抗肿瘤之功；加太子参 10g 益气健脾，生草决明 20g 润肠通便，山茱萸 10g，刘寄奴 10g，二药为治疗心悸的有效药对。

【三诊】 连服 14 剂，服药后自觉消化功能好转，胃肠蠕动加快，纳谷馨香，大便一日一行，偶有打嗝，余无明显不适，舌质暗红，苔薄黄，舌下络脉瘀紫增粗减轻，面色好转。脾肾同源，遵沈师训"健脾不如补肾，补肾不如调肾"，故上方去太子参、枳壳、云茯苓、陈皮，加"调肾阴阳方" 4 味阴阳双补，紫苏梗 10g 宽胸利膈，调畅气机。

【四诊】 续服 14 剂，精神体力转佳，体重增加 2 千克，活动量加大，近 2 日出现右足跟行走疼痛，大便不成形，日行一次，余无不适，去生草决明、紫苏梗、刘寄奴；加玫瑰花 5g 行气活血，桑枝 20g，木瓜 20g 舒筋活络，畅达四肢经络。

【五诊】 续服 28 剂，大便成形，日行一次，右足跟行走疼痛明显缓解，复查血红蛋白 109g/L，肿瘤标志物检查指标正常。近日因家事情绪不佳，舌质暗红，苔薄黄中根部微腻，舌下络脉增粗，去"调肾阴阳方" 4 味，加"温胆汤" 4 味祛痰和胃，丹参 30g 养血和血，佛手 10g 理气和胃，燥湿化痰，诸药合用痰瘀同治。

【六诊】 续服 28 剂，无明显不适，血红蛋白 132g/L，各项检查正常，停服汤药，控制肿瘤，巩固疗效，改投《外科全生集》"西黄丸"加减，共研细末，装入 1 号胶囊，每次 3 克，每日 2 次。

牛黄 5g	熊胆粉 5g	麝香 2g	西洋参 30g
三七 60g	山药 90g	生杜仲 90g	桑寄生 90g
丹参 90g	生薏苡仁 90g	灵芝 90g	赤芍 90g
白芍 90g	浙贝母 90g	炒白术 90g	

丸药巩固，术后 23 个月（2020 年 6 月 16 日）检查肠镜，报告显示：肠道光滑，未见复发，其余各项检查均正常。若见不适配合汤药加减治疗，2020 年和 2021 年冬季间断服用汤剂 3 个月，患者自觉精神充足，体力充沛，身体舒适。

【按语】 癌病是可发生于五脏六腑、四肢百骸的常见、多发、难治的全身性恶性疾病，多由于正气内虚，各种邪毒蕴结于脏腑而成。本案患者年老体衰，形体消瘦，倦怠乏力，食纳不佳，即为正气亏虚，其病源在中焦，但其舌质暗红，苔黄厚腻，舌下络脉瘀紫增粗，为痰瘀互结之证，痰瘀搏结，阻于结肠，蕴毒发为结肠癌，归属于中医"积聚"范畴。正如《灵枢·五变》曰："人之善病肠中积聚者，何以候之？……皮肤薄而不泽，肉不坚而淖泽，如此则肠胃恶，恶则邪气留止，积聚乃作。"故对于本案结肠癌患者治疗当以调理脾胃为主，振奋胃气，以滋生化之源。

沈氏女科治疗恶性肿瘤并非单纯"清热解毒""以毒攻毒"一味地消除肿瘤，而是提倡以证为准，扶正为主，综合治疗。本案根据症状、舌象辨为痰瘀蕴毒之证，从中焦入手，投以"温胆汤"化裁祛痰利湿，理气和胃，合"升血散"（石韦、鸡血藤）气血同调；待胃开纳佳，苔薄不腻，投以"调肾阴阳方"补肾固元，以复正气。加鸡内金、山药、佩兰、木瓜等增加健脾和胃之功，佐天麻、葛根升清阳，且治头晕头痛，白花蛇舌草、生草决明、当归配白菊花等降浊阴，升清降浊，调畅气机，且白花蛇舌草、仙鹤草、丹参、三七、灵芝等均可以提高机体免疫功能，具有明显抗肿瘤作用。稳定期以胶囊剂《外科全生集》"西黄丸"加减治疗，丸药缓图，加强扶正祛邪，以防复发，祛瘀解毒不伤正，补益扶正不留邪，为沈氏女科治疗恶性肿瘤的常用方剂。

本案诊断过程中应用了二维五要。二维是时间维度和空间维度，患者以结肠癌术后为主诉前来就诊，追溯疾病发现及治疗过程，有助于了解患者的气血盛衰。从神倦乏力等虚证表现与舌象实证表现之间的矛盾，分析虚实变化的空间关联。五要为病因要素、病理要素、部位要素、功能要素和特殊要素，患者年龄较大，结肠癌又属于消耗性疾病，且经历大出血及开腹手术，以虚为主，故以舌脉为金标准，辨证求因，为脾胃和肾的功能失常，而出现的系列临床表现，病性为本虚标实，病位在脾、胃、肠、肾。病机是脾胃虚弱，痰瘀蕴毒；治则痰瘀同治，健脾和胃。

此案特别之处：全程就诊均为家属代述，提供患者手、舌、面的照片，突出沈氏女科重视舌诊，辨证从舌，胃气为本的学术理念。汤药治疗3月余，丸药巩固，间断治疗观察三年，患者身体如常，肿瘤未见复发，免受化疗之苦，验证中医药对结肠癌Ⅱ期术后康复治疗有明显优势。

（韩超　韩学杰）

验案二十九　积聚合并不寐

王某，男，41岁，2018年8月15日初诊（立秋）。

【主诉】 右侧胁肋疼痛，肩背疼痛1年，加重伴腹胀、嗳气1月余。

【病史】 2017年3月因排便习惯改变2个月，便血1周，诊断为乙状结肠癌，行切除手术，术后病理诊断：乙状结肠溃疡性中分化腺癌及全层至周围脂肪组织，淋巴结（5/7）见癌转移。术后未行放化疗治疗。既往有萎缩性胃炎，幽门螺旋杆菌阳性，胃胀、打嗝频发，1个月前因肝区胀痛，医院检查诊断为乙状结肠癌肝转移，行肝部病灶切除术，术后化疗1次，出现恶心呕吐，身痛麻木，贫血等化疗药物严重副反应，西医评估后，停止化疗。患者欲求中医继续治疗，遂来门诊求治。

【刻下症】 右侧胁肋疼痛，肩背疼痛，入睡困难，神疲乏力，头身困重，肢体倦怠，腹胀打嗝，口干口渴，大便溏稀每日2～3次，食纳尚可。

【检查】 舌质暗红，苔黄腻，舌下络脉迂曲色紫，双脉弦滑。形体消瘦，面色青黄，精神萎靡，情绪低落。血常规检查：血红蛋白119g/L，血小板：96×10^9/L；血生化检查：谷丙转氨酶134U/L，谷草转氨酶59.5U/L，总胆红素21.1umol/L。肝肿瘤病理诊断报告：中分化腺癌，肿块大小3.0cm×2.5cm×2.0cm，结合免疫组化和临床病史考虑肠道来源。

【辨证】 患者长期饮食不节，损伤脾胃，脾失健运，痰凝血瘀，痰瘀毒结，壅阻肠道而成积聚。术后耗伤气血，久病进一步加重气、痰、水、湿、瘀等病理产物凝结阻滞体内，毒邪壅结于肝，则导致结肠癌肝转移；气机郁结，经络不畅则右侧胁肋疼痛，肩背疼痛，情绪低落抑郁；肝郁气滞，横逆犯脾，运化失调，见腹胀打嗝，大便溏稀；脾虚气血生化乏源，正气亏虚，则神疲乏力，肢体倦怠，形体消瘦，面色青黄，精神萎靡；正气亏虚，心脉失养则入睡困难；痰湿推动无力，见头身困重，肢体倦怠；痰湿化热，则舌苔黄腻，双脉弦滑；舌下络脉迂曲色紫为血瘀之象；病位在肠、肝、脾、胃。证属肝脾不和，痰瘀毒结。

【诊断】

中医诊断：①积聚；②不寐。

西医诊断：①乙状结肠癌肝转移切除术后；②失眠。

【治法】 理气和胃，祛痰解毒。

【方药】 《三因极一病证方论》"温胆汤"合《韩氏医通》"交泰丸"加减。

【处方】

竹茹 10g	炒白术 10g	云茯苓 10g	陈皮 10g
肉桂 1g	黄连 5g	炒酸枣仁 30g	赤灵芝 10g
五味子 10g	板蓝根 10g	桑枝 20g	木瓜 20g
浙贝母 10g	赤芍 10g	白芍 10g	蚕沙 15g（包煎）
石韦 10g	鸡血藤 10g	山药 10g	芦根 10g
三七块 3g	白花蛇舌草 30g		

上方每日 1 剂，水煎分 2 次服。

【二诊】 连服 14 剂，睡眠改善，时好时差，右肩胀痛，活动时有牵拉感，胃胀打嗝减轻，口干口渴减轻，大便偏稀，1 日 2 次，精神体力好转，面色略有光泽，舌质暗红，苔薄黄，双脉沉细。上方去竹茹、板蓝根；白芍改为 20g 柔肝止痛，肉桂改为 2g 益火补土；加太子参 10g 益气健脾，红景天 10g 益气活血，增加扶正力度。

【三诊】 连服 28 剂，肝区胀痛偶发，右肩胀痛未除，因家事情绪不佳，睡眠不实，眠后乏困，便质偏稀，1 日 2 次，舌质暗红，舌苔黄腻，双脉弦滑。去太子参、木瓜；白芍改为 40g 增加养血柔肝止痛之力；加杏仁 10g，白豆蔻 10g，生薏苡仁 10g 宣畅气机，淡渗利湿以祛痰，莲子肉 10g 养心安神，补脾止泻，生蒲黄 10g（包煎）祛瘀止痛。

【四诊】 连服 28 剂，睡眠转佳，肝区偶痛，排气多，腹泻缓解，小便量多，舌质暗红，苔薄黄，上方去"三仁汤"、蚕沙、五味子；白花蛇舌草改为 10g 减轻通利之力；加党参 10g 补脾益气，养血生津，生杜仲 10g 补肝肾，且能保肝、抗肿瘤。

【结果】 续服 28 剂，2018 年 11 月 12 日化验检查，血象及肝功能指标均正常。血常规检查：血红蛋白 148g/L，血小板：137×10^9/L；血生化检查：谷丙转氨酶 43.4U/L，谷草转氨酶 30.4U/L，总胆红素 18.98umol/L。随症加减治疗，畏寒加生杜仲、桑寄生、桂枝等温阳散寒；胃寒加高良姜、砂仁、片姜黄等温胃散寒；腹胀加木香、厚朴、大腹皮等理气消胀；口干选加石斛、麦冬、芦根等滋阴润燥；眠差加合欢皮、琥珀粉、珍珠母等宁心安神；情绪不畅加佛手、郁金、香附等疏肝理气。治疗 3 年余，体重增加 4 千克，体力精力复常，未有其他明显不适，血化验指标及超声检查均正常，肠镜示无异常，未复查胃镜，每日服药 1 次，继续调治中。

【按语】　结肠癌是临床常见的恶性肿瘤之一，属于中医"积聚""癥瘕""肠覃""脏毒""下血"等范畴。而肝脏是结肠癌最常见、最易发生的转移器官，研究表明约有 50% 的患者会发生术前或术后肝脏转移，是导致其生存期短和死亡的直接原因。《景岳全书·积聚》云："凡脾胃不足及虚弱失调之人，多有积聚之病。"脾胃虚弱是肠癌发病的主要原因。

《医宗必读·积聚篇》谓："积之成者，正气不足，而后邪气踞之。"本案患者长期饮食不节，熬夜劳作，发为萎缩性胃炎，脾胃亏虚，气血津液运行无力，痰湿瘀阻于结肠，日久蕴毒发为结肠癌。肝失疏泄，致使脾胃升降功能失调，患者长期情志不舒，低落抑郁，气滞血瘀痰凝胶结，蕴结成毒，继而出现结肠癌肝转移。故治疗投以调理脾胃为主的"温胆汤"化裁，去原方半夏、枳实、甘草，加炒白术，使全方温而不燥，凉而不寒，且炒白术补气健脾，还具有保肝利胆、抗肿瘤、祛痰等药理作用。健脾开胃亦是沈氏女科治疗肿瘤的首要之法。故合用"交泰丸"交通心肾以助眠，加炒酸枣仁、赤灵芝养心扶正。佐以五味子益气生津，补肾宁心，收敛止泻，且能明显增加机体免疫功能，还具有利胆保肝作用，临床常与板蓝根同用降低转氨酶；浙贝母、生薏苡仁、白花蛇舌草淡渗利湿，祛其痰毒；白芍、赤芍、三七调血分，以祛瘀毒；石韦、鸡血藤养血和血，是沈氏女科治疗贫血的有效药对。治疗 3 个月，患者血象及肝功能指标均正常。随症加减治疗 3 年余，病脏相安，正常生活工作，尚无复发迹象。

本案患者肠癌手术切除 1 年后肝转移，行部分肝切除后，体质虚弱，行 1 次化疗，身体愈虚，无法继续化疗，从而转求中医，以期延长寿命。肠癌肝转移患者自然生存期很短，其中位存活期为 5 ~ 10 个月。本案通过中医调治，大幅延长患者存活期，提升生活质量，彰显中医药治疗肠癌肝转移的临床疗效。

（韩超　韩学杰）

验案三十　癥瘕合并积聚

魏某，女，65 岁，2020 年 7 月 30 日初诊（大暑）。

【主诉】 头部、腹部、外阴散在多发性包块，反复发作 10 余年，加重 1 月余。

【病史】 1999 年因多发性子宫肌瘤，阴道不规则出血，行全子宫 + 左附件切除 + 右输卵管泡状附件切除术，2009 年体检超声发现右侧卵巢增大，诊断为"右侧盆腔占位实性病变，不排除恶性。"手术切除病理提示：右侧卵巢平滑肌肉瘤。2017 年发现头皮下肿物，逐渐增大至 1.5cm 大小，行手术切除，提示平滑肌肉瘤，术后未做西医治疗。2019 年 1 月发现外阴肿物，约 1.0cm 大小，再次手术切除，免疫组化检查结果符合平滑肌肉瘤。2019 年 2 月复查腹盆腔 RET–CT 检查提示：肝右叶多发转移瘤，肾上腺转移。2019 年 5 月行肝右叶切除及右肾上腺切除，病理诊断：肝组织内可见转移性平滑肌肉瘤，两灶，最大直径 5.0cm 及 6.0cm；右侧肾上腺周围脂肪组织内可见平滑肌肉瘤结节 1 枚，直径 1.0cm。术后未做西医治疗。2019 年 7 月复查腹盆腔 CT 检查提示：肝内新发结节，考虑转移。2019.9.19—2020.3.3 共行 8 次化疗，2020 年 4 月 9 日改服靶向药安罗替尼，每日 1 片，服 2 周停 1 周，服用 3 个月，疗效不显。欲寻求中医治疗，遂来门诊求治。

【刻下症】 头部、腹部、外阴散在多发性包块，疲倦乏力，腰酸膝软，食纳不佳，不思饮食，情绪低落，上热下寒，睡眠尚可，二便自调。

【检查】 舌尖红，舌质紫暗，苔薄黄，舌有裂痕，舌下络脉瘀紫增粗，双寸脉滑，其余脉细。形体消瘦，面色无华，口唇苍白。

【辨证】 患者多次手术，气血凝滞，蕴久化毒，毒邪蕴积，易成瘤疾，故平滑肌肉瘤反复发作，毒邪阻于外阴、头部、肝脏等部瘀结而成瘤，缠绵难愈；手术加之化疗，气血大伤，故见疲倦乏力，形体消瘦，面色无华，口唇苍白；毒邪蕴结，深入于里，影响脏腑，肾主骨，为腰之府，肾虚则腰酸膝软；脾虚失健则食纳不佳，不思饮食；肝脉瘀滞则情绪低落抑郁；阴血亏虚，虚热内生则舌尖红，苔薄黄，有裂痕；舌质紫暗，舌下络脉瘀紫增粗均为经络瘀阻之象。

病位在肝、脾、肾、胞脉。证属阴血亏虚，瘀毒蕴结。

【诊断】

中医诊断：①癥瘕；②积聚。

西医诊断：多发平滑肌肉瘤。

【治法】 滋阴养血，解毒通络。

【方药】 经验方"元参汤"加减。

【处方】

玄参 10g	枳壳 10g	云茯苓 10g	陈皮 10g
浙贝母 10g	赤芍 10g	白芍 10g	丹参 30g
三七块 5g	山药 20g	神曲 20g	白扁豆 10g
白豆蔻 10g	升麻 10g	天麻 10g	葛根 10g
桑枝 20g	木瓜 20g	赤灵芝 10g	仙鹤草 10g

白花蛇舌草 30g

上方每日 1 剂，水煎分 2 次服。嘱其停服靶向药。

【二诊】 连服 28 剂，停服靶向药，精神转佳，食纳好转，入睡困难，大便每日 2 次，舌质暗红，苔薄黄微腻，舌有裂痕。上方去升麻、桑枝、木瓜、白花蛇舌草；加炒酸枣仁 15g 养血安神；佛手 10g 疏肝解郁；白茅根 30g 清热利尿；生鸡内金 30g 健胃消食。续服 14 剂。并配合"西黄丸"加减，配方：

麝香 2g	牛黄粉 5g	熊胆粉 5g	西洋参 30g
冬虫夏草 5g	羚羊角粉 10g	西红花 10g	三七粉 60g
灵芝 60g	生杜仲 90g	桑寄生 90g	生薏苡仁 90g
丹参 90g	乌药 90g	蚕沙 90g	炒酸枣仁 60g
山慈菇 60g	生白芍 90g	生草决明 60g	白花蛇舌草 90g

共研细末，装入胶囊，每日 2 次，每次 3 克。

【三诊】 连服 14 剂，精神转佳，肝区偶有胀痛，胸部 CT 复查转移灶无变化，肺部正常，肝部小结节，考虑转移瘤，入睡困难，腰酸肢倦，食纳尚可，大便通畅，每日 1 ~ 2 次，舌质暗红，苔薄黄，舌下络脉青紫，上方去生鸡内金；炒酸枣仁改为 30g 宁心安神，增加养心阴、益肝血之功，赤芍改为 20g 善入肝经，散瘀止痛，白芍改为 20g 养血敛阴，柔肝止痛；加老鹳草 10g 清热解毒，疏通经络，鸡血藤 10g 活血补血，舒筋活络。

【四诊】 连服 14 剂，睡眠好转，夜尿 2 ~ 3 次，醒后可入睡，脱发明显，久行后乏力，舌质暗红，苔薄黄，左脉沉细，右脉弦，上方去"元参汤"、老鹳草、鸡血藤，加"调肾阴阳方"阴阳双补，生牡蛎 30g 软坚散结，重镇安神，生薏苡仁 10g 解毒散结。

【结果】 续服 28 剂，诸症缓解，体力转佳，无怕冷怕热，因家事生气情绪不佳，肝区不适，口黏口苦，左侧颌下腺肿大，舌质暗红，苔黄腻，舌下络脉瘀紫，上方去"调肾阴阳方"、赤白芍；加"三仁汤"宣畅气机，清利湿热，地龙 10g 活血通络，夏枯草 10g 散结消肿，乳香、没药各 10g 活血定痛，散结消肿。随症加减治疗 3 月余，复查腹盆腔 CT 检查提示：肝内多发转移瘤未见增大，继续中医治疗，目前精神体力较好，生活正常，以胶囊剂巩固，间断服用汤药。

【按语】 平滑肌肉瘤是来源于平滑肌细胞或平滑肌细胞分化的间叶细胞，临床较为罕见，占软组织肉瘤的 5% ~ 10%，本病生长快，易复发，恶性程度高，可发生于全身内外，如腹膜后、子宫、胃肠道，少见于呼吸道、肠系膜、大网膜等，好发年龄为 40 ~ 70 岁，多发于女性，可能与女性平滑肌组织的生长、增殖、妊娠和雌激素刺激有关，约占卵巢恶性肿瘤的 0.1%，恶性程度高，预后差，复发率和死亡率均很高，大多数患者于术后 3 个月即复发，大约 62% 的患者在 2 年内死亡。术后复发率极高是此病治疗棘手的原因之一，且放化疗对减少其术后复发的疗效欠佳。本病可归属于中医"癥瘕""积聚""肠覃""腹痛"等范畴。

本案患者阴血亏虚，瘀毒蕴结，虚实夹杂，且舌尖红，苔薄黄，有裂痕，治疗切忌攻伐太过，以滋阴养血，活血化瘀，通络解毒为主，故投以经验方"元参汤"加减，滋阴凉血，解毒散结，加山药、神曲、白扁豆、白豆蔻等健脾开胃之品，祛邪的同时振奋气血生化之源；赤灵芝、仙鹤草、白花蛇舌草扶正补虚；桑枝、木瓜、老鹳草、鸡血藤疏通经络，提高疗效；患者正气渐复，加大消肿散结之力度，选加三七块、浙贝母、生牡蛎、生薏苡仁、夏枯草、乳香、没药等散结消肿，解毒通络，提高疗效。配合服用"西黄丸"加减，清热解毒，活血化瘀，化痰散结，为沈氏女科常用抗癌胶囊剂。本案手术及化疗后，患者积极配合中医治疗，诸药共用，平滑肌肉瘤得以控制，带瘤生存，延长了生命。

（韩超　韩学杰）

验案三十一　虚劳

史某，男，53 岁，2018 年 8 月 11 日初诊（立秋）。

【**主诉**】　头晕乏力、心慌气短间断发作 10 余年，加重 1 月余。

【**病史**】　患者长期工作劳累，经常日进一餐，饥饿作业，2007 年 7 月自感头晕乏力，心慌气短，下肢酸软无力，在当地医院检查，血红蛋白 79g/L，经骨髓穿刺确诊为营养不良性贫血，服用"生血宝、琥珀酸亚铁片、叶酸"等药物及食疗治疗后恢复。2016 年 3 月病情复发，服用西药治疗 1 月余恢复正常。2018 年 7 月头晕乏力较前严重，心慌气短明显，服用西药症状不解，检查血红蛋白（HGB）偏低，红细胞平均体积（MCV）和红细胞平均血红蛋白量（MCH）均增高，平均红细胞血红蛋白浓度（MCHC）正常，血清维生素 B_{12} 缺乏，网织红细胞升高，诊断为巨幼细胞贫血，治疗效果不佳，症状逐渐加重。遂来门诊求治。

【**刻下症**】　头晕乏力，心慌气短，胃胀恶心，食少纳呆，手足烦热，腰膝酸软，耳鸣健忘，二便自调。

【**检查**】　舌质暗红，苔薄黄微腻，左脉沉细，右脉弦滑。面色苍白，精神萎靡，形体偏瘦。检查血象：血红蛋白：89g/L，红细胞计数 2.07×10^{12}/L，血小板计数 71×10^{9}/L，红细胞平均体积：128fL，红细胞平均血红蛋白量：42.8pg，平均红细胞血红蛋白浓度：335g/L，网织红细胞计数 8.1%，维生素 B_{12}：70pmol/mL。血压：120/80mmHg，心率：84 次 / 分。

【**辨证**】　脾胃为气血生化之源，患者长期饥饿劳作，损伤脾胃，水谷精微化生不足，则可致血液化生不足，出现贫血；气血亏虚，不能上荣头面，故头晕乏力，面色苍白，精神萎靡；气血亏虚，血不养心，则心慌气短；脾虚不健，痰湿内生，中焦运化不利，则见食少纳呆，胃胀恶心；舌质暗红，苔薄黄微腻，右脉弦滑亦为痰湿内阻之象；脾肾同源，久病及肾，肾精亏耗，则见手足烦热，腰膝酸软，耳鸣健忘，左脉沉细。病位在脾、肾。证属本虚标实，脾气亏虚为本，痰湿内阻为标。

【诊断】

中医诊断：虚劳（血劳）。

西医诊断：巨幼细胞贫血。

【治法】 健脾和胃，祛痰利湿。

【方药】《三因极一病证方论》"温胆汤"合沈氏女科经验方"升血散"加减。

【处方】

竹茹 10g	枳壳 10g	云茯苓 10g	陈皮 10g
石菖蒲 10g	郁金 10g	石韦 10g	鸡血藤 10g
天麻 10g	葛根 10g	山药 10g	生鸡内金 30g
赤芍 10g	白芍 10g	桑枝 10g	木瓜 10g
佛手 10g	紫苏梗 10g	丹参 30g	佩兰 10g
珍珠母 30g	白花蛇舌草 10g		

上方每日 1 剂，水煎分 2 次服。

【二诊】 连服 14 剂，头晕乏力减轻，心慌时有，食欲振奋，食纳增多，体重增加 1 千克，精神转佳，心情舒畅，面色略泛红润，动则汗多，燥热盗汗，腰困腿软，小便色黄，舌暗红，苔薄黄，脉细弦。8 月 23 日复查血常规各项指标均已升至正常：血红蛋白148g/L，红细胞计数 4.66×10^{12}/L，血小板计数 188×10^9/L。血清维生素 B_{12}：1107pmol/mL 过高，自行停服西药。效不更法，守法易药。上方去石菖蒲、郁金；桑枝、木瓜改为 20g 加大疏通经络，化湿和中力度，白花蛇舌草改为 15g 增加清热利尿之效；加浮小麦 30g 益气除热，固表止汗，山茱萸 10g 补益肝肾，敛汗固涩，伍刘寄奴 10g 为韩师治疗心慌之有效药。配合六味地黄丸，每次 3g，日 2 次。

【三诊】 连服 14 剂，体力复常，食纳香馨，头晕乏力明显减轻，汗出减少，盗汗减轻，溲色正常微热，手足心热，腰膝酸困，耳鸣健忘，舌暗红，苔薄黄，脉细弦。9月6日复查血常规：血红蛋白163g/L，红细胞计数5.33×10^{12}/L，血小板计数180×10^9/L，网织红细胞计数2.0%降至正常。因各血象指标正常，自觉身体好转，未再检查维生素B_{12}。痰湿已祛，食纳转佳，治疗应转以补虚治本为主，上方去"温胆汤"、木瓜、刘寄奴，加沈氏女科"调肾阴阳方"4味，即生地黄10g、黄精10g、生杜仲10g、桑寄生10g，阴阳双调；山茱萸改为20g增加补益肝肾力度；加地龙10g清热通络利尿。配合六味地黄丸，每次3g，日2次。

【四诊】 续服28剂，体重增加2千克，服药后口咽干燥，时有胸闷气短，耳鸣减轻，其余明显不适症状基本已无，舌暗红，苔薄黄，脉细弦。上方去生杜仲、桑寄生、石韦、鸡血藤、地龙、生鸡内金；加薄荷10g（后下）清热利咽，红景天10g益气活血，赤灵芝10g益气养血，水蛭3g活血通脉。服用28剂，未再复诊。2021年带家人来就诊，述服药后体力精力充沛，不适症状已除，自行停服中药。2019年体检血象各指标均正常：血红蛋白164g/L，红细胞计数5.06×10^{12}/L，血小板计数163×10^9/L，网织红细胞1.4%，维生素B_{12}：144pmol/mL，自觉神足有力，心情舒畅，至今贫血未再复发。

【按语】 对于贫血中医并无明确的病名，据其临床表现归属于"虚劳""血虚"范畴。《医宗必读·虚劳》曰："夫人之虚，不属于气，即属于血，五脏六腑，莫能外焉。而独举脾肾者，水为万物之源，土为万物之母，二脏安和，一身皆治，百疾不生。"治疗应以补虚为要，补虚重在调补脾肾。然正气虚损，脏腑功能衰退常易导致痰、湿、食等瘀结停滞，出现虚实夹杂之象，本案即是。

本案患者因劳饥出现虚劳诸症，但其舌苔薄黄微腻，胃胀恶心，食少纳呆，沈氏女科治病主张"胃气为本"，应将开胃纳谷放在首位，先祛痰湿，健脾和胃，脾胃健运，五脏六腑、四肢百骸方能得以滋养，故先投以《三因极一病证方论》"温胆汤"化裁，健脾祛痰，理气和胃。气血同源于脾胃化生的水谷精微，健脾和胃的实质亦是调补气血。配合沈氏女科经验方"升血散"升提血象治疗贫血，鸡血藤补血活血，石韦凉血止血，补血不留瘀。三诊时痰湿已祛，食纳转佳，治疗转为补虚治本。肾藏精，精髓为化血之源，故改为沈氏女科"调肾阴阳方"，调补肾之阴阳。"血虚常伴瘀热"，营血内虚，气血运行涩滞，易致瘀血内结，影响新血化生，故选加鸡血藤、丹参、郁金、赤芍、刘寄奴、地龙、水蛭、红景天等养血和血、活血行血之品，以防瘀血内生，影响新血生成。肝肾同源，肝藏血，加白芍、佛手养血柔肝。

本案主要应用了三维五要。三维即时间维度、空间维度和频率维度，患者自 2007 年首次发病至今已逾十年，病程较长，从时间维度全面梳理了疾病发生发展过程：在此十余年中，患者贫血发作多次，病情逐渐加重；收集患者发病频率，确定疾病发展的速度；从贫血导致的头晕乏力、心慌气短，到腰膝酸软，耳鸣健忘，体现了脾、肾两个脏腑在空间维度的关系。五要为生理生活要素、病因要素、病理要素、部位要素和功能要素。首先追溯患者生理生活情况，发现发病原因在于长期饥饿劳作导致贫血，同时伴随头晕、饮食、睡眠等不适症状，综合分析病情，脾胃为气血生化之源，脾肾是后天与先天的关系，精血同源，病久可及肾；病机为脾肾两虚，痰瘀阻窍；治则祛痰化瘀，健脾和胃。

韩师治疗贫血之症并非单纯大剂补血，而是充分发挥中医辨证论治优势，机圆法活，知常达变，药证相符，可见良效。患者服完 14 剂，血象指标均正常，病情明显好转。治病以求本，邪祛补虚，经过 3 个月的中药调治，贫血已无，诸症得除，3 年内从未复发，迁延日久的难治性反复发作性贫血得以痊愈，提高了患者的生活质量。

（韩超　韩学杰）

验案三十二　牙岩合并厥证

桑某，女，65 岁，2019 年 9 月 28 日初诊（秋分）。

【主诉】　牙龈肿痛 7 月余，伴溃烂流脓、出血加重 1 个月，突发昏厥约 20 秒。

【病史】　2019 年因牙龈炎反复发作，左侧上颌牙龈肿胀不适 2 个月，2 月 15 日在某西医院诊断为左颊侧牙龈瘤，行"左颊侧牙龈肿物切除术"，牙龈部分组织活检病理诊断为：（左侧上颌颊侧）鳞状上皮乳头状瘤，局部区域恶变为鳞状细胞癌；于 3 月 23 日行"左侧上颌牙龈癌扩大切除术"后，病理诊断为

（左侧上颌牙龈）鳞状细胞癌高—中分化，癌组织侵及肌层；颌下淋巴结3枚。术后伤口愈合不良，8月中旬左侧牙龈处变红，溃烂流脓出血，服抗生素治疗一个月后效果不显，平素喜食辛辣刺激之品，遂来门诊求治。

【刻下症】 患者就诊时突发意识不清，闭目不语，呼叫无应答，呼吸气粗，喉有痰声，口角流涎，其亲属代诉左颊上颌部肿胀发红、溃烂流脓出血，牙龈疼痛难忍，下颌部伴淋巴结肿大，头晕头痛，情绪烦闷，入睡困难，食纳不佳，大便不畅，2日一行。

【检查】 舌暗红，苔黄腻，舌下脉络粗紫，双侧脉弦滑，血压144/90mmHg。患者下颌骨伤口处红肿、流脓，伴有出血、意识不清、颜面苍白，呼吸气粗有痰鸣，口中吐出约10mL泡沫样痰涎。

【辨证】 患者平素喜食辛辣刺激之物，胃火炽盛，循经上炎，上蒸齿龈，上牙龈为手足阳明经分部之处，气血壅滞，则红肿疼痛，牙龈炎反复；脾为生痰之源，脾失健运，痰浊内生，常与瘀结，日久蕴毒成岩，阻于龈络，故见牙岩；术后邪毒未消，灼伤龈络则伤口日久不愈，牙龈疼痛难忍，溃烂化脓出血；痰浊蒙蔽清窍，则头晕头痛，突发昏厥，意识模糊，昏不知人；痰热扰心，则情绪烦躁，入睡困难；痰浊中阻，则食纳不佳，喉中痰鸣；火热灼津，则大便秘结。舌暗红，苔黄腻，舌下脉络紫粗，脉弦滑，均为痰瘀互结之象；病位在脾胃、牙龈，证属痰瘀互结，蕴而化毒，蒙蔽清窍。

【诊断】

中医诊断：①牙岩；②厥证。

西医诊断：①牙龈癌；②感染性休克。

【方药】 《三因极—病证方论》"温胆汤" 合《杂病证治新义》"天麻钩藤饮" 化裁。

【处方】

患者候诊时突发昏厥，即刻轻按患者下颌，使口微张，将薄荷精油紧急滴入患者口中2滴，外涂患者太阳穴，并放置于鼻外使其吸入。20秒后患者苏醒，口中吐出大量痰涎，方可进行交流。通过辨证论治，给予处方如下：

竹茹 10g	枳壳 10g	云茯苓 10g	陈皮 10g
钩藤 30g（后下）	天麻 10g	葛根 10g	蚕沙 15g（包煎）

丹参 30g	赤灵芝 10g	生鸡内金 30g	山药 30g
生薏苡仁 30g	炒酸枣仁 30g	夜交藤 30g	桑枝 20g
木瓜 20g	生草决明 20g	白花蛇舌草 15g	芦根 10g
连翘 10g	白芍 30g		

上方 7 剂,每日 1 剂,水煎分两次服。嘱日常需饮食清淡,忌生冷、发物(如鱼虾、羊肉、韭菜、茴香、香椿、香菜)、油腻、厚味,调畅情志,切勿焦虑紧张,勿过劳累,注意休息调养。医生告知患者家属病情危重,有性命之虞,若有突发情况请及时前往医院急救。后电话随访,其家人代述服药 2 周症状缓解,但因家在外地就诊不便,故未复诊。

【按语】 牙龈癌为口腔常见恶性肿瘤,属于中医"牙岩"范畴,病位为上牙龈,辨为足阳明胃经所属,本经多气多血,循行正常则气血充盛,循行异常则痰瘀内阻,阻滞经络则为癥瘕积聚,蒙蔽清窍则见神志昏厥,日久化热则扰动五脏,甚至伤津动风,危及患者生命。本病临床多采用手术治疗,多数患者只能靠流质补充体能,免疫力降低,预后较差,且复发率高。本案患者即属于此种情况,术后半年余,正气大伤,伤口反复溃烂流脓出血,无法愈合。沈氏女科治疗恶性肿瘤虽以扶正为大法,但本案患者舌暗红,苔黄腻,舌下脉络粗紫,双侧脉弦滑,伤口处肿胀发红,溃烂流脓出血,乃邪毒内盛之征象。并且患者候诊中突发晕厥,意识不清,喉中痰鸣,亦为痰瘀之毒上扰、痰蒙脑窍所致,故急用薄荷精油清热解毒、清利头目、开窍醒神,发挥其芳香开窍、祛痰化浊的功效,口服、外用配合,见效迅速,使之神志恢复,解除危及性命之虞,发挥了中医芳香疗法在急救中的优势。

沈氏女科治疗肿瘤患者以调理脾胃为本,且本案为上牙龈癌变,阳明胃经循行受阻,患者苔腻,胃口不开,痰湿中阻,故治法以清热化痰,理气和胃为主,以振奋中焦。处方投以"温胆汤"合"天麻钩藤饮"化裁,祛邪为主,祛痰化瘀,解毒通络;加钩藤平肝潜阳,天麻、葛根平肝透窍,引药上行,且为临床治疗头晕头痛的有效药对;赤灵芝补五脏之虚,扶正以助祛邪;蚕沙和胃止痛;生鸡内金、山药健脾祛痰,以截生痰之源,此为"祛痰开窍"之第一步;再以白芍、酸枣仁酸苦敛降、柔肝和胃,反佐"温胆汤",敛阴而不滋腻,配伍桑枝、木瓜疏通经络,一收一散可助气血调畅,酸枣仁配伍夜交藤又可安神助眠，此为"调畅脏腑"之第二步；生草决明润肠通便，白花蛇舌草清热解毒，配伍生薏苡仁利小便，给邪以出路，且药理研究表明二者均具有明显的抗癌作用，此为"去苑陈莝"之第三步；芦根、连翘清热护阴，生津除烦，"留得一分津液，便有一分生机"，防止邪热加剧，产生伤津动风之变，此为"保津防复"之第四步。诸药合用，祛邪不伤正，邪毒渐除，预后渐安。

在危急重症患者救治过程中，以救命为主，使其能恢复正常的生理状态。在诊疗过程中，患者从健康到早期牙龈炎反复发作，再到牙龈癌产生，最后痰蒙神昏，全过程具有动态变化的特点。病邪随着时间、空间、频率的变化而转移和加重，表现为"脏腑经络失调的病因""痰瘀内阻、蕴毒化热的病理""牙龈到清窍的部位""饮食及二便功能失调"等多维度的同时变化，危及患者生命。医者认识到这一特点并应用"三维七要"诊断法则，针对多重维度、要素的转化辨证论治，病证结合治疗，方使其脱离危险。

（任聪　韩学杰）

附录1　中医医案书写的技术要素

中医医案是记录中医临证诊疗时理、法、方、药综合运用的整体表述，又称诊籍、脉案、方案、病案，是医生临床思维活动的具体描述与分析，也是实施辨证论治过程的文字记录，体现了医生的中医理论与临床技能水平，其意义主要在于临证经验的总结与学术思想的传承。

医案的书写是临床医生必须掌握的基本功。通过书写医案，可以规范医生采集病史及体格检查，加强与患者交流与沟通的能力，训练临床诊断及鉴别诊断的思维，并能培养综合动态分析患者病情调整治疗方案的能力，是提高医生临床技能的捷径。

中医医案常选用中医临床疗效较好的典型病例书写，内容包括初诊、复诊的四诊资料及证的演变、辨证处方、药物用量用法、调护、预后、按语等记录。其具体的书写内容和要求，可以依照原卫生部（现国家卫生健康委员会）和国家中医药管理局联合发布的《中医病历书写基本规范》（国中医药医政发【2010】29号）进行。主要内容除了包括患者的一般情况，还包括主诉、病史、检查、辨证、诊断、治法方药、结果、按语等方面。具体书写的基本要求总结如下。

1 实：一般情况要翔实

一般情况主要指患者的就诊时间、姓名、性别、年龄、婚否、职业、居住地、联系电话等基本信息，需要逐步准确填写，尽量不要空缺。此外，根据中医三因制宜的内容，除了关注患者个人特点外，还应重视发病节气的记录，一般默认为本次就诊疾病发作时所处的节气。

2 精：主诉要精简突出重点

主诉是促使患者就诊的主要症状、体征及持续时间，是疾病主要矛盾的体现，也是认识和分析疾病的重要依据，可以使医生了解病情的轻重缓急、病程的长短，确定询问或检查的主次和顺序，大致判断出疾病的病位、病性、类别。主诉需要医生经过问诊或检查、分析思考后才能确定。

主诉的书写要求简洁明了，通常不超过 20 个字。需要运用规范的书面语或医学术语，突出部位、性质、程度、时间四要素，一般强调 1 ~ 3 个症状或体征，而不能用病名、证名替代。并且每一主诉都必须有明确的时间，如年、月、日、时、分等。一般而言，病史在 1 年以上者以年计，1 年以内者精确到月或周，1 个月以内者精确到天。尤其是急诊患者，应精确到小时或分钟。时间的记录应使用阿拉伯数字。需要注意的是，对于两个症状以上的复合主诉，应按其症状发生时间的先后顺序排列，对于慢性病急性发作，除了写明发病的时间外，还要写明加剧时间。

3 全：病史要全面

病史包括现病史、既往史、个人史、婚育史、经产史、家族史等，其中，现病史为病史书写的重点内容，应结合问诊内容，经过整理分析后，围绕主诉进行描写，主要记录发病情况、主要症状特点及其发展变化情况、伴随症状，以及发病以来诊治经过结果和目前情况等。

发病情况需要写明患者发病的时间、地点、起病缓急、症状表现、可能的原因或诱因。其中，对患者提供的药名、诊断和手术名称需加引号以示区别。

目前情况是指患者此次就诊时的症状和体征，即刻下症。在记录现在症状时，应当将最主要的症状放在首位，并按照主次顺序依次记录。还应结合"十问歌"简要记录患者发病后的寒热、饮食、睡眠、情志、二便等情况。

4 细：检查要仔细

检查主要以记录中医的望、闻、问、切四诊情况为主，通过观察患者的神色、形态、语声、气息、舌象、脉象等，特别要注意舌象和脉象，总结中医四诊情况，并附列与本次疾病相关的实验室检查及其他辅助检查的结果，但不可不加分析地依赖检查结果。

5 清：辨证要清楚

辨证要介绍对本医案的辨证思路与证属类型。辨证需要综合四诊资料，运用中医基础理论知识及临床辨证思维方法，分析病因、病机、病位、病性等，将病证的过程分析清楚，介绍本医案的辨证思路，得出中医辨病辨证依据及结论。

6 准：诊断要准确

诊断包括中医诊断和西医诊断，以中医诊断为主（包括病名诊断和证名诊断），病与证是疾病诊断的两个不同侧重点。病名的诊断是通过综合分析四诊资料，对疾病的病种做出判断，此病名不同于西医的疾病病名，有中医独特的认识及规律。而证名的诊断包括病位和病性，能准确揭示疾病当前阶段的病理本质。

另外，中医诊断的书写应依据中华人民共和国国家标准《中医临床诊疗术语》，规范使用病名和证名，不能将病名与证名混为一谈。若多种病并存时，应按照疾病的轻重主次进行排序，重要的、急性的、本科的在先，次要的、慢性的、他科的在后，并且不能在每个病名之后分别写出证名，而应写出一个能够反映整体病机的统一证名。中医诊断后可附列西医诊断。

7 明：治法方药要明白

通过辨证论治，审明病因，辨清证候，来确定治则治法，并在治法的指导下，给出具体的处方用药。写出主方名称及出处，列出药味、剂量、特殊煎法及用法，内服药、外用药要分别注明，写明用药天数；还可注明用药时的注意事项、饮食宜忌、起居调摄及其他有针对性的医嘱。

中医重视综合疗法，若配合针灸治疗者，应列出所用穴位、手法和留针时间；若配合推拿和正骨治疗者，应详述穴位、部位与手法、治疗所用时间及所用材料等。

8 真：结果要真实可靠

结果要记录前次与本次诊疗后的病情变化、各种诊治措施的改变及其原因、诊疗结束后的随访情况。书写二诊、三诊等医案时，直接书写前次与本次诊疗后的病情变化，如症状、舌脉等变化情况及辅助检查结果等，进行简要的辨证分析，或者各种诊治措施的改变及其原因，或者根据病情变化给予新的治疗方案。治疗结束后进行简短总结；对于病情稳定后未再复诊的患者，可进行随访完善病例书写；若书写病案时，患者仍在继续治疗中，如实书写即可。

9 简：按语要简明扼要

按语是医案的重点和精华所在，是对疾病诊疗的理、法、方、药综合思辨过程的论述，内容包括对病情的理解、立法处方的思路和用药特点及其变化，总结临证经验及临证特色等，或反映医家的临证经验及思维活动，或是本案诊疗的心得体会及对临证的启发意义等，若配合其他治疗方法需表明其特殊用意。

附录 2　中医急症的"全周期"特点及
"序贯芳香疗法"救治思路

芳香药物长于清透心包络和脑窍，是切中急症关键病机的药物种类，同时又能在急症各个阶段发挥多样作用，其用于急症理论丰富，临床经验较为成熟。笔者提出的"全周期序贯芳香疗法"，将零散、单一的治疗贯穿于急症发生发展的全周期，可以更好地发挥芳香疗法治疗急危重症的优势，更加快速及时地拯救患者生命。

一、中医急症的"全周期"特点

（一）中医对急症的认识逐渐系统化、规范化

急症是指急性发病、慢性疾病急性发作、急性中毒或意外伤害等急需采取紧急医疗处置的急危重症。一般均系病情险恶，脏真受伤、脏器受损，能直接威胁生命的症状。

中医急诊学基础理论发端于《黄帝内经》，其中记载了卒痛、卒中、高热、出血、厥、痉、关格、痫病等急症病证，对急症的病因病机、病象病势、诊断治法、转归预后、护理预防均做了详尽描述，建立了中医急诊学的理论框架。《伤寒论》所设辛温解表的麻黄汤类，清热保津的白虎汤类，急下存阴的承气汤类，回阳救逆的四逆辈，仍是治疗急危症的有效方剂。《金匮要略》中治疗胸痹的瓜蒌薤白白酒汤、退黄疸的茵陈五苓散，治疗肺痈胸水的葶苈大枣泻肺汤，

亦是非常实用的急症方剂。急症诊疗技术和理论经过葛洪《肘后备急方》、巢元方《诸病源候论》、孙思邈《备急千金要方》及《千金翼方》、宋代《太平惠民和剂局方》进一步完善，至宋熏洗、口吹、鼻闻、敷贴等综合急救方法均已出现。

"温病四大家"对温病、瘟疫等急症治疗做出重要贡献，吴又可《瘟疫论》的"疏利膜原"和"清消疫毒"法则，及其对温病之因、传染之途和治法之异的创新，是温病学说的奠基。在叶天士、吴瑭、王孟英的发展下，温病学说渐趋完整，对高热、惊厥、厥脱、昏迷、血证等急症已形成解表、清气、透营、凉血、解毒、开窍、救脱等治法，并收到确切疗效。

清代王清任的《医林改错》将活血化瘀与清热解毒法有机结合，提高了急症的疗效，所载五逐瘀汤对近代抢救危重症如心肌梗死、脑血管病、多脏器衰竭、急腹症、弥散性血管内凝血等均有实用价值。后世逐渐形成涉及多脏腑经络，包括心系的真心痛、心肌炎，肝的急黄、肝衰竭，脾胃系的胰腺炎，肺系的肺胀、哮喘，肾系的癃闭、关格，脑部的中风、癫痫、脑膜炎，气血津液病的痰饮、厥病、血症等，以及多种痛症的系统化急症治疗体系，中西医结合急救的方法也渐趋成熟。

近年来，急症序列用药逐渐兴起，对急症的治疗亦逐渐规范化、系统化，但仍缺乏贯穿于急症"未发—发病—预后"全周期的序贯思想，笔者认为，在急症的全周期中应该注重序贯疗法，不仅治疗用药需要有序，也要把握急症发生的核心病因病机和发展变化的关键节点，才能采取快速取效的疗法，在危急的病程发展中挽救患者的生命。

二、中医急症发生发展具有鲜明的"全周期"特点

（一）潜伏期长，病有先兆

外邪侵袭引起的急症表现可为伏发，如破伤风、狂犬病等。以"伏气温病""伏暑"等为主的外感性疾病，也会经过一定的潜伏期。由内伤邪毒引起的急症可表现为继发，在"无症状期—轻症期—重症期—急性发病期"的演变中，是量变到质变的过程，由神经官能样表现到初期生理生化的检查检验异常，到

器质性病变，再到急性器官衰竭，是一个连续的、由隐性到显性的过程。

医者不应只关注发病的危重阶段，而应在初期无症状、轻症阶段予以及时诊断和正确干预，以更好地提高患者的生命质量，减少急危重症的危害。如急性病毒性肝炎所致的胁痛、黄疸等，可由长期饮酒、错误服药等不良生活因素引起，其失治或误治日久，又可继发癥积、鼓胀等急危重症。又如中风早起可表现为偶发眩晕，一旦急性发病可出现卒然昏仆、半身不遂、面瘫等急危重症和严重后遗症。

（二）起病急骤，证候错杂

不同于慢病发病缓慢、病势平稳，普通外感病速发速去，急症多"发急而愈缓"，实者痰热腑实，中毒邪盛，气血逆乱；虚者正气亏耗，亡阴亡阳。且证候错杂、假象丛生，虚实夹杂，真假难辨，个体差异较大。有基础病的患者在感受外邪或内伤时呈现病因、发展、演变、转归、预后等多方面各不相同的差异和复杂的病机演变，如不能识别真假，区分轻重，把握缓急，及时救治，必定致命。

（三）传变急剧，预后不良

急症之危急在于起病急剧、邪毒直入，仅极短的时间窗口可抢救。病机上往往直中血分、脑窍、心窍等关键脏腑。且患者正邪悬殊，病理产物丛生，多个脏器受损，因此病情复杂、证情急剧，变化迅速，在顷刻之间会有剧烈变化，故称之为"暴病""卒中""卒心痛"等，大多预后不良。

因此，把握急症发生的核心病因和发展的关键节点至关重要，综上可见，及时祛除内外邪毒，保护脑窍、心窍等核心脏腑器官至关重要。如厥证的病机一为气逆，一为窍闭。上逆之气有三种：肝逆者眩晕，胃逆者呕呃，肺逆者喘咳。常常是气逆在先，血、痰、暑、热随气而升，产生厥证。窍闭有二：一是阻闭心窍而卒仆，二是阻闭阳气，不能外达而肢厥。因此，治厥大法当为镇肝、开窍和通阳。

（四）应急为先，综合救治

急症处置的关键是辨明主症，探明病位，定准病性，找出病机，明确病理，以便识别疾病的本质、病变的层次和病势的发展，采取及时有效的急救措施，力促患者转危为安。总之，急症的发生发展呈现先兆潜伏期长、稳定期变化多端、恢复期缠绵复杂的全周期特征，不同的发病阶段，病势病位差异大，致病较重、诊治不当或不及时，多转为急危重症，致残、致死率高，这就要求医生能根据病情变化迅速、正确做出诊断，精准用药，以及时有效挽救患者生命。

三、芳香药物在急症中的应用回顾

芳香药物是指含有中药挥发油、具有挥发性与特殊气味的中药，以花草类，如薄荷、金银花、连翘、菊花；香木类，如木香、檀香、藿香、青蒿、香薷为多见。其挥发油主要包括烯烃类、醇类、酮类、环氧化合物、脂类、醚类等不同的分子结构，也决定了其不同的功效和性味归经。不同分子结构相互作用又可产生协同或拮抗作用，故而芳香药物应用非常广泛。

（一）芳香药物用于急救内治常用四法

1.宣发透散治疗急性热病

采用宣通透泄之品，导邪由肌出表、由脏出腑、由经出络，如荆防败毒散善辛温解表，桑菊饮偏辛凉解表，双解散解毒除疫，越婢汤宣散水饮，防风通圣散宣解清透，宣毒发表汤解毒透疹。

2.清解透热治疗病毒感染性疾病

白虎汤、竹叶石膏汤清解气热治疗急性热证、汗证，清营汤、犀角地黄汤清解血热治疗急性斑疹血症，三仁汤、甘露消毒丹清解湿热治疗关格、昏迷，黄连解毒汤、普济消毒饮清解毒热治疗急黄、丹毒。金银花含黄酮类、挥发油等，非常适合治疗温病发热、胀满下疾、热毒痛痒、肿瘤等疾病。广藿香醇具有抗炎、抗胃溃疡、抗菌，预防乳腺炎、结肠炎和动脉粥样硬化等作用。薄荷具有疏肝理气、利咽止痛的作用，可化痰、清利头目，治疗痰厥有优势。术前雾化吸入薄荷水可减少气管插管后咽喉部并发症的发生，对插管后咽喉部黏膜有一定的保护作用。

3. 避秽化浊治疗疫病

分析《中医方剂大辞典》中治疗瘟疫的药物配伍规律，生姜、柴胡、葛根、白芷、细辛、桔梗、苏叶、雄黄、甘草为高频药物，主以清热燥湿、泻火养阴、顾护脾肺、燥湿杀虫为法。参与治疗新型冠状病毒肺炎（COVID-19）的中药，以温性、辛甘味及归肺脾经为主，治疗上以清热解毒、祛湿化痰为主，以清肺排毒汤为临床常见方，其核心药由藿香、法半夏、陈皮、白术、苍术、茯苓、柴胡、黄芩、杏仁、甘草组成。其中，藿香、白术、杏仁等芳香中药在204味中药中使用频次靠前，可见含芳香中药的中成药或处方在中医诊治 COVID-19 中占有重要地位。

4. 开窍醒神治疗厥证

厥逆的治法主要有：理气活血用四逆散，温经活血用当归四逆散，回阳救逆用四逆汤芳香通阳。旋覆花、赭石、沉香、乌药、菊花、草决明等芳香理气；琥珀、石菖蒲、川芎、黄连、肉桂、竹叶、玄参、连翘等芳香开窍。另外，"凉开三宝"为醒厥要药，应用了大量芳香药物，如麝香、丁香、沉香、安息香，皆能透窍醒神、清热泻火，因其具有芳香走窜的特性，对于邪毒深入脑窍之急症，可以迅速透邪外出、开窍启闭。

（一）芳香疗法用于急救外治常用七法

急症昏厥，意识丧失，无法口服，需要通过多种途径给药，共有七法：

灌肠法：将黄柏、蒲公英、炮姜等施于肠道，在紧急情况下优于胃部吸收。

药熨法：将桂枝、秦艽等加热布包后或渍热药汤，敷于体表达到治疗目的，常用于痹症、鼓胀等。

敷贴法：将藿香、陈皮等敷于患处或穴位，可用于中暑、水肿、癃闭等。

熏吸法：用桑叶、菊花、金银花等加热后的蒸气熏蒸全身或患处，或从口鼻吸入，可用于急性发热、急性头痛、癃闭。

催嚏法：将薄荷脑、防风、细辛等研成极细粉末，吸入鼻内刺激鼻黏膜并使之吸收，取其不断打喷嚏以治疗疾病，用于热病、中暑、气厥、癃闭、昏迷等。

擦牙法：将冰片、胆南星等芳香通关药擦于牙上，或用苏合香丸抹擦齿龈，可使昏迷患者口噤自开，苏醒神志，常用于中风、痉病、惊厥等。

含化法：又称嚼含法，将速效救心丸等含于口中或舌下，通过口腔黏膜或舌下静脉吸收，如用于胸痹的舌下含药或舌下喷雾。

笔者在临床工作中发现，芳香药物性走窜、功能多样，与急症快速、多变的发生发展特点相吻合，并且擅长保护脑窍、心窍等关键脏腑，适用于急症不同阶段的治疗，可使药物起效时间缩短、强度增加。但笔者认为，在使用过程中，仍有以下几点需要改进：芳香疗法多局限于急性发病期的治疗，而忽视疾病先兆期和预后期的调养；虽然芳香疗法剂型多样，但是单一采用某种途径不能快速祛邪外出，需要多法配合；因为病情危重，芳香疗法强调治标易导致辨证不足，应注重脏腑的生克制化关系，在用药时辨证处方。笔者认为芳香疗法不能仅停留于散状使用，而应该有次序、全周期、结合辨证、多途径地使用芳香药物，形成贯穿急症"全周期"的序贯芳香疗法。

四、急症"全周期序贯芳香疗法"的内涵及原则

（一）序贯芳香疗法的内涵

基于急症"全周期"的发病特点，根据芳香药物丰富多样的气味特征、剂型用法，在疾病发生发展的不同阶段，有次序、有逻辑地抓住核心病机和关键节点，采用针对性药物及途径治疗，以增强疗效，提高患者生命和生活质量。

（二）序贯芳香疗法的原则及用药方法

1.贯穿全周期

（1）潜伏期、轻症期

只有注重总结和发现疾病潜伏期的表现，才能做到"早诊断、早干预、早治疗"。在"早诊断"方面，中医认为"望而知之谓之神"。笔者擅长"三维"望诊法，可以通过手部、舌部、面部、耳部等多维度望诊，在疾病早期无症状阶段关注异常征象，在无症状期进行干预，达到"未病先防"的目的。在干预和治疗方面，应该发现能够快速祛邪外出的药物，采用及时有效的方式挽救患

者生命。笔者认为芳香药物因含有挥发油成分，具有走窜、透表、开窍等特性，能够在疾病早期温化寒痰、芳香透表，将外感和内生邪气祛除。并且芳香药物的临床应用已经形成多种剂型，早期外涂太阳穴、大椎穴、涌泉穴，或适量口服、舌下含服，可以预防病理产物的堆积。

（2）急性期

急性期强调"急则治标"，应急为先，抢救第一，要注重对因治疗。对于"痰""瘀""毒"等实性病理产物，应第一时间清理；对于极度亏虚者，应该"急固其气"，益气养血。同时注重疾病全过程的梳理，尤其在转诊过程中，应该详细收集病史信息，挖掘患者从患病前到发病再到治疗的每一个环节，全面了解病史，给出最佳治疗方案。

（3）缓解期

"开胃口"是缓解期防治第一要点。《灵枢·五味》曰"五脏六腑皆禀气于胃"，胃气从生理上讲，代表人体的消化吸收功能，是人体抗病能力的标志；从病理上讲，"有胃气则生，无胃气则死"，在大病之后的缓解期，"胃气存亡"关乎疾病的预后发展方向，至关重要。因此要将"开胃口"放在缓解期治疗首位，对于湿阻中焦者宜芳香理气，投以佛手、香附、连翘、蒲公英、石菖蒲、郁金等芳香开胃；对于脾虚不运者宜芳香健脾，投以陈皮、木香、蚕沙、香附、砂仁等提振胃气。

（4）后遗症期

后遗症期关键在于处理"痰""瘀""毒"和"虚"的关系。此期应以舌诊为金指标，苔腻者多实，苔薄者多虚，兼顾虚实，注重主次。笔者强调祛痰序贯四步：竹茹、竹沥水清热涤痰，茵陈、泽泻化湿祛痰，海藻、昆布祛痰散结，生龙骨、生牡蛎、海蛤壳化痰软坚。同时提出化瘀序贯四步：石菖蒲、郁金行气化瘀，川芎、丹参活血化瘀，地龙、水蛭剔络化瘀，三七、鸡血藤奇药化瘀。笔者团队研究发现"痰瘀互结，毒损心络"是冠心病心绞痛等心系急症发生的核心病机，并提出以"九法五径"临证法则综合调治"痰、瘀、毒、虚"并存的临床复杂、危急病症，取得较好疗效。

（5）恢复期

恢复期强调综合调护，既要顾及急救后的诊治和康复，更要防范其复发。

急症多造成较为严重的器官损害，遗留严重的后遗症，给患者的生活造成不良影响。只有贯穿整个"发病—发展—愈后"的全周期，才能将危急重症对患者的危害降至最低，做到"至治"。

2. 辨证有主次

（1）"心包络"与急症：《灵枢·邪客》云"心者，五脏六腑之大主也，诸邪之在于心者，皆在于心包络"；叶天士《温热论》云"温邪上受，首先犯肺，逆传心包"，故心包络受邪与急症密切相关，是急症的重要病机。热入心包包含多种传染病如流行性乙型脑炎、流行性脑脊髓膜炎以及多种急症如败血症、中毒性菌痢、猩红热、肝昏迷等。

（2）急症中脏腑的发病特点：首先，急症的内外邪气往往侵害心、脑两个关键部位，引起以神志昏迷为代表的"毒损"表现。其次，剧烈的外邪侵犯肺、胃两脏，因肺为华盖，易受邪侵；胃纳水谷，邪从口入。再次，肝肾之病多危重，因久病或大病失治误治，毒损渐积而引起急危重症。因此，在临床中辨证时，应在脏腑辨证的基础上考虑疾病发生发展的主次。

3. 采用多途径

采用综合措施，内外同治，多种剂型灵活使用。如心梗发作者在舌下含服硝酸甘油的同时可施以针灸急救，或中西医配合救治；牙关紧闭、神识昏迷者，应醒神开窍，取嚏法综合运用。只有治法互补，才能适应急症的多样性症状表现，使药物急达病所，提高救治成功率。

4. 注意事项

（1）煎煮：芳香药物多含挥发油，正确的煎服法是增效减毒的关键。先煎可将细辛、附子等药物的毒性挥发油部分蒸发，后下可保护薄荷、茵陈等清轻药物的有效成分。

（2）误用：芳香疗法内外剂型多样，在使用时应注意内服和外用药物在种类、剂量、药量、鲜品干品上的差别。对于腐蚀性大、发表透窍力量峻猛的药物应慎用，需结合患者体质虚实、过敏史等处方用药。

（3）特殊人群用药：对于孕妇、月经期女性、过敏体质者，应根据"三因制宜"的原则选择用药。

附录3 "双轴理论"诊治不孕症新思路

随着生活节奏的加快，工作压力的增大，情志问题已成为一种重要的致病因素。不良的情绪刺激，会影响人体的脏腑功能，导致气机升降失调，阴阳气血失衡，进而出现气滞、痰凝、血瘀等病理产物。近年来研究发现，众多患者陷入了"因病致郁"及"因郁致病"的恶性循环，故在治疗疾病的同时，注重情志因素越来越受到医家们的重视。《妇人大全良方》载"盖女子嗜欲多于丈夫，感病倍于男子"，薛己《薛氏医案》曰"大抵妇人情性执着，不能宽解，多被七情所伤"，皆说明妇女更易存在情志问题，众多临床医家的相关研究也表明，不孕症等妇科疾病患者常有焦虑、抑郁、紧张等情志问题，严重影响了女性的身体健康。

不孕症是指有生育要求的夫妇，规律性生活，未避孕1年而未孕，属于生殖障碍的范畴。西医研究情志与生殖的关系，提出了女性生殖的下丘脑—垂体—卵巢轴，认为当人体受到情志因素刺激时，可干扰下丘脑、垂体的神经调节机制，从而影响激素分泌的正负反馈，导致性激素分泌量失衡、卵巢功能失调，进而导致不孕症的发生。反之，当女性出现不孕症等妇科疾病时，下丘脑—垂体—卵巢轴功能失调，从而影响激素分泌效应器官的功能，引起自主神经功能紊乱，进而会出现抑郁、焦虑等神经情志症状。虽然西医在此方面有了一定的认识，但临床疗效和远期预后并不乐观。1974年妇科专家罗元恺从中医理论出发，首次提出了肾—天癸—冲任—子宫生殖轴（以下简称"生殖轴"），称其是女性生殖功能与调节的核心。笔者经过30余年的临床领悟与总结，强调重视情志因素，充分发挥中医药优势，由此提出了脑—心—肝—肾情志轴（以下简称"情志轴"），并通过探讨情志与生殖的联系，进一步提出了"双轴理论"

思想，即认为"情志轴"与"生殖轴"之间相互关联、相互影响，二者可共同调控生殖系统。

一、脑—心—肝—肾情志轴的提出与内涵

当患者精神焦虑、抑郁时，气机郁滞，血行不畅，往往影响脏腑生理功能，临床多见头痛、眩晕、心悸、胸闷、胁肋胀痛、嗳气、失眠耳鸣、月经失调等症。笔者提出脑—心—肝—肾情志轴，认为脑、心、肝、肾是情志直接作用的脏腑，最易受情志因素影响，且症状明显；另外，四者之间相互影响，当情志异常时，精气血失宜，牵一发而动全身，故认为"情志轴"是以情志为中心，与精气血相联系的统一体。

（一）元神在脑，识神在心，心脑相辅，神明则安

神明有元神和识神之别。清代张锡纯提出："人之神明，原在心与脑两处""神明之功用，原心与脑相辅而成。"心脑息息相通，若一处神明伤，则会心脑两处俱伤。"元神在脑"：神明之体藏于脑，脑为元神之府，是精髓和神明的汇聚发出之处，情志活动受脑所调节，脑功能的发挥也受情志的影响，如《素问·生气通天论》曰"大怒则形气绝，而血菀于上，使人薄厥"，情绪刺激可致人出现头痛、眩晕，甚至中风等疾病。"识神在心"：神明之用发于心，《内经》曰"心者君主之官也，神明出焉"，《灵枢·邪客》曰"心者，五脏六腑之大主也，精神之所舍也"，心主一身之情志，可统帅人的精神、意识、思维等心理活动；心主血脉而藏神，心气、心阳推动血液在脉中正常运行，从而发挥藏神、养神的作用。

（二）肝主疏泄，调畅情志，心肝配合，气血调和

肝主疏泄，可疏通、畅达全身气机。《素问·举痛论》云："百病生于气。"说明气机的条达是抒发正常情志的基础，与肝主疏泄的功能密切相关。《素问·六节藏象论》曰"肝者，罢极之本，魂之居也"，肝藏魂，若肝失疏泄，肝气郁滞，则气机不畅；且肝郁易化火，肝火上炎，扰乱清空，神明昏乱，则可

见躁动不安等情志症状。《本草经解》言"肝属木，木性条达，郁则肝血不藏"，肝气郁结，则藏血失司，无以濡养清窍，神失所养，魂难随神活动，则可见情志失调症状。肝属木，心属火，肝为心之母；心主身之血脉，肝主藏血。王冰云："肝藏血，心行之，人动则血运于诸经，人静则血归于肝藏。"正常的情志活动需依赖气血的条畅，而肝可通过疏通气机，使血随气行，流通无阻；心主行血，可控制血液在脉中正常运行，二者配合，使气血调和，则神窍得以濡养，人之情志正常。

（三）肾主藏精，脑肾相济，联络心肝，精气神一体

《素问·六节藏象论》云："肾者主蛰，封藏之本，精之处也。"肾主藏精，与脑、心、肝均联系密切：肾藏精，精生髓，而脑为髓海，故脑肾相济，肾与脑在精髓化生上具有互根互助的特点；心主血脉、心能藏神，肾主藏精、精能生气化神，心肾水火既济、阳气互资，则精血得以濡养神明；肝主调畅气机，且肝肾精血同源，气机通畅可推动精血布散，神明得养，则可见精气神一体。另外，肾与情志密切相关。汪绮石《理虚元鉴》曰"肾主志，而藏精者也。以先天生成之体论，则精生气，气生神；以后天运用之主宰论，则神役气，气役精"，故可知肾主志藏精，而精可化神，神可驭精；当情志异常时，神明不守，气无所主，肾精、肾气亏虚，影响肾功能的发挥，可见月经失调、耳鸣耳聋、夜尿增多等症；当肾精亏虚时，神失所化，又多出现烦躁、焦虑、抑郁等情志症状。

因此，脑、心、肝、肾均与情志相系，四者相互协同、相互为用，尤通过精、气、血的相互转化与促进使四者联系更加密切，共同构成环环相扣的整体，称为"脑—心—肝—肾情志轴"。

二、"双轴理论"的内涵

（一）"双轴理论"的提出

沈氏女科全称"上海大场枸橘篱沈氏女科"，始于明洪武年间，传承至今有21代之久，已650余年。笔者作为沈氏女科第20代传人，不仅继承了恩师沈

绍功先生的学术思想，还在临床中不断发展和创新诊疗思路。结合临床观察发现不孕症患者多情绪焦虑紧张，故在"情志轴"理论的基础上，将情志与生殖相关联，提出了依据"双轴理论"诊疗不孕症等妇科疾病的思想，认为"情志轴"与"生殖轴"相互影响，"双轴"相互作用共同调控生殖系统。"双轴理论"是以情志与生殖的联系为重心的诊疗新思路，临证尤其重视情志对生殖功能的影响，以期通过更加系统、条理的方式来阐述情志与生殖的联系，为中医学者诊疗不孕症等疑难杂症提供新思路。

（二）"情志轴"与"生殖轴"的联系

"情志轴"是以情志为中心，与精气血相联系的统一体；"生殖轴"理论认为脏腑、气血、经络是生理基础，而"生殖轴"是月经产生的中心环节。"情志轴"与"生殖轴"的各个环节之间相互联络、相互影响。

1. 肝肾同源，藏泄互用

肝主藏血，肾主藏精，精血同源。一方面肾精可化为肝血，使肝之阴血充足；另一方面肾精又依赖于肝血的滋养而维持充足。在先天，肝肾共同起源于生殖之精；在后天，肝肾共同受肾所藏的先后天之精的充养。《格致余论·阳有余阴不足论》曰"主闭藏者肾也，司疏泄者肝也"，女子以肝为先天，肝主疏泄男子精液与女子月经。肾主藏精，主生殖，人体生殖器官的发育和生殖功能的维持均有赖肾精、肾气的充养，故可见肝肾藏泄互用，二者共同调节女子的月经来潮、排卵与男子的排精功能。

2. 心肾相交，水火既济

在五行中，肾在下属水，心在上属火。就阴阳水火的升降理论而言，心火需下降于肾，使肾水不寒；肾水需上济于心，使心火不亢；心肾相交，水火升降互济，方能维持两脏生理功能的协调平衡，如《慎斋遗书》云"心肾相交，全凭升降。而心气之降，由于肾气之升；肾气之升，又因心气之降"。若心火独亢于上，肾失于温煦，则生殖机能减退，可见腰膝酸冷、宫寒不孕、性欲减退等症状；若肾阴亏虚于下，心肾不交，心火上炎，躁扰心神，神志活动亢奋，可见神昏谵语、失眠多梦、躁动不安、情绪急躁、焦虑等症状。国医大师夏桂成根据阴阳消长转化的月节律特点，首次提出了心—肾—子宫生理生殖轴，强调了心肾合治妇科疾病的观点。

3. 肾精生髓，脑为髓海

《灵枢·经脉》云"人始生，先成精，精成而脑髓生"。肾藏精，精生髓，髓充脑，故肾脑相济。女性生殖以肾为中心，而肾气通于脑，如《石室秘录·分治法》云"肾气上通于脑，而脑气下达于肾。上下相殊，气实相通"。肾中精气充沛，人体精血正常化生，肾脑相济，神明得以濡养，则脑窍清明、神志如常、记忆力充沛；同理，脑功能正常，神明得守，元神调节肾脏功能，则冲任充盈，胞宫蓄溢得当，腰膝骨骼强健，生殖功能正常。天癸是肾中精气充盈到一定程度而产生的，可反映人体生殖功能，故髓海充足，神志正常，肾精足，则人体天癸正常盈泄，月事以时下。

4. 冲任同源，上下通达

冲任脉同出一源，均起于胞宫，其生理功能主要是调节人体气血运行的蓄溢，可上渗诸阳，下灌诸阴，汇聚各脏腑之血，并联络脑、髓、胞宫等奇恒之腑。《灵枢·邪气脏腑病形》云"十二经脉，三百六十五络，其血气皆上于面而走空窍"。头窍居人体最高处，为各经络所聚之处，故冲任脉向上可联络心脑，充养神志，向下可沟通五脏六腑、胞宫，为上通下达的通路，因此情志可借助冲任脉与五脏六腑、精气血津液相联系。若人之情志失宜，神明不守，冲任脉功能不能正常发挥，则影响精气血津液运行，各脏腑功能失调，胞宫蓄溢不当，人体天癸异常，生殖功能无法正常发挥。

（三）"情志轴"与"生殖轴"互相影响

脑—心—肝—肾情志轴与肾—天癸—冲任—子宫生殖轴，以肾为桥梁，各环节之间"点对点"地互相联系，并在脏腑、经络、精气血等方面相互协调、互相影响。"情志轴"与"生殖轴"中均有肾，情志通过"情志轴"影响肾的生理功能，肾的功能失常又可沿着"生殖轴"影响人之生殖功能；反之，生殖障碍者影响"生殖轴"功能，子宫、天癸异常，肾精亏虚，肾功能失常，因肾与脑、心、肝的联系，又极易通过"情志轴"影响人之情志。由此可见，双轴理论强调地是情志与生殖的相互影响。

其他医家亦有关于情志与生殖相联系的研究，均可为"情志轴"与"生殖轴"的相互影响佐证。如李兆惠等基于《内经》情志致病思想，从胰岛素抵抗、卵泡的发育、排卵功能、子宫内膜容受性4个方面探讨心理应激对多囊卵巢综合征（PCOS）不孕症患者的影响，得出心理干预具有改善 PCOS 不孕症患者妊娠结果的作用，以此来呼吁大家重视心理问题，并鼓励女性进行情感支持和咨询。郑飞月以"嫉妒不孕"学说为理论基础，开展情志与生殖的相关研究，其应用开郁种玉汤治疗不孕症患者，并观察临床疗效，结果显示能有效缓解患者肝郁症状，提高妊娠率。张赏等选取情志致不孕症患者 80 例，应用疏肝行气助孕类中药，来探讨情志对生殖的影响以及疏肝解郁的疗效，结果显示在受孕率、经量及周期、情志症状、性激素等方面改善情况均优于对照组。以上研究均与"双轴理论"思想相同，通过重视情志因素，将更加完善中医诊疗思路，提高不孕症治疗的临床疗效。

三、基于"双轴理论"的诊疗新思路

根据"双轴理论"，临证时可配合调整情绪、养心安神、理气活血、调肾阴阳等方法来调节生殖功能，以提高不孕症患者的临床疗效。

（一）加强意疗，调整情绪

女性易被情志所伤而致妇科疾病，患病后又常表现为对自己病情过分焦虑担心、多疑、急躁易怒，对医护人员缺乏信心等，因而调整患者情绪在不孕症等妇科疾患治疗中占有重要地位。沈氏女科一贯倡导"善医者必先医其心，而后医其身"。意疗的原则如《灵枢·师传》所曰："人之情，莫不恶死而乐生，告之以其败，语之以其善，导之以其所便，开之以其所苦，虽有无道之人，岂有不听者乎？"根据患者的不同情况，医生可选择以情开导、暗示、静情催眠、移情易性等法，使患者放下思想包袱，心情舒畅地配合治疗。医者对患者采取相应的疏导与宣教治疗，心平气和，动情解惑，引导患者树立乐观向上的信念。

关注女性情志问题，重视女性心理养生。其主要措施是制怒、避虑和防惊。首先，怒则伤肝，易造成情志不畅，气血逆乱，故"制怒"是调整患者情绪的首务；其次，女子常常多思善虑，多疑心重，多虑善忧，心境不佳，故"避虑"

是要开导不孕症患者自身保持清静，克服多思多虑、前思后想，积极参加社会活动，做到每日心情愉悦；最后，因气血不足、运行不畅，易造成心神不宁，易生惊恐，故治疗不孕症必须"防惊"，患者应尽量避免惊恐，受惊后要迅速调整，及时回归常态。

（二）养心安神，补气养血

《女科经纶》云："妇人百病，皆自心生。"心不生血则失养于脾，脾运失健则生化乏源而致阴血愈虚。气血充则神明得养，神志安则气血通畅，有利于生殖功能的恢复，故治疗不孕症应当养心安神、补气养血，并以补气、养心、宁神为治疗之法：补气可选加莲子、仙鹤草、山药、生黄芪、茯苓等；养心可选加炒酸枣仁、龙眼肉、远志、赤灵芝、当归、桑椹等；宁神可选加琥珀、生龙骨、生牡蛎、夜交藤、磁石、五味子等。若心火偏亢而致经行口糜、经行失眠、绝经前后诸证，可选加知母、黄连、莲子心等。

笔者主张四物汤为养血良方，也是妇科调经的基本方，方中熟地黄填精养血，可换为生地黄以防滋腻，用为君药；当归补血养肝为臣；白芍和营柔肝为佐；川芎活血行滞为使。若见心悸气短、眩晕纳差、气血两虚，可合四君子汤，用为八珍汤，再加一味益母草，专治妇女月经不调属气血双亏证者。

（三）理气活血，调畅气机

妇人多郁善怒，情志变化最显。气结则血亦结，故妇科疾病治疗必先理气活血，调畅气机。理气有行气、破气、补气三法：行气可选用柴胡、香附、木香、乌药、佛手、陈皮等；破气可选用青皮、枳壳、大腹皮、厚朴、沉香等；补气可选用生黄芪、白术、黄精、仙鹤草、山药等。此外，理气药多香燥易伤正，故应投平和之品，如木香、香附、郁金、陈皮、佛手等。

气行不畅则血流亦不畅，气血郁结，阻滞气机，神明受累，故气滞血郁者应治以理气活血，可投柴胡疏肝散，以柴胡、枳壳、香附理气，川芎、赤芍活血。临证时可用石菖蒲配郁金，郁金为血中之气药，其调理气血有双重作用，既能行气解郁，又可活血化瘀，是气血双治药；石菖蒲善入心经，具有醒脑开窍、宁神镇惊的作用，二者合用可开窍醒神、活血解郁。

（四）调肾阴阳，填髓益精

"肾气为天癸之本"。肾气充则主宰有力，月事以时下；肾气衰则施泻无度，月事不调。肾主藏精，为元气之根，主生长发育和生殖，肾的功能失调可直接影响精血，因此应重视补肾填髓益精，以濡养胞脉。临证有滋阴、填精二法，滋阴可选用生地黄、枸杞子、女贞子、黄精、玄参等药；填精可选用阿胶珠、龟板、鳖甲、紫河车粉等药。

在治疗时应按照"孤阴不生，独阳不长"理论，调肾中阴阳，以使阳得阴生，阴得阳化，从而阴阳平衡，女性生殖功能正常。遵循张景岳"善补阴者，必于阳中求阴"，滋阴药中可佐加补骨脂、淫羊藿、菟丝子、蛇床子等；"善补阳者，必于阴中求阳"，温阳药中可佐加枸杞子、女贞子、杜仲、墨旱莲等。此外，使用温阳药时要避免温燥的附片、肉桂、仙茅等药，因为温燥之品虽有利于振奋肾阳，但有害于肾阴之损，可换用温润的淫羊藿、蛇床子、补骨脂、肉苁蓉、巴戟肉等药。

人是一个有机的整体，形体与精神之间既相互依存，又相互制约。笔者从"整体观"出发，提出了"双轴理论"共同调控生殖系统的思想，是"形神一体观"的体现。临证时主张调整情绪、养心安神等诊疗新思路，以期提高不孕症患者的临床疗效。沈氏女科一脉相承，延绵不断，传承、发展和创新是必趋之势，笔者提出"双轴理论"，旨在丰富沈氏女科理论，强调情志对生殖及五脏的影响，以期发扬中医理论、提高临床疗效。

临证妙用与验案附图

- 咳嗽

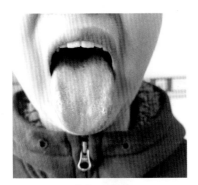

验案一附图

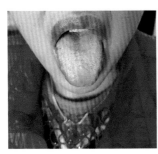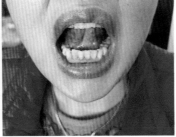

验案二附图

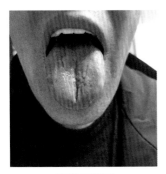

验案三附图

- 心悸

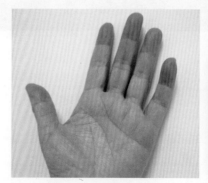

验案四附图

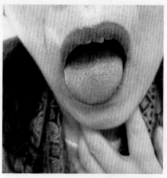

验案五附图

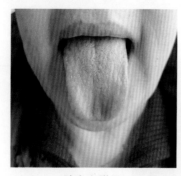

验案六附图

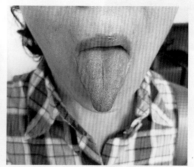

验案七附图

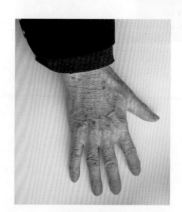

验案八附图

- 肺胀

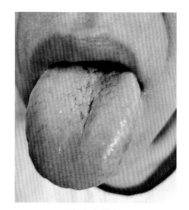

验案九附图

- 眩晕

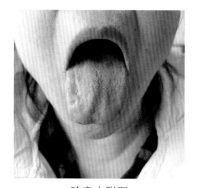

验案十附图

- 胃痛

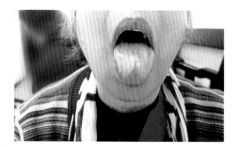

验案十一附图

- 急黄

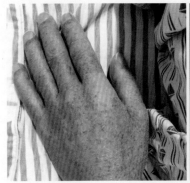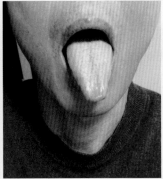

验案十二附图

- 月经病

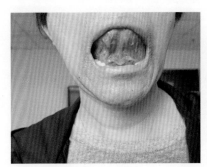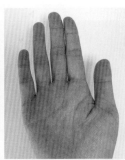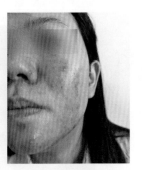

验案十三附图　　　　　　验案十四附图　　　　　　验案十五附图

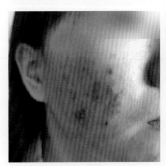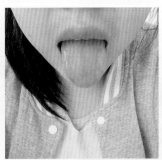

验案十五附图　　　　　　验案十六附图

- 不孕

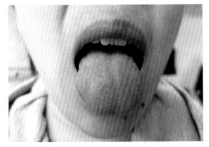

验案十七附图

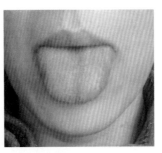

验案十八附图

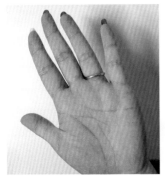

验案十九附图

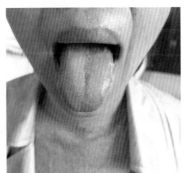

验案二十附图

- 产后病

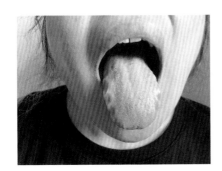

验案二十一附图

- 消渴

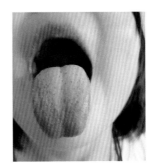

验案二十二附图

- 皮肤病

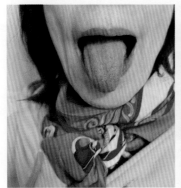 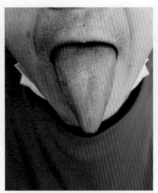

验案二十三附图　　　　　　验案二十四附图

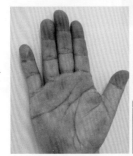 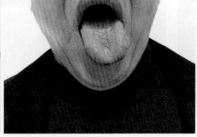

验案二十五附图

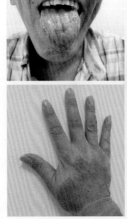 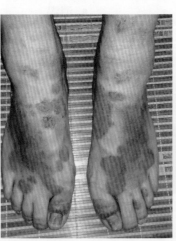 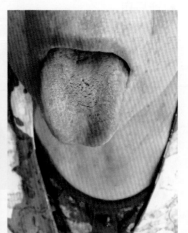

验案二十六附图　　　　　　验案二十七附图

- 积聚

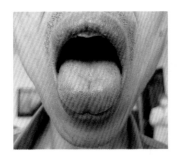

验案二十八附图

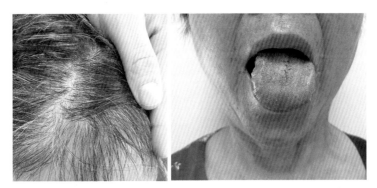

验案二十九附图

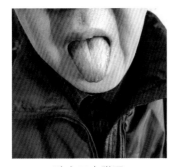

验案三十附图

- 虚劳

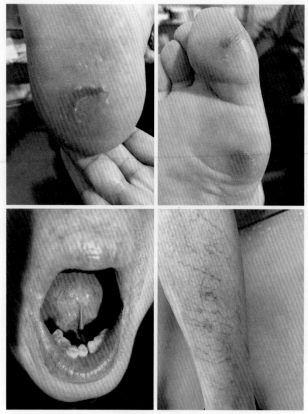

验案三十一附图